# 发现本草

钟知霖 编著

## ——对中药药性的深度解读

（修订本）

全国百佳图书出版单位
中国中医药出版社
·北京·

图书在版编目（CIP）数据

发现本草：对中药药性的深度解读 / 钟知霖编著 . —修订本 . —北京：中国中医药出版社，2022.7

ISBN 978 - 7 - 5132 - 7561 - 3

Ⅰ . ①发… Ⅱ . ①钟… Ⅲ . ①中药学—药性—研究 Ⅳ . ① R285.1

中国版本图书馆 CIP 数据核字（2022）第 065393 号

**中国中医药出版社出版**

北京经济技术开发区科创十三街 31 号院二区 8 号楼

邮政编码 100176

传真 010-64405721

三河市同力彩印有限公司印刷

各地新华书店经销

开本 710×1000 1/16 印张 22.5 字数 329 千字

2022 年 7 月第 1 版 2022 年 7 月第 1 次印刷

书号 ISBN 978 - 7 - 5132 - 7561 - 3

定价 128.00 元

网址 www.cptcm.com

**服 务 热 线 010-64405510**

**购 书 热 线 010-89535836**

**维 权 打 假 010-64405753**

微信服务号 **zgzyycbs**

微商城网址 **https://kdt.im/LIdUGr**

官 方 微 博 **http://e.weibo.com/cptcm**

天猫旗舰店网址 **https://zgzyycbs.tmall.com**

# 施 序

本书作者是我众多学生当中颇具特色的一位，他对中医中药的热情，远远超过一般人，很多时候与之交流，我都深深为其求学的精神所感动。不仅如此，他的学习热情也远远超过一般人，如今能够像他这样专注于中医中药的人不算多，这是难能可贵的，也是值得赞许的。

近日我浏览了一下作者发表在互联网上的文章，看到许多赞赏他的话语，从这里也可以看出他的文章已经具备一定的影响力，借此作序之际，我要提醒他必须不为名动，不为利往，但为中医振兴，为天下病患着想，则人生有大愿力，而后有大建树。

作者写本草，不但苦求本质，而且很注重试验实践，在论述每味药物之前，他会亲身体验，有的甚至是大剂量地试用，力求做到对药性了然于心，然后才下笔书写。这当然与他颇具悟性以及对药物的灵感程度较高有必然关系。这一点虽然不能推广，但他的这种精神很是值得我们学习。

本书共分上、下二篇，上篇是对药物的普遍性规律的论证，下篇则是对每一味药物性能的具体论述，在上篇中未尽言处，于下篇处即有补充，前后相辅相成，比较全面地概述了中药的理论。

本书文字精练，其行文间，经典处显经典，深要处显深要，科普处显通俗，特别是药论部分，言论间常加合中药故事或者经典医案，使与临证结合而更显实用，实在是一本难得的中药著作。

施旭光

2010 年 8 月 10 日

注：施旭光为广州中医药大学中药学院教授、博士生导师。

# 许　序

说起怎样认识本书作者，实属偶然。我是在网上认识他的。在后来的闲谈中了解到，他一直以来对中医中药学特别感兴趣，并且撰写了几十万字的学习心得，尤其在中药方面有自己的独立见解，观点新颖，翻阅其笔记后甚为欣喜。由于本人从事的是中医骨伤科专业，虽然也一直在应用与研究中药，但毕竟专于骨伤科领域，对骨伤科以外的中药方面知识浅薄，遂推荐了广州中医药大学中药学院博士生导师施旭光教授给他认识，请施教授从更系统的中药学专业角度加以指导，看能否整理后成书出版。

五年后的今天，作者带上他经过反复修改后的初稿拜访，让我深有感触，一方面祝贺他辛勤的付出终于有了回报，另一方面也为我们中医药事业的研究队伍多了一份新鲜力量感到欣慰。我相信有这么多社会各界、各行业的有识之士来共同研究中医中药，中医药事业一定能取得更快发展。

中药学作为一门古老而又时兴的学科，是我们祖先在长期的医疗实践中积累起来的经验总结，是我国古代优秀文化遗产的重要组成部分。对中药学的研究，从最早的《神农本草经》以来出了不少专著，门类众多，研究的侧重点各异。本书作者试图从"药类法象"诸多方面综合历代有代表性的医家观点，论证中药相关知识的对错（真伪），并且去找出规律来更好地认识中药。希望本书的出版仅仅是万里长征的第一步，期待作者能取得更加丰硕的成果！

2010 年 8 月 11 日

注：许学猛为广州中医药大学教授、博士生导师，广东省名中医，享受国务院政府特殊津贴专家。

# 修订前言

《发现本草》修订前叫《发现中药》，自 2011 年底出版以来，颇受读者欢迎，常有读者读后与我联系，并提出了一些很好的建议。在历经十年之后的今天，我再次整理了这些建议，除了将原来的二辑合并为上、下二篇的一本书之外，还重新修订了部分偏于理论化的论述，增加了对临床更具指导意义的内容，以使得本书虽然还是着重于建立新的本草药理论证体系，但也比原来更注重与临床的接轨。

写本书的原意，是我在最初研习中医药学时，碰到了很多疑难问题。譬如，人参是补气圣药，但人参为什么能够补气，上古时期的先哲们是如何得知人参能够补气的，它的补气作用机制是什么呢？带着这些问题，我遍阅群书，请教了不少行家前辈，但最终也得不到完整的答案。直到最后，我决定放弃中医学的其他研习，而专注于本草药理的研究，从中寻求自己满意的答案。研究发现，后世对本草药物在人体内的药理情况已有相当的认识，其中以张元素的"辨药之气味、阴阳、厚薄、升降、浮沉、补泻、六气、十二经及随证用药之法"为代表，但对本草药物为什么具有其相应的功效的药理解析就显得极其缺乏，这与历代医家重医不重药以及本草学著作的年久失传有关。

上古时期没有显微镜，先哲们只能透过现象看本质，只能通过对本草药物的观察而推知其内在的药用功效。因为一切事物的外在现象与其内在本质是有联系的。基于这种认识，我借用阴阳八卦学说等经典理论以及现代科学知识，尝试论证并理顺了自《神农本草经》（简称《本经》）以来，特别是《本草纲目》之后本草学的系统理论，意在建立新的本草药理论证体系，也归纳并论证了不少药理规律，总算是做了一些自己力所能及的事情。

在下篇中收录常用中药百余味，均以论述各药物药性及其作用机制为主，至于其产地、收采、修制等项，概不登列，这是因为前人对此考核甚是精详，无从再论。在上篇已论之甚详的药物，限于篇幅，于下篇"药论"处亦多有删略。凡收录于下篇药论者，多有议论发微，并且全部都经过自己的亲身体验，可以说是真正的人体实验，但求无他，唯欲使天下后世尽知草木之精深、药理之奥妙，不至知其然而不知其所以然，以致动手用药有错也。

本书虽收录的药味不多，但若分类列之又显为难，本想遵循古法，以《本经》为基准，以上、中、下三品而分以示人，使其更循合自然。但这样也存在不妥之处。譬如大黄，《本经》列为下品，李时珍亦以为它有毒而将其放在毒草之列；但事实上，经现代药理证实，大黄非但无毒，且清泻之中略带补性，其当属中品药物无疑。思虑再三，为方便读者，同时也为了突出药物味道的重要性，最后确定按其药味来分类。但在以药味来分类的同时，在每一类的编排顺序上，也是按照《本经》的上、中、下三品来排列，也就是越是前面的药物就越是上品，而越是后面的药物就越是接近下品甚至有毒，只是文章里面没有专门说明而已。

同时，本书所论多有参录前贤之言，为方便读者，凡是参录近代以来的论著，在此一概保留原述；部分参录清代以前的论著，则多转译为白话文，以使其更为通俗易懂。其中，特别是邹润安的文章，其人发微药物最是深刻，但文言也比较深奥，没有一定古文基础的朋友很难看得明白，所以解读的就比较多一点。本书参录的论著，主要有以下三种。

1. 李时珍的《本草纲目》：参考的是由良石编译，内蒙古科学技术出版社出版，2004 年版的《本草纲目白话精译》。本书中所参录李东垣、王好古等人的话语，也大都参考该书而得。

2. 唐容川的论著：主要参考的是由胡国臣主编，中国中医药出版社出版，2002 年版的《唐容川医学全书》里面关于《本草问答》的内容。

3. 邹润安的论著：参考的是由上海卫生出版社出版，1957 年版的《本经疏证》《本经续疏》及《本经序疏要》合本的相关内容。

编者

2022 年 3 月

# 目 录

**发现本草**
——对中药药性的深度解读

上篇

明理

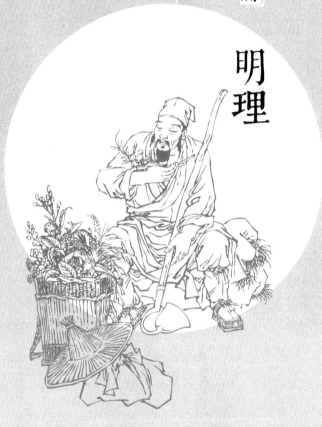

# 第一章　本草药性总论

## 第一节　经典理论的再认识

什么是中药？"药"在《说文解字》里面的解释是："治病草，从草，乐声。""药"字的繁体字"藥"，上面是草部，下面是"乐"字的繁体，就是使人从疾病的痛苦中走向快乐的意思。说到中药的来源，除常用的草本植物外，还包括动物、矿物及其加工制品，真可谓包罗万象。中医讲求"对证下药"，中药就是指在中医理论指导下用于预防、诊断与治疗疾病并具有康复和保健作用的物质。我们知道，古代西方的医生最早也是用天然药物来治疗疾病的，即使是现代的西医有时候也会用植物草药来治病，但不能说他们在用中药。

草药一般指中药书上未明确记载，在民间按经验方法使用的天然药物。现在临床医师已经很少使用草药了，在药房中也很难买到，需要自己采挖或者去乡下跟药农购买。虽然草药也是在中医理论的指导下应用的药物，但由于它们经常见于民间偏方，所以在这里我就将那些中药书上有记载、中药店出售的中药称为正统中药，而这些草药是偏方中药，两者合起来统称中草药。与大规模人工种植的正统中药相比，草药的功效往往要更好一些。

说到草药的应用，我可是有亲身经历。我记得读初二的时候，由于穿了一件质量不合格的衣服，导致自己的皮肤变得异常敏感起来：太阳晒时痒，情绪激动时痒，盖被也痒，大抵体温升高即痒甚，且痒无定处，但皮肤却光洁，并无任何异常表现，夜间须待子时过后痒势方退，冬天寒冷之时情况稍为好转一些，翌年入夏又加剧如初，颇受折腾。如此三年，走遍各处，西医谓之过敏，中医谓之血热，总之各说各话，却无人能治。后得一民间中医授以龙眼壳洗浴法，不料竟获神效，数日怪病即愈。真是"草药一味，气死名医"啊！

如果要认识一味中药，最重要的是认识它的特性，这个特性也就是我们常说的药性。说得通俗一点，药性是指与治疗有关的药物的各种性质。其中有的可以由感官直接感知，有的则是药物作用于机体所体现的各种效应。而我们即将要探讨的，就是这些中药的药性及其作用机制。由于本书的创新性理论颇多，为了更加令人信服，我们将用较大的篇幅去论证这些理论。

## 一、有是证用是药

中药来源于自然，是我国远古时代的劳动人民在认识自然、改造自然的过程中提炼出来的精华。中药的发现来源于对自然的发现。中药具有阴阳与五行的属性，而这阴阳与五行，其实就是一种自然的属性，我们不妨从先哲们认识自然与改造自然的过程谈起。

### 1. 中药及其理论的形成过程

古时科技落后，人们认识中药的方式只有以目观之和以口试之等，这就有了"神农尝百草"的故事。我们知道，《神农本草经》(简称《本经》) 是已知最早的中药学专著，相传为神农所作，也有人认为是汉代本草官的托名之作，后经陶弘景按统一体例整理为《本草经集注》才得以流传于世，但真正的《本经》早已失传。现在看到的《本经》，是根据《经史证类备急本草》等古籍辑录而成的。

本草学史上还有一件遗憾的事情就是《胎胪药录》一书的散佚。此书名见于《伤寒杂病论·序》，是张仲景撰写《伤寒杂病论》的重要参考著作，其原貌今已不可见，史籍亦未见著录。"胎胪"是什么意思呢？"胎"即胎息，"胪"即转运，"胎胪药录"是指在胎息状态下，体内真气将会随意转运，在这样的境界中进行内证返观实验并对药物进行体验，然后将体验到的药物的气味归经及作用记录下来。可以说《胎胪药录》是一部真正的本草药理书。

不可否认，我们的祖先们在认识中药的初始阶段带有一定的盲目性，但这并不意味着他们在生病时就把周围的食物乱吃一通，取而代之的是，他们会发自本能地、有选择性地进食。比如怀孕时，妇人一般都想找一些酸味的食物来吃，这种想法是发自本能的，并不需要什么科学知识。

人与药物均来自于自然，有着鲜明的自然属性。顺其自然，是人生的一种境界。我们一般说的顺其自然是顺天地自然。比如习惯凌晨吃夜宵的人，长此以往肯定会生病，这就是没有顺应天地自然的结果。"饥则食，饱则休"也是顺其自然，不过这是在顺身体的自然，有的人特喜欢吃木耳，天天吃、顿顿吃，可能是身体需要木耳中的某种营养物质。但有时候身体会发出错误的信号，所以这种顺其自然不是最好的，最好的应该是顺应阴阳平衡这个"自然"。所以说，早期的中药学其实是一种发自本能的经验科学。

在古人较为清楚地认识天地变化的自然的规律之后，这种发自本能的经验科学就发生了质的变化。传说神农氏的肚皮是透明的，吃进任何东西都能够看得清清楚楚。按照我的理解，这应该是内证返观，而不是用肉眼去看。这个实验一直延续到《胎胪药录》的出现，这部本草药理学著作直接影响了另一部经典——张仲景的《伤寒杂病论》。

我们可以推断，古人是通过在胎息状态下体验药物的性味归经和功能来阐述药理进而指导中医临床的。一个人要达到胎息状态并不容易，需要达到《黄帝内经》所说的"恬淡虚无，真气从之"的境界。如果要研究本草药性，也至少应该有一定的气感，这只需清心寡欲，精神内守，放松自己即可。我在最初体悟每味药物的药性时就是这样。比如在服用蒲公英的时候，入口微苦，入胃之后可感到一股凉气在向周围扩散，便知其善于清除胃热。干姜入口辛辣，入胃之后可感到一股热气在往周围扩散。至于附子，入口的时候有点麻麻的，但吞下之后也是可感到有一股暖暖的气流沿着食管向下，便知其善于驱除里寒。

后来，古代医家们通过各种理论来解释本草药性，中药学逐渐从经验科学走向理论科学。这些理论当中，最重要的就是阴阳五行以及经络学说。可以说，阴阳五行与经络学说是指导中医临床的最基本的理论，也是揭示中药药性规律的最基本理论，它是民族智慧的结晶，是中国古代人民在认识自然、改造自然的过程中对天地万物的高度统一的概括。其中，阴阳是对宇宙中一切相互对立又相互依赖的两类事物的总括，五行则是对世间万物属性及其相互联系的归纳。例如，中药有寒、热、温、凉之分，这就是中药的"四气"，用阴阳学说分之，则寒凉为阴，温热属阳。

那么，这些内容在中药里面又有什么反映呢？我们知道，有一类植物是以旋转的方式缠绕着附体向上生长的，其中有的以左旋右转（顺时针方向）的方式进行，有的以右旋左转（逆时针方向）的方式进行。这些现象其实在向我们表达它们的阴阳属性，从这个"旋"里面你可以发现它们的内在本质。根据《易经》的观点及传统中医理论，可知左旋右转的药物属于阳性，右旋左转的药物属于阴性。这个结论可应用于判断药物的属性。如忍冬藤的生长特性是左旋向上的，故可知其性为阳，进而验得其味甘，无毒，能清热解毒，提升体内元阳之气，可治风湿热痹等；而牵牛的生长特性却是右旋向上缠绕的，故可判断其性属阴，进而验得其子（牵牛子）味苦，有毒，泄人元气，能除气分湿热、三焦壅结，治大小便不利等。与忍冬藤具有相同旋转方式的还有菟丝子、鸡血藤等，而与牵牛具有相同旋转方式的还有山药、马兜铃等。

而何首乌的旋转方式就有点"另类"，有时左旋，有时右旋，有时候右旋的同一枝突然又改为左旋。总体来说，何首乌以左旋居多，所以何首乌还是更偏向阳性一些。何首乌并不是雌雄分株，而是雌雄同体。何首乌的藤在夜间是会交合在一起的，所以又叫夜交藤，这种阴阳相交的象，后来被延伸用于人体的阴阳相交，即用于治疗因阴阳交感异常导致的失眠。

此外也有一些直接向上攀附的藤类，虽然它的藤没有左旋或右旋，但它的卷须会进行左旋或右旋，道理也是一样的。甚至有些藤类植物没有任何的旋转方向，而是吸附着向上，这种情况就要根据它的其他特性，比如叶子的形状，它所散发的气味，等等，来综合分析才能得出具体的结论。

说到这里，我们的先圣为什么将五谷定为主食，而没有将其他的果蔬之类的物品定为主食呢？比如地瓜，现在流行五谷杂粮养生，把地瓜这些物品的地

**发现本草**
——对中药药性的深度解读

位抬得很高，这真的合理吗？你先看看五谷所长的样子，都是那样一茎直上，枝叶细长，中半以上结五谷，一派"阳"的象。然后再看看地瓜所长的样子，铺地而生，横向伸展，然后在地里结地瓜，一派"阴"的象，怎么能够长期食用，甚至推为养生佳品？

那被称之为"长生果"的花生呢？其实花生的外形与大豆的比较类似，如果花生也是在顶上结果的话，那么花生也是可以被定义为主食的。但是花生的花开在地上，果实却偏偏结在地下，虽然有外壳相隔，比地瓜好多了，但还是带了些阴气，自然会被扣分。然后再观五谷的子仁，除豆类外，都是单一的一个个，而花生却是一分为二，有两瓣仁的。种子类物品在五行的分类上属木，在阴阳的分类上，像五谷类有单一子仁的叫甲木，像花生这种有两瓣仁的叫乙木。因为在传统药象思维里面，奇数为阳，偶数为阴。如此阴上加阴，花生是不可能被列入主食的。在地下没有见过阳光的任何食物，我相信先圣都不会将其列入五谷的范围。但在养生的层面，花生有其独特之处，它的叶子是朝开暮合的，循合天地阴阳开合气机，所以在这个层面，花生是仅次于五谷的值得推崇的食品。

从这里我们便知道，水牛角无论如何是代替不了犀牛角的。先圣们之所以考虑用犀牛角，就是看到它那单独的一角在头顶上，而水牛角却是有两角分布于两侧，如此阴阳有别，其药性自然就相差很远。现在用水牛角代替的药物，比如安宫牛黄丸，在对付脑梗急救的时候，药效就比用犀牛角的差一些，但在处理心梗急救的时候，还具有相当的功效。当然，这里仅仅是举例说明，很多时候的心脑问题，或者由此引发的中风等，是不能统一可以用安宫牛黄丸来急救的，如果是那种脱证，就应该用参附汤之类来急救，这个时候再用安宫牛黄丸就不对了。犀牛为保护动物，犀牛角现在已不入药。

**2. 阴阳平衡的大法门**

传统中药理论始于对中药治病原理的解析。中医认为，世界具有高度统一性，万物是由一种基本元素派生出来的。帛书版《道德经》中说："道生一一，生二二，生三三，生万物。万物负阴而抱阳，中气以为和。"万物都是由道生化而来，并且在生化过程中，是成双成对的出现，并不是像一般认为的那样："道生一，一生二，二生三，三生万物。"我觉得这么断句不正确，因为后面紧接着还有一句"万物负阴而抱阳"，这一句话很明显地表达了老子的思想，那就是万物的化生是阴阳同时出现的，这与中医经典所说的"孤阴不生，独阳不长"思想是一致的。从中也可以看到，阴阳原来是一体的两面。万物一理，世界的多样性是统一性的不同表现形式。自然界是一个多样而和谐的整体，是互动的，人类是其中的一部分，作为部分，它应该反映整体并服从整体。因而，人体的构成要素、结构方式和运行机制，与自然这个整体以及自然界的其他部分也应该是一样的，或是近似的。这一自然观认为人的行为必须以不破坏事物的自然状态为前提，使事物依靠其所属的自身功能，自发地达到存在与发展的最佳状态。

中国传统医学认为，人类的疾病实质上就是人与自然失去了和谐关系或平衡关系。具体来说，可以是与天地万物不协调、不平衡了；也可以是一个人自身的器官或功能不协调、不平衡了。因而疾病的产生，也即人与自然的关系、局部与整体的关系问题。所以，中医要从整体出发，发现并能解决局部问题，从自然出发，通过取用自然的其他部分——植物、矿物、动物，来达到与自然的平衡和协调。而这些取用于自然的部分物体，也就是最初的中药。

这就是说，中药能够治病的原因在于它能平衡与协调人体，正因为如此，所以可以认为大地上的一切物质都是中药，这是中医对中药的自然认识，也是中药理论的根本。具体而言，中药之所以能针对病证发挥其治疗作用，是由各种药物的性能特点（即药物的偏性）所决定的，即以药物的某种偏性来纠正或平衡病证所表现出来的阴阳偏盛或偏衰。

从中医学的角度来看，中药主要是通过改善内环境来达到调节不适、治愈疾病的目的。试想，如果是一块木头长了蘑菇，你采取切除的方式是不是一种办法呢？当然是，但如果你仅仅把蘑菇摘掉了，只要那块木头仍然是处于湿热的环境之中，相信那块木头还是会接着长蘑菇的。同样的道理，如果把一块长了蘑菇的木头放到沙漠里，它还长不长？很明显，"独阳不长"，没有了合适的环境它也就没有机会再生长了。中医一般不会通过手术的办法摘除这个蘑菇，而是让你吃一些中药，不断地改善着你的内环境，把这个能够长蘑菇的内环境给改变了，所以这些蘑菇就自然地由大变小，由小变无。这就说明中医的治疗是用药性的偏性来纠正人体的偏性的，与西医用药物来"杀毒"的认识很是不同。试问，病菌的种类有无数种，它们在地球上的存在时间本来就远远超过人类，现在我们却反过来想消灭它们，难道这不是痴心妄想吗？今天刚研究出来的新药对付某种病菌即使很有效，但过一段时间它们就会有抗药性出现，然后我们又必须研究更高级的药物，如此反复，永无止境。中医是一门很仁慈的科学，我们从来没有想过要把病菌杀死，我们只是希望增强人体的正气，"正气内存，邪不可干"。不让外邪入侵，然后彼此之间互不侵犯而相安无事。即便是病菌已经侵害人体，中医也会给它们以出路，或汗、或下、或吐，除非万不得已，否则极少对病菌穷追猛打。

从实证科学方面来看，中药能治病的原因在于它们各自含有某种特定的能治疗各种病变的化学成分。但要注意，中药的有效成分绝对不是其功效的全部。比如说中药里面最有代表性的美容药物白芷，外敷面部可使之变白。可是白芷的化学成分，验出来都是会促进黑色素生成的成分，所以仅看验出来的成分，你就会觉得中国人拿它来美白是一种不符合事实的迷信。可是它真的有效啊！为什么呢？因为中药的美容效果，都是通过疏通面部经络、改善其微循环而得到的，微循环改善了，则血液流畅，面容自然亮白透红。白芷是归足阳明胃经的药，而藁本是通足太阳膀胱经的药，这些经脉都上达头面部位，如果以治病而论，它们是治头痛、中风的药；但如果以美容而论，则是可以让人的面部恢复活性而容光焕发的药。

据《本草纲目》记载："百草头上秋露，未晞收取，愈百病，止消渴，令人身轻不饥，肌肉悦泽。"《中国医学大词典》认为露水有这些功效："养阴抚阳，滋益肝肾，去诸经之火，愈百病，止消渴，甚为有效。"而在民间一直用露水治疗红眼病。通过分析有效成分，露水和一般的自来水都是由水分子构成的，彼此之间并没有什么不同，但我们都知道在整个宇宙中，能量无处不在，花草上的露水附着在植物枝叶表面，可以吸收植物散发出的能量，所以露水治病实质上是植物能量起的作用。这个能量就是我们中医所强调的"气"，我们的祖先当然知道露水和一般的水有很大程度的相同，而其中不同之处，恰恰就是现代药理所观测不到的"气"。

当然，中药能治病与其内在的有效成分自然也是密不可分的。草木灵动，从采摘、干制到成为中药的过程，往往纯属物理变化的过程，而以汤剂为主的制剂过程，虽经加热，但由于中药化学成分存在于特定的环境中，常受同体的其他成分的制约而较为稳定，故非高温的加热往往只会促进其成分析出，化学变化只是整个过程中微不足道的一环。因此，中药进入人体后，其化学性质往往变化较少，甚至不变。这是中药能治病的实证认识，亦是我们从中药的生存环境研究其规律理论的一大前提。同时，中药的化学稳定性决定了中药往往不像西药那般效专力宏，然而，正是这种稳定性，使得中药往往较为有益于人体，体现了"中气以为和"的思想，这也是西药无法替代和超越中药的地方。

更广义地说，其实天地间的万物都是药物。有位师父叫他的弟子去采药，弟子随手抓一根草给师父说："你叫我去采药，天下哪里不是药？"说得真对，天下何处不是药物呢？就看你知不知道它的性能，会不会用在合适的地方。即便是阳光，也是一味很好的中药呢！现代医学认为多晒柔和的阳光能够促进钙的吸收，进而强壮骨骼。我们中医认为阳气弱的人就应该背对太阳多晒晒，这样能够更好地布散阳气。多晒太阳之后，皮肤会显得黝黑一些，这在中医看来是充实了肾气的表现。"肾主骨生髓"，肾气充盛了骨骼自然就跟着强壮了。中西医从不同的角度来认识阳光的作用，但最终却是吻合的。

我们中医研究中药，就要将自身置于天地之中，怎么可能仅仅是通过小白鼠呢！置身于天地之中，你便知向阳一类的药物与背阳一类的药物是有很大区别的，即便是同一棵树，向阳部分与背阳部分也是不同的。以杜仲为例，常年向阳那一边的杜仲皮，补阳的效果更好，但是却相对地燥热一些。而背阳的那一边的杜仲皮，就会相对地柔和一些，虽然药力没有那么强劲，但对于常年需要服用杜仲的人来说，就显得更加适合。

我们还可以从"道生一一"这里引出中药的第一基本精神：天生一物，必

**发现本草**
——对中药药性的深度解读

生一物以克之，以显示宇宙阴阳的平衡。这也是相生相克的道理，这道理其实就是研究中药的第一大法门。

我刚大学毕业的时候，曾跟随一名有经验的药师上山采药，就发现向阳山坡上有黄芩等一些清热药。向阳的山坡在太阳的直射下，连石头都烫得让人不敢拿手去摸，所以在这样的地方苗壮成长的药具有抗热性，不但抗热，还能清热，不但清热，应该还喜欢这热，把热气当补品呢！因为黄芩偏寒凉，为了保证自身的阴阳平衡，所以生长在向阳的地方。天南星产于阴湿丛密之处，缺乏日照，反而更易长大，巨者茎可高三米左右，大如人臂，其根可重数斤。这是由于天南星性温属阳，所以它比较厌恶日照而喜欢阴湿的地方。正因为其性甚是温燥，所以才经常生长在湿浊的地方，以求阴阳平衡。它越是生长在阴湿的地方，越是易于生长且茎高根大，其阴阳之完美平衡据此可知，其喜阴湿且以此为营养物品亦可知。故天南星入于人体，也必定恶燥处而喜趋于阴湿之所，取阴湿之品（主要为痰湿阴邪）以为食物，消而化之。

又如，陈士铎在《本草新编》一书中论述槟榔的药性时说："天地之道，有一毒，必生一物以相救。槟榔感天地至正之气，即生于两粤之间，原所以救两粤之人也。况此物降而不升，虽能散气，亦不甚升，但散邪不散正，此两粤之人所以长服而无伤。至身离粤地，即不宜长服，无邪可散，自必损伤正气矣。"

再如，张山雷在《本草正义》一书中论述棉花时说："采其茎叶花实，连根全枝捣烂，水煎成膏，和酒温服，可戒鸦片烟瘾。盖鸦片纯以涩敛为用，而此以阳和之气，疏通而温润之，颇著灵效。又鸦片来自印度，而棉花亦由彼方传来，或者土宜物质，自有克制之理欤。犹忆前人笔记中，称棉花初入江南之时，有一老僧见而蹙额曰：是物到此，果然数百年衣被苍生，然五百年后，必更有一毒物相继而来，索还巨债，则今人食其果而后人受其报，宁不可叹云云。乃道光中和议既成，鸦片之毒蔓延全国，岁溢金钱，何止巨万，则老僧之言验矣。"

张山雷的这一段话，总体说明了两个重点，首先是通过同样产自印度的棉花全株解鸦片烟毒，可以很清楚地说明"天生一物，必生一物以克之"的道理，在地域上往往就是这样，一方水土养一方人，一方物品治一方病。比如藿香生长在南方，原本就为南方人所设，以南方地区普遍湿气较重，用此芳香化湿的缘故。只是现在由于科技发展的原因，世界变成了"地球村"，地域的因素正在被淡化，不同地域逐渐互通了很多，但是在临证用药的时候，还是应该注意对方的生活环境。第二个重点就是通过对比"数百年衣被苍生"的棉花和"索还巨债"的鸦片来说明"祸兮福之所倚，福兮祸之所伏"，这句话也是老子在《道德经》中说的，其实也是"道生一一"的演绎。

这个阴阳平衡的生命法则，不但是研究中药的第一大法门，也是中医辨证论治的第一大法门。一个医者面对患者的时候，首先就要分阴阳，这是通过望诊就能完成的。比如虚寒类型的患者，面色苍白，语声低微，我们首先可以认为该病属阴，然后在用药方面，自然就会选用诸如干姜、附子这类偏阳的药物。然后进一步在阴阳当中再分阴阳，再分析对方的寒邪到达了哪一个层次。若寒在太阴，那么就用理中汤类方；如果寒在少阴，就用四逆汤类方；若寒在厥阴，就用乌梅丸类方。

望诊之后便是问诊，比如对方跟你说头痛，头顶处很痛，痛到有点想撞墙的感觉。这个时候你便知道这是寒在厥阴，用到的是吴茱萸汤。那是不是所有的颠顶头痛都是用吴茱萸汤？当然不是。前面我们已经确定该病是属于阴的寒证，是在这个大的分类下进行的病机分析。很多人由于一开始没有把握这个阴阳大分类，然后直接从头痛这个病名中开始作证型分类，这很容易进入思维误区。

再以便秘为例，一个患者过来，我们首先就已经分阴阳，如果对方面红耳赤，说话的声音又粗狂，那么显然属于阳证，在用药方面自然就会用到属阴的药物，比如承气汤这一类，中成药便是三黄片，以攻下为主。如果对方脸色苍白，声音细微，那这个时候自然就应该用补中益气汤加减了，因为他是肺气不足导致无力排便的，而肺与大肠相表里。很明显，一个是攻下，一个是升提，二者虽截然相反，但都是在阴阳学说的指导下对疾病进行的处理。当然，便秘的情况还有很多，比如少阳病兼阳明腑实证，那么就用大柴胡汤。若是便秘十

**发现本草**
——对中药药性的深度解读

数日而无所苦，也就是说即使便秘十数天，也没有其他不舒服的感受，这种情况就属于"脾约"，是因为脾脏在运化输布水谷精微的时候出现了异常，导致本来应该往大肠输送的津液没有送达，以致肠道干燥，进而出现便秘，这个时候就应当用麻子仁丸。

阴阳平衡的中医辨证论治思维实在太重要了，但是我发现很多人虽然也知道阴阳平衡的重要性，但是却没有在实际临床中体现出来，这是很可惜的。甚至有些同道落入了到偏于物质层次的对抗性治疗的思维。比如看到高血脂的指标，就想到山楂、泽泻、何首乌、决明子这些降血脂的药物，这是典型的西医思维，完全没有考虑到阴阳，没有考虑到气机的升降出入。在物质的层面，如果你拿一杯冰水与一杯温水去检测所谓的有效成分，结果都是水分子。但是在生活中，你难道认为冰水与温水对人体的作用是一致的吗？所以，即便是中西医结合，也应该是在阴阳气机的系统理论下指导用药，如果患者是属于偏阳的情况，又兼二便不畅，那么泽泻、决明子是可以考虑应用的。但如果患者是偏于阴的情况，脸色苍白，声音细微，这个时候还用泽泻、决明子就不对了。

再举个例子吧，平时我们听说病家自述口苦，就很直接地得出其有内热的结论来，那么你有没想过，为什么内热与口苦直接联系呢？当然，体内有热就是有火，火生苦味嘛，这可是五行学说的内容。那么，如果我再追问，火是如何生出这个苦味的？原来是这样的，体内有火，其实就相当于西医所谓的发炎。中医所说的痰与西医所谓的炎其实是一类东西，只是认识的层面不同。"痰"字是由"炎"再加一个病字头结合而成，可以理解为使人致病的炎症。但中医所说的痰由于包括有形的痰和无形的炎，所以中医在这方面的认识就比较广义一些。但无论是中医还是西医，都清楚这种致病物质是由"火"引起的，并且还是两个火，说明火势很大。火在中医学中指代一切像火的物质，但在西医学那里则可以认为是酸性化导致的结果。西医的认识其实也很有道理，只要我们稍懂点化学，就知道诸如盐酸、硫酸之类，具有很强的腐蚀性，这不正是火所表现的作用吗？所以，发炎之部位呈酸性，人体为了灭这个火就自我生产一些碱性的药物来中和那个酸，而碱性之物是苦味的，所以人体最敏感的舌头就感觉出这个苦味来。这里所谓的酸碱中和，不就是阴阳平衡吗？而且还是生命在自我平衡啊！

那么，是否一出现口苦就一定要吃点苦寒之药去帮帮人体呢？当然不是，如果你老是按照这个"有火就要清热解毒"的思路搞中医，是搞不好的，因为你走的还是那种"发炎就要消炎"的对抗性治疗思路。我们中医治病要求本，你要问问这火从哪里来，怎么会好端端的产生火呢？比如咽喉炎，现在很多人动不动就咽喉发炎，为什么呢？有的是胃实，他的胃土容不了火，所以他的火就会炎上，烧灼他的咽喉。因为土要松才能承载万物，所以这个时候开一味生甘草帮他松松土就行了，并且生甘草也能清热，标本同治了。至此大家就应该明白，仲景用桔梗甘草汤处理这种咽痛，为什么用生甘草而不是炙甘草，并且甘草的用量倍于桔梗了。但有些人却是寒湿困脾造成的，同样也容不了火，这个时候就应该用藿香、半夏、苍术之类来处理他寒湿的问题，千万不要动不动就开板蓝根、山豆根之类的苦寒药物败坏病家的胃气，那是有很盛的实热是才会用到的药。有这么阳盛的热，才会对应地用到这么阴寒的药。什么等级的疾病用什么等级的药物，这在最开始的阴阳辨证上就应该已经被确立下来。

那湿有什么表现呢？有些人觉得自己全身无力，于是就认为自己的湿气很重，这是不全面的认识。湿气重会导致全身无力，但是全身无力不能得出湿气重的结论。湿的一个重要指标就是黏腻，比如大便黏腻，或者汗出黏腻，再如头发油性，也是黏腻的，只有出现这些具有"湿"的特征的指标时，才可以得到明确的判断。同样的道理，所有质感是黏腻的物品，都偏于湿。比如芒果、榴莲这些水果就是黏腻的，所以湿气重的人不应该再经常吃这些东西。

又比如黑木耳在未晒干之前，也是很黏腻的，是很具有"湿"这一种特性的物品。一般认为，黑木耳忌同萝卜一起吃。两者同食，可能患皮炎。其实，患皮炎的危险只存在于鲜木耳当中，干制后的木耳是不会引起皮炎的。因为鲜木耳有"湿"气，而萝卜属于发物，能够将湿气往皮肤方向布散，于是就会得皮炎。如果用萝卜和干木耳一起炒菜，就会避免出现这些可能的问题。但如果是鲜木耳，食用之后即便没有出现皮肤问题，也有可能会出现其他湿证。当然，

**发现本草**
——对中药药性的深度解读

除了"黏腻"这一特征，我们也可以通过舌苔来确定是否存在湿气，如果舌苔也是黏腻的，那么就说明已经是有湿气的了。舌苔黏腻而白的是寒湿，黏腻而黄的是湿热。

当然，咽喉炎有时不是脾胃的问题，而是肾虚的缘故。为什么肾虚会导致咽喉炎呢？因为咽喉这个地方有一部分归肾经管辖，所谓肾虚就是指肾的能量不够，当外邪侵犯咽喉之时，肾的能量不够就不能御邪，就像打仗的时候兵力不足就不能守城，正弱则邪胜，最后病邪就盘踞在这里为非作歹了。这种情况我们叫"虚火上炎"，这个时候就要帮病家补肾，等肾水足了，水能够滋润咽喉了，这里的火自然就灭了。

有一种反复发作的顽固性咽喉炎，属于寒热错杂型，这种情况需要用到《伤寒论》里面的甘草泻心汤（炙甘草四两，黄芩、人参、干姜各三两，黄连一两，生半夏半升，大枣十二枚）。甘草泻心汤不是治疗咽喉炎的专方，它可以治疗很多寒热错杂型的疾病。咽喉以上部位我们知道是属于阳的，但是这个部位的要求是凉的，不能温度太高，头脑发热。这就像地球一样，即便是珠穆朗玛峰，任你离太阳更近，却是更加的寒冷。再看看《周易》的泰卦与否卦，所谓"否极泰来"就是说这两个卦象之间的变化。

泰卦的卦象为上坤下乾，坤为地，乾为天。从卦象看，天在地下，地在天上，是天地错位，为什么还说是吉卦呢？其实这不是天地错位，而是"天地交泰"，就是天之阳气向下，地之阴气向上，相互交汇是为泰。否卦就刚好相反，下坤上乾，阳刚之气上行，阴柔之气下降，天地不交，阴阳分离，这是违背大道常理的，所以就"否"。头脑发热就属于否卦。《伤寒论》在介绍甘草泻心汤的应用时，着重讲了"心下痞"这个症状，所谓的"痞"就是"否"卦对应人体的一种病态。

上面说到了口苦的情况，由于存在上火的现象，所以这类患者的舌质都是偏红的，舌苔多数也偏黄。但并不是所有的口苦都是由上火造成的，比如少阳病，也会出现口苦的证，治方是著名的小柴胡汤，但这类患者的舌苔就往往是白色的，因为他的口苦是胆汁疏泄不畅反映到口腔导致的，那个是胆汁的苦。

火的象是有的，但这是少阳之火，也就是很微小的火，所以一般情况下不会表现出舌红苔黄，而仅仅是有点咽干。所以中医看病，只要是辨证，口苦仅仅是一个症状，我们还要结合其他症状，然后分析病机病理，通过一系列的"辨证"，然后才能得出一个结论，然后才是"论治"的开始，才开始考虑用什么药，开什么方。

阴阳的思维实在太重要了，而运用这个思维判定病情与辨别药性的道理其实是一样的。如果患者是偏于阴的情况，比如面色苍白，声音低微，但脉象却是洪大脉这种阳脉的话，这就叫脉证不符，这种情况我们就要注意了，这种反常的现象，背后的情况可能是比较复杂且严重的。同样的道理，如果你看到一株植物，一茎直上，枝叶细长，完全属于"阳"的象，但是它的气味却是腥臭的，那么这种物品的药性也就比较复杂甚至是有毒的了。关于诊断疾病的方法，先圣们已经论述得很详尽了，而本书要做的，就是借助传统思维展开论述用药的方法与药性的规律。

## 二、四气与五味

我们中国人讲"气"已经讲了几千年了，但这个"气"到底怎么来的？恐怕就不是所有人都讲得清楚了。但尽管不清楚，我们日常生活中还是照用不误。比如说"生气"吧，我们都知道是怎么一回事，但如果有一个外国人问你"生气"是什么意思啊，那个气是怎么个生出来的呀？想必很多专家教授们也未必能跟你说得清楚，如果真要去研究它，恐怕花几万字也未必能讲清楚。所以老子就很聪明了，他说："道可道也，非恒道也。"也就是说，如果这个真正的道能够用逻辑思维通过语言表达出来，那么就不是那个真正的道了。所以，如果你想把"生气"的内涵用语言描述出来的话，你一定会觉得总是讲不明白，原因很简单，因为"气"的内涵太大了，它就像天上的月亮，无论我们怎么说都只能说出月亮的一面，如果你真想看到月亮的全部，就必须到月球上面去感受。话又说回来，如果把"气"搞清楚了，那么在中医中药领域，你就算是入门了。

**1. 从气的本质说起**

中医"气"的范围很广阔，它至少包括元气、宗气、营气、卫气等。如果按脏腑来分类，则又有肝气、肾气、胃气、胆气，等等。所以说，气的内涵是很不明确的，但总的来说，中医所谓的气是指人体的功能活动。比如中医说肺气虚的时候，其实就相当于西医所说的肺功能差。也就是说，中医所谓的"气"有其物质基础，但它所指代的却往往偏于功能活动。以大自然的水与水蒸气为例，虽然二者的物质基础一样，但其功能却大有不同之处，前者的主要表现形式是物质，后者则更偏向于能量的范畴。并且，在物理形态上，大部分的气和水蒸气一样，用肉眼是很难看得见的，所以，我们的祖先们在科技极其落后的情况下，只能通过这类物质所表现出来的外在功能来认识它们，并一律冠之以"气"的名称。

由此可知，气是流动着的世界三元素"物质、能量与信息"的混合统一体，这与我们中医所说的"精、气、神"相对应，它们是一体的。什么意思呢？比如某人接到一个电话，对方说他的儿子刚刚出车祸去世了，听到这个信息，他可能会悲痛欲绝，甚至呼吸不上来（悲伤肺），进而昏倒在地。你要注意，他在最初仅仅是接收到一个信息（神），但是这个信息（神）使他的肺功能（气）出现了问题，接着影响到身体（精），最终导致他昏倒，这说明了什么？

古中医是朴实的，先哲们所论的气并不是形而上学的思辨的产物，而是有着一定物质基础的。如阳光是一种光能，我们中医就说太阳的阳气很足，但阳光是有物质基础的，那就是光子，所以千万不要说中医"玄"，只能说我们的理解能力不够。中医说的气很多，而能量的种类也很多，其中最常见的就是电磁能，上面所说的太阳光能也属于电磁能的一种。

中医认为元气是构成天地万物的最基本物质，那么，这个所谓的最基本物质到底又是什么呢？是细胞吗？是原子吗？显然不是，因为这些东西都可以进行再分，明显不符合最基本物质这个前提。根据爱因斯坦的质能方程 $E = mc^2$，我们可以知道，宇宙一切物质都可以转化为能量，反过来，能量是构成物质的唯一元素，既然宇宙是由物质构成的，那么，能量就是构成宇宙万物的"气"。

而最初的那一股能量，就是元气。

　　既然这个"气"是能量的意思，那么这个代表着能量的"气"在人体内是怎么产生的呢？中医引用了阴阳学说，把物质层面的东西划分为"阴"一类，把功能活动划分为"阳"一类，"气"就是属于阳这一类，它是由阴转化过来的，也就是"阴阳互为根而生"的意思。物质和能量之间可以互相转化。在近代物理学上，爱因斯坦的质能方程也告诉我们，宇宙万物的物质与能量之间是可以互相转化的！所以，中华文化的伟大之处就在于，它在几千年前就告诉你质能方程的本质了。

　　这里说到气的概念，接下来我主要想跟大家谈谈肾气。相信将要有小宝宝的夫妇都想知道：怀孕后能否有性生活？如果按照一般的看法，如有位妇产科专家说：怀孕期的性生活是不被禁止的，健康而适度的性生活能大大增进夫妻感情。而且怀孕后不必担心避孕的问题，可以使夫妻更放松。有的人害怕性生活对胎儿造成危害，这是没有科学根据的。因为你的宝宝生活在一个有很厚壁的子宫腔里，周围又是温暖的羊水，羊水可以减轻震荡和摇摆，所以你不必担心你的宝宝会受到干扰。你的子宫颈在孕期是紧闭的，而且还有许多黏液封闭着宫口，能够防止病原菌的侵入。那么中医也是这样认为的吗？在《傅青主女科》的少妇血崩条下就有先贤写道："妊娠宜避房事，不避者纵幸不至血崩，往往堕胎，即不堕胎，生子也难养，慎之！戒之！"这段文字明确指出妇女怀孕期间避免房事的重要性。现在的妇女体格比古代好多了，并且营养也好得多，所以怀孕期进行房事一般不会出现什么血崩、堕胎了，但"即不堕胎，生子也难养"却怎么也避免不了！为什么会这样呢？因为进行房事，特别是高潮的时候，肾气大量往外泄，而胎儿的健康成长需要肾气的保护，否则其身体素质就会相对低下，最后自然是"生子也难养"了。

　　男方最好也把肾气保护好，不要经常熬夜，因为你的肾气也会影响到胎儿。那我们的肾气算不算元气？严格来说还不算，因为那已经是进入后天分了阴阳的气。能够被称为元气的，一定是先天还没有转为后天的部分。以天然气为例，已经被点火正在燃烧的便是后天能量，而那些被煤气罐密封收藏的液态天然气才是真正的元气。从这里便知，《黄帝内经》为什么说"阴平阳秘""阳密乃固"了。阳气一定要固护好，这才是生命之本，怎么可以认为怀孕之后还可以随意地进行性生活呢？在人体里面，中医认为元气所在之处，是收藏在命门这个地方。但是在后世医家中，把命门归为肾系统，将肾称之为"先天之本"，所以最后肾气从某种意义上也从属元气的范畴了。

**2. 关于中药里面的"气"**

中药里面有"四气五味"，其四气指的是寒、凉、温、热这四种性质，其实也代表着四种不同类型的能量在起作用，寒表示收藏的能量，凉表示下降的能量，温表示温和的热量，热则表示爆发的能量。明代的缪希雍说："气为阳，来自天；味属阴，出于地。气由天生，故随四季变化，而有寒、热、温、凉之说；味由地出，故随五行所属，而有酸、苦、甘、辛、咸之别。"

我们知道，寒、凉属阴，温、热为阳。但寒热温凉四个字之中，竟没有一个字是带"火"字旁的，反而这四个表达药物性能的字都带"水"旁。其中，"寒""凉"只带二点水，这一点很容易理解，因为"寒""凉"所具有的是秋冬之象，其自然属性本来就属干燥的，少一点水也还能接受。正所谓温暖而火热，为什么颇具春夏之象的"温""热"二字带有更多的水呢？这是由于春夏之时，气候温暖，烈日当空，蒸腾大地，地下之水上升至天而变为大雨落下，并且，温度越高，被蒸腾的水就更多，所下的雨就越大。

在人体身上，我们也可以感受得到这样的景象：温度越高，流汗就多。所以，温字带三点水，而热却带四点雨。此外，热字下面的四点雨其实是由火字作底变形而来的，但没有直接写"火"，而是用四点雨，可见古人造字很明白"阳使阴腾"的道理。也就是说，中药的温热之性是作蒸腾人体水湿之气用的，这是它的直接效果，而它的间接效果则是使人燥。"燥"是带"火"的，所以温热之品能使人有"上火"的感觉。

《本经》里面其实没有"性热"一说，这是后来才出现的概念，像附子、吴茱萸这样的药物，也仅仅记载为"温"。同时，在《本经》里面，也没有"凉"这个概念的。现在经常看到"性凉"的药物，在《本经》里面基本上都从属于性平之品。

那性平是什么意思呢？照字面解释，也就是其性平平，不寒凉也不温热，不偏不倚而居中。但我们并不能将性平认为是药物没有偏性。有些药物的偏性确实不大，药性也比较平和，比如平常的五谷食物。但有些性平的药物，却是四气高度集中的体现。正如白光，其实它不是单一色白的光，而是七色光高度统一的合体。所以，有些性平的药物包含寒热温凉四气，只是各气强度均等而无法表现其中偏性而已。正因为这样，这些性平之品与寒味药物相合则寒，与温味药物相合则温，随外在环境的变化而变化，这因为其外来之气激发其内在之同类，共鸣而显现矣。以蜂蜜为例，因蜂种、蜜源、环境等的不同，其化学组成差异甚大。蜜蜂在采蜜的时候，不同的蜂在不同的花上采，而不同的花其寒热温凉各有不同，所以，蜂蜜的药性便是高度集中的体现，于是用开水冲服时，温热之性会被激发出来，多吃了会有上火的感觉。但总体来说蜂蜜还是比较平和的，所以就说它性平。

至此，我们可说中药有寒、热、温、凉、平五气。这五气是药食的功能表现，虽效法于四时，却与风、暑、湿、燥、寒之四时邪气有着本质的不同，为区分二者，故又将寒、热、温、凉、平称之为药物的"五性"。

我们认为，植物体内的精微物质，有气、液、汁三种之分。气即是我们前面所说的具有功能意义的精微物质；液即是植物体内的水液，主要是由根部吸收以及由茎部处理和输送的，它的功用与人体的水液及组织液有一定的相似之处；汁是指植物体内的浓液，它的功能与人体的精血有相通之处。

在人体内，血为气所化。而在植物的体内，其汁为气之精华所化，其液也是通过气的相助以及茎部的运化才得以化生的，所以说，气在植物体内的具体存在形式是它的汁液。植物体内的气虽然到处都有，但却贮藏在花叶里，当冬天来临，花叶凋落时，它的气就归藏于根，这就像人体内肺之气，夜必归于肾，肾之气，昼必升于肺一样。

王冰说："臊气入肝，焦气入心，香气入脾，腥气入肺，腐气入肾。"说得详细一点，就是臊气善于入肝，浓烈则致人反胃，这是肝克胃（木克土）之故。

焦气入心，也令人心烦，浓烈则致肺疾。所以，炒焦了的东西最好不要吃，吃多了会致癌，焦气吸入量过多则致肺癌。香气入脾，芳香醒脾，脾的运化功能得到恢复就能运化水湿，浓烈的香气则性燥也能燥湿。腥气入肺，所以鱼腥草最善于清肺热。有一次我甚至还发现，邻居的狗在肺部不适，走路气喘的时候竟然自己懂得去寻找鱼腥草吃。但要注意鱼腥草是有点寒凉的药物，不是所有的人都适合长期服用。腐气入肾，浓烈则使人心醉，其实不是心醉，而是促使心肾相交，然后出现很快乐的表现。腐气虽臭，但亦有香感，与汗袜之恶臭是截然不同的，这种腐气不但恶心甚至是有毒的。腐乳、臭豆腐的臭气才是腐气。

气味是物质（包括生命体）的最重要的外部特征。我们中医四诊当中有一个闻诊，闻的就是生命体所散发出来的气味。生命体能感知气味又能释放气味，在特定情况下是有目的、有控制地释放特殊气味，与同物种和非同物种的生物进行交流，可见接受气味和有意识地释放气味是生物界的共同语言。男女的恋爱也是如此，先是眼神之类的属于"神"这一类的交流，接着是气息之间的互动，最后才是身体上的接触。

我国学者李德敏认为，植物产生的初生代谢物是维系自身生长和繁衍的基本物质，而次生代谢物则是植物为适应环境而产生的，主要作用是防虫害、病害、毒物，适应气候、酸碱、雨量等。中药中的补益物质主要就是初生代谢物，而攻邪物质中的有效成分则以次生代谢物为主。生物产毒是它的防御武器，微生物和动物主要以植物为食，要能吃掉植物就必须有解毒本领，产生消化酶也是解毒本领之一。植物要防止被吃和动物要吃植物在某种意义上说就是产毒与解毒的过程，这是推动生物进化的主要原动力，把这作为切入点对中药的研究很有意义。

生物对单纯毒物容易产生适应性，对复合毒物不能产生适应性，生物产生的防御性毒物都是复合毒物，比如植物产生的生物碱是防虫、防菌的主要物质，不同的植物产生的生物碱都不相同，同一植物产生的生物碱其化学成分也不单一，黄连碱是 27 种化学结构很相近的碱类，而夹竹桃碱竟有 72 种，动物的一种消化酶只能分解一种物质，所以昆虫能吃的植物是有限的。大熊猫仅吃竹子和甘蔗，所以它是进化程度低的动物，被称为活化石。杂食动物吃植物性食物和动物性食物，说明它产生消化酶的种类多，也就是解毒能力强，是进化程度最高的物种。

由于人体与一般的病菌是对立的，所以我们最为喜欢的芳香类药物通常都是有益于人体的，同时相对地此类物质就有着一定的杀菌作用，香味愈浓杀菌力愈强，特别地，嗅之有刺鼻香味者杀菌力最强且广谱，如果此物再加之具有难腐性，则必为杀菌第一品药物。对应地，嗅之有刺激臭味者有时候尽管会有杀虫、杀菌或抑菌的作用，但对人体本身也是多有毒性。如羊踯躅，它的花五瓣，花蕊、花瓣都是黄色的，五行对应于土似乎合乎道理，但其气味难闻，而对于它的药性，现代药理早已证明其花含有多种毒素。气味不异常难闻的物种，我们也可以根据其他方法辨别它是否含有毒性。例如，凤仙草不生虫，它开的花连蜂蝶也不靠近，那么它含有毒性就容易知道了，并且，它的子比花的毒性要高得多。

### 3. 中药的五味

中药很重视五味，我们经常说几味药而不说几样药或者几种药，就是这个道理。药味是药物性能与作用机理的主要因素之一，药味的初始定义是舌头对药物的感觉。中医药理论认为中草药主要有酸、苦、甘、辛、咸等五大基本药味，但事实上，中药还有涩、淡、辣等味，只不过，理论上认为涩味附属于酸味，淡味附属于甘味，辣味附属于辛味。

中药的药味是药物自身拥有的实际味道，这一点是无可辩驳的，但有些人却认为很多中药的药味并不是药物自身拥有的实际味道，而是人们根据药物的性能，通过推理的方式而得到的仅具有指代意义的味道，这种说法其实是由于对中药不全面的认识造成的。

这也难怪，例如我们常说的石斛，普遍认为其味甘，多数的本草书也是这样记载的。但是，并不是所有的石斛都是甘味的。其中，安徽霍山所产的石斛味甘而淡，其益胃养阴生津之力最好；四川产者味淡微苦，养阴之力次之；而广西、云南产者，味纯苦而不甘，以其地炎热，得暖土之气独胜，故养阴之力最次。

正因为这样，中医将某地所产，其品种、质量、疗效均优的药材称为"道地药材"或"地道药材"。而我们常说石斛味甘，那是根据霍山所产的石斛而定的。多数的人对"地道药材"没有什么研究，当发现有些药物的味道与书上所说不一致时，就认为中药的药味是人们根据药物的性能通过推理的方式而得到的只具有指代意义的味道。另外，由于每个人的味觉不同，尽管是同一药物，不同的人也会得出不同的结论，这也使人们自然联想到中药的药味是否具有真实性这一方面来。

那么，中药的五味各有一些什么功效呢？我参合各家所论，将其总结如下。

酸味能收、能涩；

苦味能燥、能坚、能降、能破、能解毒；

甘味能补、能缓、能和；

辛味能散、能润、能开；

咸味能软、能下。

因此，酸味药多用于治疗虚汗（如浮小麦）、遗精遗尿（如山茱萸）、泻痢不止（如赤石脂）及喘咳不宁（如罂粟壳）等；苦味药多用于治疗湿证（如苍术）、热邪伤阴（如知母）、大小便不畅（如大黄泻下、防己利尿）等；甘味药多用以治疗虚证（如天冬滋阴、党参补气）、拘急疼痛（如饴糖）及缓和药性（如甘草）等；辛味药多用于治疗外感表邪（如麻黄）、风湿痹痛（如独活）、气滞血瘀（如川芎）及结肿窍闭（如乳香）等；咸味药则多用于治疗便秘（如芒硝）以及痞块疝瘕（如鳖甲）等。另外，附于酸的涩味多与酸味相类，而附于甘的淡味不但与甘味相类，且还具有渗湿、利尿作用，多用于治疗湿邪为患之水肿或小便不利（如茯苓）等。

### 4. 关于中药的升降浮沉理论

阴阳学说认为，剧烈运动着的、外向的、上升的、温热的、明亮的都属于阳，相对静止着的、内守的、下降的、寒冷的、晦暗的都属于阴。但事物的阴阳属性，并不是绝对的，而是相对的。这主要体现于事物的无限可分性。如昼夜分阴阳，而上午与下午，前半夜与后半夜，随着对立面的改变，在阴阳之中又可再分阴阳。四气为阳，五味属阴，而辛甘发散为阳，酸苦涌泄为阴。故寒凉为阳中之阴，温热为阳中之阳；酸苦咸为阴中之阴，甘辛（淡）为阴中之阳。

所谓阳的意思，说白话一点就是偏向于动态的性质，而阴则相对地静态一些。或许你会问：为什么辣是比较动态的？这非常简单，因为它动态，所以你吃起来会觉得它是辣的，不要把它搞反了。也就是说，人的味觉是这样子形成的，不是辣的东西引起动态，而是我们人类身体用味觉在归类东西。所以绝大部分的泻火药都是苦的，因为任何会损耗你元气的东西，身体都要有一个警戒信号，那就是要你感觉到一个不舒服的苦味。

《素问·阴阳应象大论》在谈到药食气味时说：水属阴，火属阳。以药食的气味分阴阳，气为阳，味为阴。药食进入人体，其味滋养着人体，形体得到滋养，才能进行正常的气化活动。药食的气能滋生人体精气，精气充足，才得以进行气化。人身精气和形体是靠药食的气和味的滋养维持正常的生化，反过来也会促进精气的化生和形体的生长发育。但是，药食运用不当，其气味也会损伤人体精气和形体，损伤人体正常的气化功能。

味属阴，其性沉降而趋向于下窍；气属阳，其性主升而趋向于上窍。味纯厚的属阴，味薄的属阴中之阳；气纯厚的为阳，气薄为阳中之阴。味过于纯厚的有通里泻下作用；味较薄的仅能起到疏通之用。气薄的能向外发散；气厚的能助阳生热。纯厚的药食气味，稍不慎用，会损伤正气；温和的药食气味则能补益正气。纯厚的药食气味会消蚀正气，而人身的正气又要靠气味温和的事物的滋养。因此，凡辛甘之气味，有发散作用的药物，就属阳；凡酸苦之气味，有催吐泻下作用的药物，就属阴。

注意这里所说的气，虽然最初指的是寒、热、温、凉、平，但在"气为阳"的层面，也包括臊、焦、香、腥、腐这五种实际的气。也就是说，闻起来气味比较浓烈的药物，比如大蒜，比较会往上面走；闻起来气味比较淡然的药物，比如沉香，它的香是淡淡的，反而会向下走。而吃起来味道比较重的药物，比如辣椒，比较往下面走；吃起来味道比较轻的药物，比如茯苓，比较往上行，

**发现本草**
——对中药药性的深度解读

岳美中甚至用茯苓来治疗因水气上泛颠顶，侵蚀发根，使发根腐而枯落的秃发。我们如果吃很多的辣椒，那么第二天排便的时候就会感到肛门热辣辣的有点痛，为什么呢？因为辣是一种味，所以它就走浊道，就是谷道，所以会感到大便痛而不是小便痛。可是如果你吃了很多大蒜的话就不同了，大蒜味道会从小便出来，因为大蒜味道较偏在闻得到的气，而不是尝得到的味。或许你又会问，从小便出也是往下走啊，怎么说比较会往上面走呢？记住，参照物不同则上下不同。如你以胃为参照物则均往下，但在这里应该以刚才的谷道肛门为参照物，那么水道则相对在上，并且，凡小便都是先经过肺经从上而下至膀胱的，这不是比较会往上面走又是什么？大蒜的气味很大程度上是用鼻子就感觉出来的，而辣椒的味道则几乎全都靠舌头来感觉，闻是闻不出有多少辣的了。这就证明此二物虽然同属热性药物，但若在气味的层面再分阴阳，则易知大蒜的有效成分比较活跃而性属阳中之阳，辣椒的有效成分则相对不易挥发而性属阳中之阴。

《本草纲目》引用了李东垣的观点，认为药物有升、降、浮、沉、化几种性质，生长收藏而成，用来配合四季。春季主升，夏季主浮，秋季主收，冬季主藏，土居中主化。所以，味薄的因升而生，气薄的因降而收，气厚的因浮而长，味厚的因沉而藏，气味平的因变化而成。淡味之药，淡就是升，泄就是降，可为诸药的佐使。

具体一点，我们还可作以下归纳：

气薄者主降，为阳中之阴，如凉平的药物；

味薄者主升，为阴中之阳，如甘辛的药物；

气厚者主浮，为阳中之阳，如性热的药物；

味厚者主沉，为阴中之阴，如苦咸的药物。

气厚味薄者浮而升，味厚气薄者沉而降，气味俱厚者能浮能沉，气味俱薄者可升可降。臭豆腐就是气厚味薄的，辣椒就是味厚气薄，大蒜就是气味俱厚的，茯苓就是气味俱薄。所以茯苓的药性是可升可降的，与升的药物在一起就表现为升，与降的药物在一起就表现为降，如果是单独应用，就是先升而后降，所以茯苓最后是能入肾经的。用白茯苓，则补多于泻；用赤茯苓，则泻多于补。

李时珍说："升者引之以咸寒，则沉而直达下焦；沉者引之以酒，则浮而上至颠顶。"也就是说，药物的实际功能，还须看它的炮制方法以及与之配伍的药物。少量升浮的药物，若配以足够药力的沉降药物，使沉降之力胜于升浮之力，则升浮之药会被沉降之药引之向下。这正如：氢气球属升浮之物，但若在几个小氢气球下系着一大块石块以引之，则整体会向下运动而为沉降。物理如此，药理亦如此。同理，少量沉降药物，若配以足够药力的升浮药物，使升浮之力胜于沉降之力，则沉降之药会被升浮之药引之向上，就像一个大氢气球能吊起几个人一样。

但若处理得不当，则也变生祸害。例如，陈士铎在《本草新编》一书中记载：他曾经在襄武先辈徐叔岩处论医，说到阴虚者宜用六味地黄汤，阳虚者宜用补中益气汤。刚好徐君说他正是阴阳两虚，所以就叫他夜服六味地黄汤，日服补中益气汤，很快徐君就显得精神健旺。但是二年后再复聚的时候，看到徐君的精神反而不及从前了，追问才知，因家中没有仆从朝夕煎饮，他偷懒地将六味地黄汤与补中益气汤合在一起做成丸剂方便服用，后来觉得气闭于胸膈之间，医者都说这两方不可长服，所以没有再服。补中益气汤，补阳气上升之药，当在早上服用为佳；六味地黄汤，滋阴精下降之药，应在晚上服用为宜。如果将这二方合在一起，就会使得升降无从，所以饱闷于中焦。于是陈士铎建议再按原方案服用。

有些高明的中医，很讲究汤药的服用的时间，是上午还是下午，是饭后还是饭前，都会根据药性与人体阴阳开合气机而定。《神农本草经·序录》："病在胸膈以上者，先食后服药；病在心腹以下者，先服药而后食；病在四肢、血脉者，宜空腹而在旦；病在骨髓者，宜饱满而在夜。"甚至有些还会根据子午流注的规律，按照经络运行的时间来指导用药。以时间为指导，早在《伤寒论》里面就有体现，比如"太阳病，欲解时，从巳至未上"，即巳、午、未这三个时辰，也就是在正午前后，天地运行气机在太阳病这个层面对人体是有正向帮助的，这个时候服用相应的汤药，当然会有1+1大于2的效果。

至此，中药理论体系才基本建立起来。但是，人们逐渐发现其中还明显存

**发现本草**
——对中药药性的深度解读

在不足。如善于清肝的夏枯草，用于清心时却显得无能为力；又如降肺气的白前却往往降不了胃气；再如麻黄与丁香同属辛温，但麻黄用在发表，丁香主于温里，药性虽同，所治却区别甚大。为了弥补中药的五性五味、升降浮沉的不足，先贤在五行学说与经络学说的基础上进一步总结和发挥，逐渐形成了中药的归经理论。

## 三、关于中药的归经理论

归经就是指药物对于机体某部分的选择作用——主要对某经（脏腑及其经络）或某几经发生明显的作用，而对其他经则作用较小甚至没有作用。自《本经》起就有大枣"助十二经"的记载，至张元素开始则更为强调这个归经理论。尽管本书对归经理论多有发挥，但在这里我首先要说明的就是，归经理论只是让大家更好地掌握本草药性的方便法门，但绝对不是最高境界。我们对中药的认识，一定要先弄清楚它归什么经，为什么归该经，然后要做到对药物的认识了然于心，包括其作用于人体的方式和途径，等等，如此才能驾驭药物，使其为我所用。

归经以脏腑经络学说为基础，以所治具体病证为依据。经络能沟通人体内外表里。因此，对于人体各部分发生病变时所表现的证候，我们可以从经络角度对其进行系统的认识，从而作为治病的依据。如肺经有病变常见喘咳，肝经有病则多见抽筋，等等。相应的，桔梗能治喘咳故归肺经，全蝎能止抽筋故归肝经。

当然，在具体用药时，不可只掌握药物的归经，而忽略其升降浮沉等特性，因为同一经络、脏腑的病证，也会有阴阳、气血、上下的不同。此外，我们还须注意，由于脏腑经络的病变可以互相影响，因此，在临床用药时，并不单纯地使用某一经的药物。如肺病而见脾虚者，每兼用补脾的药物，使肺有所养而逐渐向愈；肾阴不足所致肝阳上亢者，每加用滋阴补肾的药物，使肝有所涵而虚阳自潜。

中药往往是一药归多经的，造成这种情况的原因很多，其中与中药的复杂成分有很大联系，这些复杂的成分使得中药往往具有一药多色、多味、多药性的特点，如此，一药归多经也就合情合理。如白及，其色白，故归肺经；其味涩，又涩附于酸，故归肝经。

《灵枢·五味》中说："胃者，五脏六腑之海也。水谷皆入于胃，五脏六腑皆禀气于胃。五味各走其所喜。谷味酸，先走肝；谷味苦，先走心；谷味甘，先走脾；谷味辛，先走肺；谷味咸，先走肾。"

其中"先走"二字暗示了该物、该味亦可走他脏、他经，只不过该物、该味乃该脏、该经之所喜所好，故先走并主入该脏、该经。例如苦味是心的本味，所以心特别喜欢它，其中原因，是因为苦味与心脏都是火气所化的，同气相求罢了。但是即使是这样，也不是所有的苦味都能在心经发挥作用，即使在心经发挥作用，也是泻心为多，具体看看《伤寒论》的泻心汤类方药就知道了。

然而，五行学说中五色、五味归五脏、五经只是归经理论的一部分，因经络学说的本质其理还没有完全明确，故运用归经理论有很多时候不能很好地解析甚至不能解析某些药物到底为何归于某经。如菊花，由其清肝明目的作用，我们就认为菊花归肝经，而根据五行学说，因其色内黄外白，应归于脾肺二经，又因其味甘，应归于脾经，再因其气香，可醒脾解郁，故应归于心脾二经。总之，菊花应归于心脾肺三经，而实际上却是主归于肝经。这说明菊花所归肝经，是人们经验积累的结果，而不是任何中药理论指导得出的。因此，中药理论特别是中药归经理论确实存在很大的不足，急需更新完善甚至改革。实际上，我们所说的中药归经理论是在五行学说与经络学说的基础上不断探索、总结、归纳而得出的经验科学。

正因为这样，现在有些人认为应该摒弃归经理论，其理由是：药物自进入人体后便随血液运行至周身脏腑，其能通过血液的方式进入任何脏腑，无所谓具体归经。

之所以出现这样的观点，是因为他们对归经理论存在误解。不可否认，药物确实能够通过血液循环的方式进入任何脏腑。但是，我们不能把"药物能够进入某脏、某经"就等同为"药物归于某脏、某经"。试问：你能够进入别人的

**发现本草**
——对中药药性的深度解读

家门口，就可以说自己是归家了吗？所以，我们要做的不是摒弃归经理论，而是要正视它的不足，并修正它。

记得我最初为家父治疗高血压的时候，就是因为误解了归经理论而导致疗效不佳。我父亲所患的高血压不属于肾水不足、肝阳上亢的原发性高血压，也不属于肾阳虚的高血压，其饮食清淡，所以与咸味无关（咸味走血，血与咸味相合，则使血液浓稠，心脏要把这个比较重的血液送到身体各处，自然要花费更大的力气，表现出来就是高血压），而是因为人老了，血管狭窄了，再加上老人有点肥胖，血脂高，毛细血管堵塞，所以他的心脏为了使其周身各处有足够的血液来提供营养，被迫加大马力把血液给泵出去，这样一来血压就高了。那怎么办呢？对应地开些地龙与罗布麻泡茶喝来给他通血管啊，同时加点决明子降血脂、保血管。地龙，即蚯蚓，它无牙无齿却善钻洞，可见其疏通之能力非凡，加上其味咸走血，所以效果还不错，问题是这个地龙味咸也入肾，主通利较多，与肾的收藏特性相反，大量使用或者长期使用必伤之，所以这个药不能长期服用。用上述两味药物尽管略见成效但不甚理想，停药不久血压又高起来了，又要反复用药，久而久之，于患者无益。

这个问题困扰了我好一阵子，后来让我的恩师给解决了，办法就是多加一味玉米须，而且偏红色的更佳，为什么呢？因为我们要用它来把地龙引到心血中去，不让它入肾。或许你会问，丹参也可以实现这一目的，为什么要用玉米须呢？是的，丹参也能引药入心血，但从取象比类的角度来看，它的直径较玉米须大，功能亦善于引药入较大的血管，对毛细血管作用小，所以效果一般。玉米须比较纤细，可把药物引到毛细血管，所以效果很好。再加上玉米须也有降压的作用，正好可以标本同治。

现代科学无法解释引经的原理，因为所有药物都是物质，进入人体后它们都会到处游走，怎么会出现引经这种现象呢？然而在整个宇宙中，物质只占小于百分之五的比例，而能量却充满整个宇宙的百分之九十五以上。只停留在物质层次的研究显然是远远不足的。从药象和能量的层面认识中医与本草，是中医药现代化的一个很好的途径。在远古时代，我们的祖先早就已经从这个层面来认识中医药以及宇宙万物了，但在现代科技的冲击下，这种认识方式似乎已经被遗忘很久了，希望本书能够给相关的研究人员提供一些新的思路。

有一次，家父便血，刚开始他自己用了些地榆炭一类的止血药，效果不佳，依然是每次大便就出血，血色鲜红。后来我让他每天用决明子30克泡水喝，很快就好了。我之所以这样建议，是因为我对他的体质十分了解，父亲很明显的属于阳性体质，他的大便偏硬，说明大肠有火，大便时内有火迫，外加力挣，血管一破就出血了。决明子一方面可清其大肠之火，另一方面可润肠通便，于是仅仅用一味平常的药物泡泡水当茶喝就轻易地解决了问题。

综上所述，中药药性理论迫切需要深入研究来完善，但必须明确一点，对现代科学来说，药性理论还是一个相当陌生的课题，不可能限定它只能用哪些学科、某类技术、何种方法进行研究，应该尽可能广泛的运用现代科学技术的理论、手段，把中药药性理论作为未知事物来探索。本书在中药药性理论特别是归经方面作了大量的研究工作，也得出了不少结论，这些在后面都有详细的论述，此处不再赘述。

## 四、药象概念

在实验室里研究的不是中药，而是中药化学。如果要研究中药，我们就得像祖先们一样置身于本草之中，置身于自然之中，将思维置于天地之中，从药物所外现的表象那里感知内在的药性本质。古语有云"援物比类，化之冥冥"，"不引比类，是知不明"，也就是常说的"取象比类"。"取象比类"的思维方法是古人的智慧结晶，张志聪称之为"用药法象"，这里的"象"是宇宙物质世界信息的感知表达，也是某药之所以有某种功能的根据。"象"在中医理论体系中是一个非常重要的概念，中医学对于药食素有"象形"与"象义"的分类。

### 1. 象形

凡物有诸内必形于外。形象，即是象的具体表现形态。有是形必有是象。形似者，其象可能不同；象似者，其形可能相异。所以，象形对"象"的理解境界要求很高，非明人不能驾驭，非细察不可得知。就象形理论而言，古人将药物与人体相联系的方法主要有三种。

一是药物的形体与人体相类。药物有皮核枝蔓之形体，其特定的部位能治相应的人体之疾。即以皮治皮，如五加皮、桑白皮等能治浮肿；以节治节，如松节、杉木等治关节痛；以核治丸，如荔枝核、橘核治疗肾肿痛；子能明目，如决明子、青葙子可祛风明目，退翳；藤蔓治筋脉，如络石藤、鸡血藤能强筋活络等。

二是药形与脏腑相关联。如核桃仁酷似人脑沟回，故以其补脑。又如沙苑子形似人体之肾，故取之补肾。形与色的关系也很重要，如某药形色相似何脏，便有可能治该脏之病。因而赤色心形之药多治心，如桃仁、酸枣仁；白色蒂瓣之药能够入肺宁咳，如贝母、百合；紫色之药益脾，如厚朴、紫草；黄色圆润之药入胃，如枳实、陈皮；茎直青绿之药走肝，如青蒿、瞿麦；双仁圆小之药入肾，如沙蒺藜、黑豆豉。

三是脏器疗法。中药中有很多药物是动物的脏器，根据以脏补脏的观点，凡某脏某腑亏虚，便可用动物的相应脏器补之。如肝血虚的夜盲雀目，可用羊肝、猪肝补之；痢疾日久而肠虚热恋者，可用公猪大肠配黄连治疗（脏连丸）；肾亏腰痛，以猪腰炖杜仲，每取速效；阳痿用海狗肾、黄狗肾配合治疗等。

唐容川说："荷藕中空，即离象也。生出莲叶，其形仰盂，即先天之离变为后天之震，开花色红内虚，又是象先天之离。生出莲藕，又是仰盂，象后天之震。至于莲子，外白肉内青心，亦象离中虚，又将来生莲叶之先天也。然莲子非入水不能生叶，盖离之上爻必变为阴乃成震卦。水者阴也，莲子入水，是离体之上加以阴爻，逐变为震卦矣。"

李时珍在《本草纲目》就记载了这样一个例子：一人患雷头风症，头面疙瘩肿痛，憎寒发热，症状很像伤寒的样子，医家用了很多药物都没有见效。李时珍处清震汤治之而愈。方用荷叶1枚，升麻15克，苍术15克，水煎温服。李时珍说，此病病在三阳，不可过用寒药重剂，诛伐太过。对证应该用轻灵的药物。但是为什么会用到荷叶呢？这是由于震为雷，而荷叶的形象就属于震体，其色又青，乃涉类象形之义，所以才用到它。

## 2. 象义

如蝉善鸣，并且不避风雨，前人根据这一特性和实践验证，总结出蝉蜕有治失音以及祛风的功效，用以治疗喑哑、伤风之证。又如穿山甲善于打洞，古人因而推想其有"通"的功能，用以治疗诸种闭塞不通，还可用于消肿溃痈，也是取其攻破之性。这些都是通过象义的方法而得知药物性能的例子。

象义理论认为，生在水中的药食多数都是性寒的，所以用之以清火；长在石山中的矿物的性质都很热，所以提炼以祛寒，但是也有寒凉的，其中道理，以土性本温，所以矿石如果类于土的，则其性自然多属温热；但金性阴凉，所以矿石如果类于金的，其性也就从其类而变为寒凉。于是，倘若石者色黄，其类于土则其性温热，如硫黄、钟乳石之类。倘若石者色白，其类于金则其性阴凉，如石膏、滑石、芒硝之类。

还有一种情况也很值得探讨，那就是寄生现象。其实生物寄生在不同植物上面，就会有不同的功效。比如桑寄生，因为桑椹能滋补肝肾，所以桑寄生也可以，独活寄生汤就是用它来滋补肝肾，从而治疗肾虚引起的腰痛。再如黄皮树寄生，它基本上秉承了黄皮特别是黄皮树根的全部功效，用来治疗胃气痛，甚至优于黄皮树根。这主要是寄生除了吸纳母树的汁液精华之外，还糅合了自己的能量在里面。而寄生在吸纳母树汁液精华的时候，有些甚至能将母树吸干致死。民间有人用寄生来治疗肿瘤，也是有鉴于此。毕竟肿瘤在某种意义上也属于人体的一种寄生物，肿瘤也是在大量吸纳人体的气血，有些恶性的肿瘤最后也是将人体至于死地。于是民间便采取某种方案，将寄生用引经药引到肿瘤处，然后发挥其吸纳母体精华的能力，将肿瘤吸纳干净，这个过程中也会用到灵芝，因为肿瘤在被吸干死亡之后，会出现腐生的现象，所以用野生的灵芝治疗也是很关键的一个环节。

但是在整个过程中，寄生一定要生用（灵芝只要是多年野生的就可以）。为什么一定要生用？这是为了保留其"神"的作用，如果要保存的话，也必须在刚采下来还没有晒干的时候就用酒浸泡。如果不生用的话，那么这个寄生仅仅能够保留精与气，进入人体里面也仅仅是发挥其补充营养与调节气机的作用，

**发现本草**
——对中药药性的深度解读

而不会在人体里面起到吸纳寄生物的作用。因为一旦晒干，其善于吸纳寄生物的那个"神"就没有了。

同样的道理，诸如以皮治皮、猪腰补肾等，虽以其形似，但我们更加看重的还是它的神似（义似）。万物之皮皆有保护其体、循环水道卫气等功能，这种共性就是所谓的神似。患者的浮肿既与内脏病变有关，也与皮肤在某方面的功能虚损有关，而万物之皮有着共同的功能特性，故药物之皮可以助人体之皮，它能够通过增强人体肌表的功能以抵御外邪。同理，猪腰补肾亦非仅仅因其形似，而是由于猪腰（即猪肾）的功能与人的肾脏的功能相似，以神补神而已。

**3. 归纳**

以下是古代的医家运用药象的例子，在这里归纳在一起以供参考。

例如：春季生长茂盛或开花结果的草木多入肝而主泻（如夏枯草），夏季生长茂盛或开花结果的草木多归于脾而化湿（如半夏），秋季生长茂盛或开花结果的草木多属肺而润燥（如菊花），冬季生长茂盛或开花结果的草木多回肾而祛寒（如款冬）。

又如：草木之先春而发者（如柴胡、升麻），禀受甲木之性而升发；盛夏猛长者（如半夏、黄连），禀受夏火之气而燥湿；秋天生长者（如菊花、蝉蜕），感金气而能治风；凌冬不凋者（如麦冬、黄柏），得寒气而可清热。

再如：辛味苦味之药，多产于川蜀，以其地出西南，以金火二气尤丰；甘味、淡味则多产于中州，以其地位中央，受中土之气最多之故；长于阴湿林下者，多能燥湿化湿；长于水泽湖沼中者，多能利水渗湿。

唐容川在《本草问答》中说："人参秉水中之阳而补气，朱砂秉火中之阴而养血，一生北方，一生南方，就此二物便知南北水火、阴阳、血气之理矣。夫南北水火虽非截然。究之各有所属，故北方属水多生气分之药，如黄芪是也。南方属火，多生血分之药，又如肉桂是也。"

对于热性药物，会随其生于热地与生于寒地的不同而又有所不同。张锡纯在《医学衷中参西录》中说："凡药之性热而干燥者，恒生于热地，桂、附之生于川广者是也；物之性热而濡润者，恒生于寒地，人参之生于辽东山阴者是也。

盖其本性既热，若复生于热地，即不能保其濡润之津液也。"

邹润安说："凡物之阴者，喜高燥而恶卑湿；物之阳者，恶明爽而喜阴翳。"

邹氏所言不外乎阴阳平衡的生命法则。人参偏生于树下而不喜见风日，这证明其体属阳；又其不生在阴湿之地而长在山谷，这是因为它是阳中之阴的缘故。注意这仅仅是在地域的角度立论，并且以它所处的具体位置为重点，因为这个地方对它的影响最大。我们在画卦爻时，必须由下向上画，因为这象征着物体的变化都是由内而外的。所以我们在具体剖析考究某种药物时，都是按照由近及远，由内而外的次序进行。

对于动物类药物也一样。例如，徐灵胎在《神农本草经百种录》中说："凡有翼能飞之物，夜则目盲。伏翼又名天鼠，即鼠类也，故日出则目瞑而藏，日入则明目而出，乃得阴气之精者也。肝属厥阴，而开窍于目，故资其气以养肝血，而济目力，感应之理也。物有殊能，必有殊气，皆可类推。"

《范文甫专辑》中论治黄某不寐案云：苦不寐，百药不能治，召余处方，以百合一两（30克），紫苏叶三钱（9克），二味煎服，三贴而安。问曰：此治不寐而效，本何书？余曰：我曾种百合花，见其朝开暮合，又种紫苏，见其叶朝仰暮垂，取其意而用之，不意其得效之速也。

有人对此妙案而拍案叫绝，也有人反思而提出这样的疑问："朝开暮合、朝仰暮垂的药物不光是百合、紫苏两味，这种用药的方法究竟有没有普遍性？"其实，该患者"苦不寐，百药不能治"，作为顽固性失眠，先不论其最初病因，一个长期失眠的人，至少已经存在阴阳开合的异常，而具有朝开暮合、朝仰暮垂的百合与紫苏，在象思维的层次，确实具有调节开合机制的功能，有是证则用是药，所以见效。当然，虽然原医案没有具体说明其他症状，但就药理分析，百合与紫苏主要归于上焦，该患者也有可能是因为上焦有伏邪，阳气入阴的过程受到此邪气的阻挡，所以导致失眠。

那么其他拥有类似药象的药物是否也具有这样的效果呢？答案是肯定的。失眠总体来说是阳不入阴，如果是心火太旺了，那么就应该用黄连阿胶汤；如果是心经有热，就应该用竹叶石膏汤；如果是心中有火而肾中有寒，就应该用交泰丸。如果是"胃不和则卧不安"的情况，就应该用半夏秫米汤加减。失眠的情况比较复杂，不是简单的几个分类就能说得清楚的事情。比如小儿夜啼证，晚上哭闹不睡眠，这个时候用蝉蜕效果更佳。就药象来说，蝉白天叫得震耳欲聋，晚上却了无声息，所以善治小儿夜啼。当然，蝉蜕的药性平和，对一般失眠也具有一定疗效。

药象是古人常用的一种认识事物的方法，为中医学理论体系的形成作出了重大贡献。有些人把"象"解读为形象或者意象，这只是狭义的"象"，真正的药象应该包括药物所表现出来的一切，包括药物的外形、质地、颜色、气味、习性、生长环境等自然特性。药象自古至今都是中医中药的重要思维模式，特别是宋代以后，大批儒士加入医生行列，医学被儒家认同为格物穷理的学问体系，使其理论更加完备，其中也吸收了《周易》阴阳八卦的象思维。同时，我们也必须清楚，药象作为认识与应用中药的一个思维模式，也必定存在某种局限性，需要与五行、经络等理论相配合加以应用。这样一来，无论是对"医者，意也"意象的提炼归纳，还是对中药性味的体会把握，象思维均贯穿其中，发挥主导作用。

### 五、本草的药变性

我们把中药的根本药性称为药本性，将中药随作用环境的不同而表现出来的特性叫作中药的药变性。药变性的范围很广，任何环境都有可能引起药物性能的改变。以白萝卜为例，其生时味辛性凉，虽微有辣意却又津汁多润，属阴中之阳物，故其初时即善于入脾胃气分之内，再即以辛散之能而提之。但是，萝卜被煮熟之后，其辛散之味已飘散于空中，只留甘味于汤汁之内，辛凉之性已失，故将不再能提气。说它下气或降气，是因为它那润肺肃降的作用。所谓"冬吃萝卜夏吃姜"，指的当然是煮熟了的萝卜。在冬天的时候吃白萝卜，能够使人体气机下降收藏，符合天地气机，所以比较符合养生的原则。

剂量的改变也能使药物的性能发生改变。俗话说"中药之秘在于量"，这真是道出了中药的上乘功法的秘密所在啊！以川芎为例，此物少用（3克）则升散行血，能治头目疼痛；常量应用（9克）则善于调经，行气活血两兼其功；重用（15克）反能收缩子宫，减少出血量。我们都知道，用药如用兵，"伤其十指不如断其一指"，剂量问题非常关键，如果这个问题含糊了，那中医中药的半壁江山就有可能会丢失。即使证辨得再准，方药选得再好，可是量没有用对，火候没有控制好，疗效能不打折扣吗？

关于剂量的问题，我在这里以大枣为例解释一下其中的道理。《伤寒论》所有用到大枣的方子里面，最常见的用量就是十二枚。为什么是十二而不是其他数字？因为《本经》里面明确地说了，大枣"助十二经"，仲景很明显是在遵循古法，将大枣的量刚好用在十二枚，来个平均分配，那么十二经就不用争了，如果你多了或是少了，只要不是十二的倍数，那么内部就会产生一些摩擦，药效就达不到最佳水平。当然，根据实际情况的不同，仲景也会改变这个数量，但每次改动都是谨遵古法，一点也不随意。例如在大青龙汤里面，大枣就是用到十枚。为什么用十枚？因为在这里仲景用大枣的目的就是固守中焦，中焦就是脾胃，在五行学说里面归属于土的范畴，"天五生土，地十成之"，仲景用十枚大枣就是为了应土这个象数的。

我们再看炙甘草汤，这是一个养阴的方剂。刘力红在《思考中医》中提到，方中大枣用量是三十枚。三十是一个什么数呢？三十是一个"群阴会"。如果将十个基数中的阴数即偶数二、四、六、八、十相加，会得到一个什么数呢？正好是三十。十基数中的阴数总和就是三十，所以我们把它称作"群阴会"。既然是这样一个数，那当然就有养阴的作用。这个数用在炙甘草汤中，就正好与它的主治相符。另外一个方，就是当归四逆汤。当归四逆汤是厥阴篇的一张方，用治"手足厥寒，脉细欲绝"之证。从当归四逆汤的方证，可以肯定它是一张温养阳气的方。是方大枣用二十五枚。二十五又是一个什么数？是一个"群阳会"。我们将十基数中的阳数一、三、五、七、九相加，就正好是这个数。这就与当归四逆汤的主治功用相应了。一个是"群阴相会"，一个是"群阳相会"，张仲景为什么不把它颠倒过来，炙甘草汤用二十五枚，当归四逆汤用三十枚呢？可见数是不容含糊的。这就是数变引发质变的道理，因为数变了，象也就

**发现本草**
——对中药药性的深度解读

变。象变了，阴阳也就跟着变了！阴阳一变，在中医的范畴就什么都变了。难道数量这个问题对中医来说还不算一个大问题，还不值得我们花经费去大力研究吗？

## 六、关于忌口与发物

西医理论无忌口、发物之说，但经科学验证，含致癌物质的食物也需要癌症患者警惕注意，例如亚硝酸盐是公认的化学致癌物质，含有该物质的食物均有诱发癌症的可能，还有咸鱼、咸菜等一些腌制食品也属于禁忌范畴，西医学特别指出，鼻咽癌患者应忌食狗肉，在临床上也发现食用狗肉会导致癌症复发，这在客观上印证了"忌口"的科学性。

关于这个忌口，相信每个生活在中华大地的人或多或少都知道一些，其意是指在某段时间内不能吃某种食物，而这些不能吃的特定食物我们统称为发物，这在《伤寒论》桂枝汤条下也有明确记载："禁生冷、黏滑、肉面、五辛、酒酪、臭恶等物。"

一般比较常见的发物，多是指动风生痰、助火发毒等助邪之品，容易诱发旧病，加重新病，包括辛热、腥臭之品，比如海鲜等食物。广义上的发物不但包含了狗肉、鸡肉、鹅肉、虾蟹、黄鳝等，甚至连鸡蛋、葱姜、辣椒、大蒜、桃子、樱桃、荔枝等也都算发物。

从字面上讲，发包含发作、诱发、激发、复发等意义，所以发物一词用得实在是生动而美妙。如果归纳起来，不外就是两种，一种是以考虑病患自身体质为前提的发物，如《证治要诀·丹毒》载："有人一生不可食鸡肉及獐鱼动风等物，才食则丹随发。"另一种则是以考虑药物配伍为前提，因为药食同源，食物也是药物，也必须要配合治疗，它们弄在一起也算是广义上的配伍，如果你一边给患者用苦寒药下火，而他却在一旁大吃火锅，那不但不能发挥药效，甚至会出现毒性反应或副作用。所以，临床上为了更大程度地获得疗效，我们确实不能不重视忌口。

关于忌口的重要性，我们在这里举一个例子大家就更清楚了。刘力红在

《思考中医》一书中说道："在旧社会，有些江湖郎中治疗蛇伤往往都会留一手，这一手的方法很巧妙，让你根本没有办法察觉。郎中给你治蛇伤，很快就把蛇毒治住了，让你没有生命危险，很多症状也消除了，可就是有一点，伤口老不好，隔上一段时间伤口又腐烂，你又得到郎中那儿买些药，管上两三个月，就这样拖上一年半载，甚至更长的时间。在江湖上，这叫郎中钓病人，病人养郎中的招数。但是，这个窍门被廖老从父辈那里探知了。窍门就在忌盐，如果让病人忌盐几天，再吃上几剂解毒、生肌的药，伤口很快就长好，而且不再腐烂。就这么一点奥妙，可要是你不知道，你会被折腾得够呛。听过廖老的这席话后，我就在琢磨，这不就是《内经》的东西吗？《素问·金匮真言论》上说：'北方黑色，入通于肾，开窍于二阴，藏精于肾，故病在溪，其味咸，其类水，其畜豕。其谷豆。其应四时，上为辰星，是以知病之在骨也。其音羽，其数六，其臭腐。'肾家的臭是腐，所以，凡属腐烂一类性质的病变都与肾相关。肾病需要忌盐，'多食盐则伤肾'，这既是《内经》的教证，也是普通老百姓都知道的常识，蛇伤引起的伤口腐烂，忌盐几天，再吃几剂普通的中药，伤口便从此愈合，这是一个多么神秘而又极其简单的事实。"

# 第二节　虫类药物

本书对于植物类药物的药性论述得比较多，但关于动物类药物的论述就显得少许多，这是因为认识动物类药物的药性要比植物类药物的药性更加容易，由于动物的态势比较明显。研究动物类药物最常见的方法是认真细致地观察它们的生活习性，以及各种动物的不同之处。

例如，我们早已知道鹿是一种阳性的兽类动物，它的肉有温补作用。就经验而言，这是很正确的。而在理论上，亦可根据鹿角至夏至得一阴而解这一特性来判定。苏东坡在《苏沈良方》中说：鹿是阳兽，见阴而角分开；麋是阴兽，见阳则角分开。回到阴阳的体系上来，夏至鹿角解，是阳得阴而生新，则旧者自去的道理。所以可以确定，鹿是属于阳这一类的动物，它的肉是温补的。"头乃诸阳之会"，手足三阳经均会聚于头，于是鹿茸就更加善于补阳了。

根据《礼记注疏》的记载，鹿是山兽，属阳，性情淫荡，出游山林，夏至时节，得阴气而角分开，从阳退之象；麋是水泽兽，属阴，性情淫荡，出游沼泽，冬至时节，得阳气而角分开，从阴退之象。鹿性淫荡，是因其阳盛；麋性淫荡，是因其阴足。所以，鹿之茸角补阳，右肾精气不足者宜用之；麋之茸角补阴，左肾精血不足者宜用之。

在这里，我们主要研究的是动物类药物中最具代表的虫类药物。"虫"是古代动物的总称，"禽为羽虫""兽为毛虫""龟为甲虫""鱼为鳞虫""人为倮虫"。今虫类药泛指小型动物类药。自《本经》起，虫类药物就被我们的祖先们所看重，至张仲景时，更是开辟虫蚁通络之治法，叶天士十分赞赏仲景这种开辟性的做法，并对虫类药物的应用做出了改进。国医大师朱良春也是善用虫类药物的医家，但其中更多的是经验，很少形成理论，这是一个比较令人遗憾的现象。

## 一、经典规律的回顾

叶天士在评论鳖甲煎丸时说道："方中大意，取虫蚁有四：意谓飞者升，走者降，灵动迅速，追拔沉混气血之邪。盖散之不解，邪非在表；攻之不驱，邪非着里；补正祛邪，正邪并树无益。故圣人另辟手眼，以搜剔络中混处之邪，治经千百，历有名验。"

"飞者升，走者降"，叶前辈此论乃由象义学说而推得，其正确性自然不必再论，但其中真意亦应灵活看待。例如，"飞者升"未必就一定是说凡是会飞的物品就必定能上升至心肺之间，事实上，有很多"飞者"还是会进入肝肾的。常言道："飞物多能通络。"很明显，这里的意思是说飞物多是进入络脉并发挥药理作用的。既然是进入络脉并发挥药理作用，那么飞物就必须长时间地停留在络脉之间。相对与经脉来说，络脉已经是在上之部位了，非"飞者升"难以长时间地停留于此啊！并且，无论是心肺还是肝肾，都是有络脉的，那么，多数的飞物尽管也能进入肝肾，但绝大部分都是进入肝肾的络脉而已。对应地"走者降"除了说明此类药物多归于下焦部位，还说明它们能更好地进入肝肾的经脉或血分之间。

至于"灵动迅速"之论，是不是有点不可思议啊？一个生物体被煮熟了在人体中还保留着原来的特性？其实就是这样，因为动物比植物的进化程度要高，其内在的物质的级别要比植物高出好几倍，所以在作用上自然就比植物更为迅速一些。尽管我们未能尽晓其理，但事实就是如此啊！

此外还有：虫药通络；虫蚁多攻；有血者入血，无血者走气；枯燥者入气分，润泽者入血分；介类潜阳，虫类搜风。"虫药通络"是叶天士比较提倡的一个用药方法，他认为络病之初，络气郁闭，辛香草木之品疏通络气奏效快速，然久而久之瘀血入络，凝痰败瘀混于络中，非草木之攻逐可以奏效，此时就需要虫类通络。从功能特性区分，虫类通络药物可分为两大类：一类为化瘀通络药；另一类为搜风通络药。

但是对于这个"络"到底指代什么？叶天士本人似乎没有解说清楚，但给我的感觉是这样的："络"应当是指脏腑深部的络脉，是普通药所不及之处。叶天士认为，久病入络是一种"散之不解，邪非在表；攻之不驱，邪非在里；补正驱邪，正邪并树无益""邪与气血混成一所，汗、吐、下无能分其邪"的状态。这均说明久病入络的"络"是体内深部隐伏之处，非一般药物所能到达的病所。为什么"久病入络"？这是因为久病则内脏虚损，自顾不暇，哪里还有余力去理会那些隐伏在人体深部的离经之络？

## 二、论虫类药物的毒

"凡药皆有三分毒"，这里说的毒指的是广义上的毒，或者叫作副作用。由于虫类药物大多性善走窜，药力峻猛，所以常常有碍于人体正气，会表现出毒副作用来。有些药物更是内含多种毒素，如蝎子、蟾酥之类，这些药物的毒性很大，我们常常称之为狭义上的毒。

我们要想理解虫类药物的毒，就必须站在一个更高的视野，也就是说不能

**发现本草**
——对中药药性的深度解读

只限制于人体，我们应该把它扩大到整个生命体系。例如蜈蚣咬伤其他动物后，其毒腺分泌出大量毒液，顺颚牙的毒腺口注入被咬动物的皮下而致中毒。但是鸡却似乎并不惧怕这种所谓的毒。鸡不仅不惧怕蜈蚣，还会啄食蜈蚣。所以，民间根据这一特性，常用鸡的唾液或鸡冠血来解蜈蚣毒。

由于蜈蚣五行属金，金可克木，而风属木类，所以我们就可用蜈蚣来治风，什么惊风、中风、风湿骨痛、小儿脐风之类都可以考虑应用，并且用量可以大些。这是什么道理呢？因为我们用的是死蜈蚣，而蜈蚣一般是咬伤别的生物之后再分泌毒液导致被咬生物中毒，而入药的蜈蚣已死，自然也就不能分泌毒液。当然，由于蜈蚣本身具有分泌毒液的功能，所以尽管它已经变成"木乃伊"了，但还是会存其性的，所以怎么说还是有一定毒性的，只是毒性甚小，所以我们就把蜈蚣的毒性等级称为"小毒"。因为肝也属木，所以长期或大量使用蜈蚣对肝脏有一定的损伤。

现代药理研究表明，蜈蚣含有类似于蜂毒的有毒成分，即组织胺样物质及溶血性蛋白质等，但正是这些有毒成分能够对皮肤真菌及结核杆菌起到抑制作用，并能促进人体的新陈代谢，所以用蜈蚣粉内服治疗骨结核时，渐渐就会觉得胃口好转，饮食增加，面色慢慢变得红润起来，并且能促进肉芽组织增生。由此证明，蜈蚣的毒性不但很小，而且还有增强人体正气的作用。

还有就是民间应用蜈蚣的方法有些也比较有意思。据朱良春《虫类药物的应用》一书记载，用民间验方蜈蚣蛋治疗急慢性肾炎 36 例，治愈 35 例，1 例无效。具体用法是：用蜈蚣 1 条，生鸡蛋 1 个，将蜈蚣去头足（蜈蚣一般入药时不必去头足，否则反损药力，此法因担心伤及肾本，所以才如此小心），焙干为末，纳入鸡蛋内搅匀，外用湿纸及黄泥土糊住，放灶内煨熟，剥取鸡蛋吃，每日吃 1 个，7 天为 1 个疗程，病不愈者隔 3 天再进行下 1 个疗程。据临床观察，本方对浮肿的消退和尿蛋白的控制有较好的效果。但服后如有肤痒不适者，乃是动物异体蛋白过敏反应之症，应当停服。

为什么考虑用蜈蚣？因为蜈蚣在兴肾阳方面比较的全能。首先蜈蚣本来就具有一定温补的作用，还有增强人体正气的作用。有些肾阳衰败是由于肝郁引起的，蜈蚣最擅入肝，能够以其辛散之力疏肝解郁。若是痰瘀互结，久病入络的类型，作为虫类药物的蜈蚣，这方面就更是它的专长。为什么考虑到用鸡蛋呢？可能是用鸡蛋以降低蜈蚣的毒性，可能鸡蛋也具备与鸡一样的解蜈蚣毒的特性。并且鸡蛋不仅仅能解蜈蚣的毒，它还能解很多种毒，比如它对风寒湿邪甚至是肿毒疔疮都有一定的疗效。土家族民间常用"滚蛋疗法"来治疗很多常见疾病，尤其多用于治蛊毒。用完之后鸡蛋会发生一些诸如蛋黄冒泡、蛋白变色等变化。另外，鸡会生蛋，这在五畜（木鸡，火羊，土牛，金马，水猪）里面是最独特的。我们为什么要强调这个鸡蛋呢？因为鸡的全身部位，唯有这个鸡蛋最为特别。因为鸡蛋与鸡相类，也是主生发的，其性属木，这一点是很特别的。

### 三、再论虫类药物的药性规律

上面我们通过分析蜈蚣与鸡之间的不同特征及其相互之间的相生相克的关系，得出了一些药性规律，其实这种方法可以推广到所有虫类药物。因为这里用到的原理不外乎五行学说以及阴阳平衡的生命法则，这是宇宙间的普遍法则，所以适用于所有生物。

处于热带的越南、缅甸等国家，蛇是非常多的，蛇的主要攻击对象是青蛙。蜈蚣是一种小动物，它那发达的毒腺足以使比它大得多的毒蛇毙命，一般的毒蛇对它无可奈何。青蛙在毒蛇面前是弱小者，但它却以蜈蚣为美食，蜈蚣不怕凶狠的毒蛇却怕青蛙。有趣的是，捕蛇者经常发现三个冤家碰头却相安无事。毒蛇、青蛙、蜈蚣是不会有谋略的，可是经过了世代适者生存的自然选择，它们不仅掌握了捕食弱者的本领，也形成了利用自己克星的天敌保护自己的本领。如果蛇吃了青蛙，自己就会被蜈蚣所杀，而蜈蚣若杀了毒蛇，自己立刻会成为青蛙的盘中餐，而青蛙如果贪吃蜈蚣，毒蛇便会毫无顾忌地把青蛙吃掉。所以，它们三者出现在同一个地方的时候才会相安无事。

上述这个关系目前已被广泛地应用在各个领域，而在中药学里，这个关系早在清代的时候就被唐容川论说得非常精妙了："蛇形长是秉水气，行则曲折是秉木气。在辰属巳，在象居北，在星象苍龙。总观于天，知蛇只是水、木二气之所生也。蜈蚣生于南方干燥土中，而味大辛，是秉燥金之气所生。蛇畏蜈蚣者，金能制木也。蜈蚣畏蟾蜍者，以蟾蜍秉水月之精，生于湿地，是秉湿土之气所生，湿能胜燥，故蜈蚣畏蟾蜍也。蟾蜍畏蛇则又是风能胜湿，木能克土之义。趁此以求，则凡相畏、相使、相反之理皆可类推。"

由于蛇畏蜈蚣，所以蜈蚣是治疗蛇咬中毒的要药，是很多蛇药经验方的主药之一。在治疗被毒蛇咬伤的病家的时候，我们甚至仅以蜈蚣一物就能收到很好的效果。当然，由于蜈蚣畏蟾蜍，所以蟾蜍很明显也能治疗由于蜈蚣咬伤而致的中毒，但是由于蟾蜍的毒性太强了，所以用起来很不安全，我们很难控制其最佳药量，所以还不如用鸡的唾液或者鸡冠血来处理要好很多。除了鸡与蟾蜍之外，还有什么东西可以克制蜈蚣的吗？当然有啦！蜈蚣也是凡物，它的天敌何止这一两种，我们常见的蜗牛也是蜈蚣的天敌。

蜗牛这个东西大家应该不会陌生吧？其足下分泌黏液，降低摩擦力以帮助行走，黏液还可以防止蚂蚁等小昆虫的侵害，并且这些黏液就算是蜈蚣与蝎子遇着了也要让道，从这里我们就可以看出蜗牛具有克制蜈蚣与蝎子的能力，同时也有杀害很多小虫的功效。民间常以蜗牛投入麻油中，自化为油，以此油涂虫疮，其效如神。之所以将其投入麻油中，是因为虫得油即死。

上面说到了蝎子，在这里我们顺便也说说它的药性。蝎子有八足，其两行之数合为八，所以它的象数也就是八，其五行属木，故善入肝经，搜风透骨，治中风而口眼歪斜等证，这与蜈蚣是很相似的。至于此二者之异同，恽铁樵曾指出："此数种虫药之中，亦有等级，蜈蚣最猛，全蝎最平。有用全蝎、蝎尾不能制止之风，用蜈蚣则无有不制止者，然亦有宜、有不宜。惊风以撮口为最酷烈，非蜈蚣不能取效。寻常抽搐，则全蝎足以济事，不宜蜈蚣也。"

蜗牛喜欢在阴暗潮湿、疏松多腐殖质的环境中生活，昼伏夜出，最怕阳光直射，对环境反应敏感，当受到敌害侵扰时，它的头和足便缩回壳内，并分泌出黏液将壳口封住；当外壳损害致残时，它能分泌出某些物质修复肉体和外壳。从这里我们可以知道蜗牛具有一定的修复能力，并且其最佳成分就是它的黏液。

所以民间对于烂脚一证就是采用蜗牛的黏液来治疗的。如何才能更好地获得蜗牛的黏液呢？一般就是取活蜗牛一个，然后往其壳内投冰片一块，则其黏液就会源源不断地流出来了。并且，这些黏液是蜗牛自己为了抵御外物以及修复自身用的，所以其效果甚好。蜗牛是味咸性寒的，但自己却很怕盐，因为其体内水分会从盐分低的体内渗透到盐分高的体外。盐使蜗牛体内水分丢失，脱水而死。

我们怎么知道蜗牛是性寒的呢？这个除了一般的药用经验所得出的结论外，我们也可以从它的外形而察知一二。大凡蜗牛的外壳都是盘旋如涡的，所以就有蜗牛的名称，而其壳的盘旋方向自底尖往其开口处是以右旋左转的方式进行的，根据《易经》的相关规律我们就可以知道其性属阴，兼其味咸，合在一起就是属于寒凉一类，至于是寒还是凉则与蜗牛的品种有关，但大多数的蜗牛都是性寒的。根据研究，蜗牛没有皮肤感染或发炎的问题，所以蜗牛对于皮肤炎症之类是颇有效用的。

此外，蜗牛更是一种食用、药用和保健价值都很高的陆生类软体动物，其食用和药用历史已经有二千多年。在国外，蜗牛是世界七种走俏野味之一。蜗牛在国际上还享有"软黄金"美誉。它的肉嫩味美，营养丰富，因此被食家誉为美味佳肴，保健珍品。但是，我们需要注意的是，上面的蜗牛菜是经过煮熟了并且经过合理搭配使其寒性全失的，这与一般生品不同。因为生品的蜗牛性寒，其味咸而归于肾经，最是败肾中真火之物，食用恐有绝嗣之忧。

陈士铎说："或问蜗牛治杨梅疮毒有神，何子之不言也？曰：蜗牛解毒，而气过寒凉，杨梅热毒，似乎相宜，然则杨梅热毒，实出诸肾，用蜗牛未免直入肾中以泻火，火去而寒留，往往有阳痿不振，不能生子之忧。予所以略而不言也。（批：人但知食蜗牛之解毒，何知有绝嗣之祸哉。）"

虫类药物还有很多，在这里我们只能提供分析研究的方法而不能一一论述。总之，虫类药物的药性始终遵循五行生克和阴阳平衡的生命法则，相信从这个角度把握这类药物会更加精当一些。

**发现本草**
——对中药药性的深度解读

# 第二章 本草理论的完善

## 第一节 归经问题综合剖析

上古时代并没有具体的归经理论，尽管《本经》有大枣"助十二经"的记载，《名医别录》也有葱"归目"、蒜"归脾肾"的记载，但这明显只是针对某些药物的作用部位的一种经验表述，而不是什么理论。中药的归经理论是后世特别是金元时期的医家在前人的基础上归纳总结而得出的一种经验指导理论。但是，金元医家是依据什么来逐一确定药物的归经的？一直以来，未曾见有古人对此做过专门的论述。一般认为是根据张仲景的用药经验推导出来的，但这种做法缺乏理论依据，多半不足为训。并且，到目前为止，中药的归经理论还存在一些不足之处。

### 一、论归经中的空白问题

纵观中药的归经情况，大家应该注意到，很少出现有中药是归于心包经与三焦经的。出现这种情况的根本原因，就在于中医理论里存在着模糊的一面。中医理论中的六腑一般包括：胃、胆、大肠、小肠、膀胱与三焦。心包并不作为六腑的形式而存在，中药的归经自然就不会对应于心包经。但是，我们在实际说明药物归于心经时，其实是包含心包经在内的。并且，中医真正的那个"心"，是形而上学的。

刘力红在《思考中医》一书中说，从造字上看，其他的"藏"和"府"都有一个"月肉"旁。这就意味着这些"藏"和"府"都是有形的，是"有"；而心呢？它没有这个"月肉"旁，它是"无"。在道家的学问里，"有""无"是很重要的一对概念。《老子》云："天下万物生于有，有生于无。""有"重不重要呢？我们的生活，我们的一切，都离不开这个"有"。可"有"却是从"无"中来。所以，道家的思想很注重无为。没有"月肉"旁的心，反而是君主之官，反而是至高无上。透过这样的安排，我们知道中医的确有很浓厚的道家思想。

《黄帝内经》中明确指出"心藏神""肝藏魂""肺藏魄"，所有这些都可以说是在"无"这个层面。而在《本经》里面，记载人参的作用，首先说的就是"主补五脏，安精神，定魂魄"。一般的本草书著对于人参的归经，很少提到归于肝经，比如《中国药典》没有，《中药大辞典》也没有。但是《本经》却明言人参"主补五脏"，而站在"肝藏魂"这个层面，人参既然能够"定魂魄"，难道还不足以说明人参是归于肝经的吗？如果一个人经常做些黑白的比较凌乱的梦，我一般就会建议他服用一些人参与肉桂之类的药品，效果很好，而我的总指导思想，就来自于《黄帝内经》与《本经》。

另外，六腑中的"三焦"到底所指何物，一直以来都不能定论，到头来唯有用形而上学的功能性器官来表述它，但我认为，三焦经其实就是胰经，与植物的茎部存在归经关系。早在清代时唐容川认为三焦是网油白膜，张锡纯对此极为赞同且随后做进一步的发挥。赵隶华等则依据古人解剖中无"胰腺"一词，从《难经·四十二难》的"脾有散膏半斤"和陈无择的"在脐下有脂膜如掌大"之论说，根据胰腺的现代解剖位置及其形恰如散膏，约如手掌大，结合其生理、生化、病理，认为三焦可能就是胰腺。如此，在中药五味归经上，就应该修正为：味淡者入脾，味甘者归胰。我们知道，糖尿病是由于胰脏出现问题所导致的，由于味甘者归胰，而胰脏已伤故不能再纳甘，于是甘味物质就通过水道变为尿液直接排出体外，出现尿糖现象，所以原则上就要忌糖类食物。


## 二、论中药归经中的数理

我们知道，人是通过肺脏来交通天地的。并且，肺朝百脉，所以，我们可独取寸口即能察知体内状况。那么，在本草植物的身上，是否可以找到这样一个"寸口"来推理植物体内的性能状况呢？答案是肯定的，它就是植物用来交通天地的叶子。

有一种中药叫重楼，又名七叶一枝花。李时珍谓此物一茎独长，茎正在叶柄中心，可有三层，每层有七叶，茎的上头开花，一花有七瓣。这是一味很独特的本草药物，它的叶与花瓣的数目都是七，难道它在向我们诉说着某些不为人知的奥秘吗？

经曰：天一生水，地六成之；地二生火，天七成之；天三生木，地八成之；地四生金，天九成之；天五生土，地十成之。

据此可知，五行所属对应的象数分别是。

水：$5n+1$

火：$5n+2$

木：$5n+3$

金：$5n+4$

土：$5n+5$

其中，$n=0$，$1$，$2$，$3$，$\cdots$，$+\infty$。

通过取象比类，重楼的象数七与五行中的火一致，由此我们可推知它的五行属性就是火。事实上，重楼之味正苦而属火，与我们的推论相一致。这正印证了植物的叶子确实与人体的肺脏所主的寸口脉一样，能充分地表达其内在的性能状况。

我们把植物的茎上能长叶的地方叫节，它通常都比周围的部位稍微突出一些，而同一最小周期的节上所长叶子的数目，也就是植物体向人类显示的象数。我们可以根据叶子所提供的象数来推知它的五行属性以及归经等一系列的药物性能的状况。

例如，三七是一茎有七叶的，它的象数也是七，与重楼一样，其性属火，味苦而带甘，入于心经而主血病。又如黄柏，其叶对节而长，每节有两叶，它的象数是二，同样的道理，它的五行属性也是火，其味甚苦即为佐证。再如蓬藨、蛇莓与覆盆子，尽管它们都属于蔷薇科的本草植物，且生长形态也很相似，但却有一定的区别。其中，覆盆子的一个枝上有五片叶子，而蓬藨与蛇莓的一个枝上都只长有三片叶子，所以后二者的五行属性是木，其味酸，而覆盆子的五行属性则为土，其味甘。

问题是，本草植物毕竟历经亿万年的进化与演变，并非所有的植物都能这么规矩地把它的象数呈现于世间。例如人参，其一茎之叶或四片或五片，但总以五片为最常见，据此可知，人参之属性当以土为主，其味甘即为佐证。又如半夏，又名三叶半夏，顾名思义即知半夏是一茎长有三片叶子的，但它的五行属性不是木，而是金。这是为什么呢？我们知道，植物的花朵其实是叶子的变态产物。也就是说，植物的一朵花，其实质即是它的一片变了形的叶子。而半夏的象数，除那一茎上的三片叶子外，还应包括同一节上盛开的那一朵圆形白花。所以，半夏的象数是四，其性属金，其味辛而善归于肺经以止咳化痰。再如淫羊藿，又名三枝九叶草。其一茎上有三个分枝，一分枝上有三片叶。则据定义，淫羊藿的象数理应是三，其性属木。但实际上，淫羊藿的象数是九，其性属金，其味辛即为佐证。

那么，该如何解决这种因进化而出现的混乱状况呢？以淫羊藿为例，它一茎上有三个分枝都是在同一个节点上分开的，这就充分地说明了这三个分枝其实是同一体的，而不是重复的，所以它们的象数并不能相互独立地存在，只有加合在一起才是其最小周期的数，才能完整地反映它的本质。所以，九才是淫羊藿的象数。当然，叶子并非就是唯一能够反映植物象数的部位。我们也可以通过其他部位的数目来得知其象数，这就像中医切脉不一定独取寸口一样。

唐容川说："天地间物，不外气数二者，而实则数生于气。气多者数多，气少者数少。得气之先，则其数居前；得数之后，则其数居后。故水生于天一，火生于地二。得气之阳则数奇，得气之阴则数偶，故河图五行之数，互为生成即其数，便可测其气也。八角茴香气温，得木之气，八又木之数也。其能温中者，亦是以木疏土，木邪退而土自受益，为补土温肝之药。今人作酱，必加此料，既香且温，洵合胃气。"

**发现本草**
——对中药药性的深度解读

另外，在动物的身上也毫无保留地体现这种关系。以蝎子为例，其两行肢足总和为八，所以它的象数也就是八，其五行属性为木，故善入于肝经，搜风透骨，治中风而口眼歪斜等证。同样的道理，有相当一部分爬行动物，如猪、牛等，其四肢合尾巴则共为五肢，其象数为五，其性属土，故其味甘而善于补益。人的象数其实也是五，因为我们必须算上那退化了的尾巴。

当然，阴阳之下有阴中之阳与阳中之阴，五行之下也有更加细分的五行。人虽然属于土，但如果按颜色来分类，则白种人属于土中之金，黑种人属于土中之水，我们黄种人才是土中之土。如果按外形来分，头大的人，属于土与水，其中头大且肌肉丰厚壮实的属土，头大而肥胖或腰长脚短的，就属于水。这种分类方式在《灵枢·阴阳二十五人》中有详细的论述，甚至说到每一类人的性格与身体情况以及可能发生的健康问题。同样的道理，动物在五行的细分之下，也是这样的，比如刚才说到的猪与牛，因为头都比较大，而牛的肌肉比较丰厚壮实，所以属于土。而猪由于容易肥胖并且腰长脚短，所以被归类在水的一类。而凡是归为水一类的动物，大部分都像猪八戒那样，比较的贪吃懒做。中医的望诊，竟然可以达到这个高度，不但可以指导诊断疾病，也能推断人的性格，进而推断他的命运，这实在是了不得的一门学问。

## 三、归经理论的现代认识

说到归经理论的现代认识，很多人自然就会想到生物分子、西医药理等。当然，利用现代科技的知识来发展本草理论，这是一种值得借鉴的方法。但一定要注意所谓的有效成分并不是本草药性的全部，比如对于一些功能性的创伤，如风湿一类，对此中药真正发挥作用的是它里面的气，也就是那些分子里面所蕴涵的能量，这是无法实证化的，只能透过现象究其本质，中医药理在这方面比实证科学认识得更加深刻。

### 1. 物质层次的认识

近年来国内对中药中所含的微量元素研究较为活跃，认为微量元素是中药归经的重要物质基础之一。试验表明，十三种补肾药中含有较高的锌、锰配合物，认为补肾药就是通过锌、锰"归经"而达到补肾作用的。此外，还有人将二百多味中药的微量元素进行了统计分析，表明归肝经的中药富含锌、铁、锰、铜，尤以锌、铁为多。中医理论认为肝藏血，开窍于目，研究证明肝脏是微量元素锌、铁、锰、铜的富集之地，这些元素对造血、肝脏以及视力的保护可产生较大的作用，归肝经的中药富含以上元素，与肝内富含的元素相符。研究还表明，具有抗惊厥作用的钩藤、天麻、全蝎、蜈蚣等22味中药均入肝经，入肝经率达100%，明显高于不具有抗惊厥作用中药的入肝经率（42.9%），与中医"肝主筋""诸风掉眩，皆属于肝"的理论相吻合。

我们接下来要论述的，是将阴阳五行学说与中药化学结合起来研究的方法。比如，挥发油具有芳香的气味，在五行学说的对应归属里，芳香之气是归属于土的，它的药理作用主要是醒脾化湿。因此，挥发油也顺理成章地归于脾经，在五行归属里就属于土。特别地，挥发油因其分子小而具有挥发之性，因其质轻而能上升至心肺之间。沉香是一味能降的药物，其之所以能上升至心肺，皆因其含有挥发油；而下降至肝肾，全因其含有枷楠香一物。枷楠香是中药炮制者精选沉香中油性足、质重而性糯者加工而成的。正因为沉香能上交于心而下通于肾，故有"一钱沉香，即交心肾"之说。

大戟中含大戟苷、生物碱、大戟色素体及维生素C，其味苦性寒而泻下可知。但是，同是泻下药的大黄，它之所以有着极强的泻下作用，那是由于它含羧基蒽醌的缘故，其中的代表性化合物为：大黄酚、大黄素、大黄酸、芦荟大黄素、大黄甲醚等。按道理，这些酸性之品当使大黄为酸味的才对，为什么大黄却又是苦味的呢？再者，大黄亦归于肝经，我们又应当如何理解呢？

我们认为，大黄是以味酸而归于肝经的。在舌头的味觉上，大黄的酸味被压抑了，但入于脾胃之后，其酸之味始终会被释放出来，并助苦味发挥泻下作用。这是由于，蒽醌类化合物多具酚羟基和羧基，具有一定的酸性而有酸味，但由于羟基上氧原子的存在，蒽醌类也具有一定的碱性而有苦味。碱弱则酸胜，酸弱则碱胜。酸为阳，碱属阴。此阴阳相生相克之道，在这里也被体现得淋漓尽致！大黄味苦，这是碱胜于酸的表象。但其内之酸是不可完全忽视，待碱去阴衰之时就会被发扬出来，从而发挥药理作用。

上述这个例子充分说明了旧本草理论的局限性与表象性。与温度计相比，用手测量温度是不可靠的。同理，与化学分子相比，用舌头感知药物的味道，根本就无法感知那些被压抑着的更深一层的味道的存在。毕竟，以舌头感知药物的味道是比较被动的，也带有明显的个人主观因素。因此，以现代科学知识补充中药理论的潮流已经势不可挡，而以阴阳五行学说为新补充的理论掌舵更是其中的关键所在。

为区别清楚，我们把以往用舌头感知的中草药的味道称之为表达味，而把那些经化学理论推导而得到的味道称之为压抑味。一般情况下，药物自入胃之后，根据五脏喜好，药物的表达味会率先各自归经，此后，压抑味被释放出来，再各自寻求归经而发挥药理作用。就化学角度而言，它们的行动基本上是同时进行的，但在脏腑对药物的吸收上，毕竟存在一个识别的过程，因而必有先后之分。

**2. 能量层次的认识**

我们必须明确的是，药物的生物成分绝对不是它的全部。比如说中药里面的铁落与磁石吧，如果追究它们的化学成分，都是以四氧化三铁为主，按道理应该它们的功效相差不多才是，但实际上却是相差甚远。现代药理是很难给出满意解析了，现在我们向老祖宗的理论寻求合理解说吧。首先它们质重，所以都以作用在下焦肝肾为主，但铁落用在肝胆，善平肝去怯，治易怒发狂，疗惊邪癫痫等，其中道理，尽在铁落属金，金善制木，木平则火降所致。磁石则由于能量排布不同，所以药性大有不同，其外在颜色是黑色的，这就告诉我们它内在的能量属于水性，能够与肾经能量产生共振并有效地补益肾水，所以善治肾脏各种病证，能够聪耳明目。

再如，苹果的成分都很有营养，按照现代科学的说法，吃苹果既能减肥，又能帮助消化，吃了对身体会很好的，因为苹果含有多种维生素、矿物质、糖类、脂肪等，构成了大脑所必须的营养成分。同时，苹果中的纤维，对儿童的生长发育有益，能促进生长和发育。苹果中的锌对儿童的记忆有益，能增强儿童的记忆力。但如果你从能量的角度来分析这个问题就会有所区别。本草书籍对苹果有久服"束百脉""细百脉"的记载，即如果长期食用过量，再去把脉，你将会发现怎么脉弱了？这是什么道理呢？

中国台湾中医药学者谭杰中认为，这是由于苹果的果肉部分并非由子房发育、而是直接从花托长成的，所以就缺少了一部分能量，如表现为容易被氧化，刚削完皮它就开始变色了。就像这样，很多东西没办法用化学成分论是非，很多化学成分非常平和的东西，但在能量角度，或者说在中医的气的那个层面，就会表现出不同的偏性，如果长期过量食用，这种偏性就会表现出来。其实，除了五谷之外的大部分食物如果长期过量食用都会对人体产生不好的影响，现代很多人为了减肥，长期以水果作代餐，苹果以其味甘平和而常常被选用，殊不知五谷不可替代，长此以往必将对身体产生不利的影响。吃反季节的水果就更加不利了。

我们知道，中药里面的"气"带有强烈的能量意味，其实，中药的"气"还有着更深刻的含义，那就是它们都能直接地表现出药物的归经情况。因为春木性温，夏火性热，长夏中土性平，秋金性凉，冬水性寒，所以便有这样的归经规律：性温者归于肝经，性热者归于心经，性平者归于脾经，性凉者归于肺经，性寒者归于肾经，性大热者亦归于肾经。

性寒与性大热者都归于肾经，这岂不是自相矛盾？其实，肾内亦有阴阳之分，左右之别，所以，性寒与性大热者都归于肾经，正显其归经之完美。唐容川说："药之温者入肝，而药之大热者又直入肾，何也？答曰：此正足见厥阴主风，属阴中之阳，凡气温者，恰是阴中之阳也，故入肝，巴戟、茴香之类是矣。少阴主热，系积阳之气，故性大热者，直入下焦膀胱肾中，附子是也。"

古代对药物只言性味而不谈归经，其实是把归经蕴含在性味之中罢了。

此外，引经报使的机理也属于归经理论一类。实际上这就是一种药物载体的概念，某种药物可以到达某一经络，故可以利用它引导整个方子对这一经络发挥作用。有时，在药物配伍方面，需要加用引经报使之品，以提高治疗效果。例如，张仲景在乌梅丸中用了大量的乌梅将诸多药物引到厥阴经，并固定在那

**发现本草**
——对中药药性的深度解读

里发挥作用，这就是明证。但是，说到引经药的动力问题，我们在这里有一个论题，就是一味中药要带领其他中药归于某经，那么至少应该具备这样的两个条件：一是引经药必须首先对某经具有选择性，并且该药应该强于其他药物与该经的亲和力，否则怎能说明是它能引导其他药而不是它为其他药所引呢？二是引经药必须具备载体功能，否则只是引经药自己一味地往某经跑，而其他药物不为其所引，这样也不能达到引经的目的。这就像一个大氢气球要吊起几个人，如果这个大氢气球在东，而那几个人在西，二者无任何相联，则那几个人也不能升空了。同样的道理，药物之间的牵引，其前提是药物之间必有相关之处，否则将各行其道。

这样一来，一般引经药在与某些药物作用时可以起到很好的引经作用，而与其他一些药物作用时，却由于相互之间的亲和关系较差，而导致引经作用不明显，甚至可能出现反效果。由于引经药与所引药之间发生的反应难以计数和控制，因而引经药的导向成分也难以测定，所以这里并不像氢气球与人之间加条绑带这么简单，其中的种种奥秘我在此也不能张本继末了。最后我还是要再强调一次，归经理论只是让大家更好地掌握本草药性的方便法门，但绝对不是最高境界。归经理论需要中药研究人员更进一步地深入研究与完善，但对于普通大夫来说，只需知道一个大的方向就可以，没有必要花太多的时间在这里。

## 四、部位归经理论

与中药理论息息相关的本草植物，在宇宙演化进程上主要处于第五进程这一状态，因而在植物世界里，它们的数字就多与"五"有关，如取之入药的本草五大部位，即植物的根、茎、叶、花、果等部位，它们与人体五脏具有微妙的对应关系，这就是我们将要证明的——部位归经理论。

植物的生命过程都沿着这样的顺序进行的：

生根——发芽——抽枝——散叶——开花——结果。

问题是，植物体的根是从哪里来的？从种子那里来的。如果有的植物不具备开花结果的功能呢？它的根又是从哪里来的？这就要追溯到生命起始的时代去考究了。我认为，植物的块茎与人体的脾脏一样都是最早的器官。不过，今天的我们已经很难看到它们的真面目了，现在我们就从理论上推测一下。

消化器官无论在个体发育或是种系发育上，都是最先演化出来的器官，其中脾与肠是最早出现的。只有当以流质饮食为生的动物进化成以干燥颗粒食物为生的动物，才在消化管的中间演化出一个仓库类的器官——胃。而脾脏，作为与消化密切相关的内脏，无疑是最早进化出的器官。需要注意的是，原始的肠比这个脾脏更早一步完成演化。不仅如此，所有的腑都要比它相对应的脏要出现得更早。早期的肠是吸收与排泄器官，它拥有完整的新陈代谢功能。脾脏只不过是消化器官，在动物吸收分子营养物质时，脾脏才会被需要。这在王全年等主编的《走进中医》中有详细论述。

而在本草世界里，我认为块茎就是植物在漫长的演化史上演化出的第一个器官，它是植物的根与茎的前身。在海洋里，植物是由水与土在光等自然因素的作用下变生出来的生命体。植物最初生活在海洋里，后来才蔓延到陆地上来。我们知道生命体是从一个单细胞开始的，这个细胞可以说是块茎的前身。在亿万年前，块茎作为一个以生命存在的器官，它充当着生命的全部角色，并以根的功能为主，拥有着原始的吸收营养与排泄废物的功能，即新陈代谢，这也是最具生命特征的功能。所以，我们也说块茎就是根的前身。并且，作为同源演化物，块茎与脾脏也具有归经上的对应关系。

现在的植物有很多都保留有块茎。例如，我们常见的地瓜，如果我们将它埋在地下，将会看到它生根抽芽，所以说块茎是根与茎的前身。又如半夏，我们主要是取用它的块茎，它之所以比一般药物更善化湿，那是因为它更善入脾经，当然，半夏善于化湿，与其祖先在海水中生长，以及它后来在陆地上生长环境与时节有关，在其气味上也有体现，我们在这里仅强调就部位归经而进行的立论结果。

不过，今天的块茎与远古时代的块茎有很大程度的不同，我们不能等同地研究它。同样，今天的脾脏与古代的脾脏亦有很大的区别。远古时代的脾脏主消化与造血，今天的脾脏因其已质变为淋巴器官而主防御，它只在人类的早期或人生的胚胎时期有一定的造血功能。

有充足的理由证明，泌尿器官是仅次于消化器官进化而来的脏腑器官，接着才是以心脏为代表的血液循环器官。动物进化到鱼类才开始用鳃呼吸。水通过鳃裂时和毛细血管相接触，进行气体交换。但鱼类早已演化出了像样的具有一个心房和一个心室的心脏了。等到鱼儿爬上了陆地，进化出肺鱼和两栖类动物，才出现了肺循环，而肝则是动物为应对后来更加恶劣而复杂的生活环境才进化出来的。

在本草世界里面，当植物演化到苔藓类植物时，也仅仅具有假根，真正意义上的根还没出现。这种假根的出现，使吸收器官向专门化方向发展，这是可喜的第一步。到了陆生植物，如蕨类植物，根就演化得很像样子。到了种子植物，根系的产生就成为必然。植物的茎与根是同源演化物，可以认为茎是根的延伸。如果将花生仁掰开，你将会看到两瓣核仁之间有一如芽之苞，那就是根与茎的前身。原始低级植物，如菌、藻类植物，它无需演化出一片片叶子。但到了高等植物，尤其陆生高等植物，叶子的产生就成了必要。一般的思维中，花是植物的一个生殖器官，而在植物学家的眼里，花托是植物茎的变态，花瓣是叶子的变态。同样的道理，我们也可以认为花瓣是叶的延伸。花比叶子更高一级也表现在更丰富多彩的颜色上。而只有在花出现之后，才会出现更具高级意义的果实。

综上所述，我认为最大的可能就是，植物都是按块茎、根、茎、叶、花、果这样的顺序依次演化的，在演化进程中，块茎、根、茎、叶、花、果分别与脾、肾、胰、心、肺、肝形成对应关系。在同一个演化进程里，物种之间无论在结构上还是在功能上，都较其他演化进程的同类物质更为相似，据相似相归原理，易证药物的块茎、根、茎、叶、花、果分别归于脾、肾、胰、心、肺、肝经（表1）。

表 1　植物部位与类五行、六脏对应表

**表 1　植物部位与类五行、六脏对应表**

| 六行 | 土 | 水 | 地 | 火 | 金 | 木 |
|------|----|----|----|----|----|----|
| 六脏 | 脾 | 肾 | 胰 | 心 | 肺 | 肝 |
| 六部 | 块茎 | 根 | 茎 | 叶 | 花 | 果 |

胰与脾很相似。我们认为，胰对应地行（地行类于土，是水土合德的产物，属于"类五行"，这是为方便解说而引入的概念），它才是人类真正的"后天之本"。土与地很相似，脾与胰也很相似，植物的块茎与茎也很相似，它们确实出现在演化史上，却又因为它们的相似而被中医理论所合并，这才有了更为完美的五行学说的出现。也就是说，药物的茎部应该归于消化器官胰脏。只不过为实用起见，我们最终还是采用了比较常用的部位归经理论，也就是按中医传统习惯，在形式上让脾脏替代胰脏的位置，并且将土行与地行合并，进而得出部位归经表如下（表 2）。

**表 2　植物部位与五行、五脏对应表**

| 五行 | 土 | 水 | 火 | 金 | 木 |
|------|----|----|----|----|----|
| 五脏 | 脾 | 肾 | 心 | 肺 | 肝 |
| 五部 | （块）茎 | 根 | 叶 | 花 | 果 |

从土开始到木结束，期间的演化进程更显相生相克的天道规律。

由于果实是植物进化的最高级阶段，所以它的构成情况也最为复杂丰富。其实，无论是在动物身上还是在植物这里，我们都能够看到六行的影子。不难发现，目前最复杂的果实从种仁到果皮最多有六层，比如一个柑橘从内向外就有六大物质层：种仁、种皮、硬壳层、果肉层、隔膜层、果皮

正因为这样，果实的归经其实是比较复杂的。果实只是一个概称，所以笼统地说果实归于肝经是不符合科学的。例如柑橘，并非其果实的皮、络、肉、核、仁都归于肝经，而是皮归于肺经，络归于心经，肉归于脾经，核归于肝经，仁中之濡汁归于肾经。因此，果实的内坚之物也就是我们所说的核（或称之为子或仁）才是真正归于肝经的。只不过，部位归经理论是利用生物学知识推导

出来的，习惯上用根、茎、叶、花、果来表示而已。或许你会问：果仁之"濡汁"为什么会归于肾经呢？濡的本义是：沾湿、停靠。一般来说，凡具有濡性的东西，其性化开缓迟，故而可达下焦肝肾之间，其入肾而不走肝，那是因为仁汁具有与肾相似的功能——皆为先天之本。

## 五、归经的方式及其规律总结

根据前面的综述，以及结合《黄帝内经》的相关内容，我们可以得到这样一个五行归经对应表（表3）。

**表3　五行归经对应表**

| 五行 | 土 | 水 | 火 | 金 | 木 |
|---|---|---|---|---|---|
| 五脏 | 脾 | 肾 | 心 | 肺 | 肝 |
| 五部 | （块）茎 | 根 | 叶 | 花 | 果 |
| 五色 | 黄 | 黑 | 赤 | 白 | 青 |
| 五气 | 湿 | 寒 | 暑 | 燥 | 风 |
| 五性 | 平 | 寒 | 热 | 凉 | 温 |
| 五臭 | 香 | 腐 | 焦 | 腥 | 臊 |
| 五味 | 甘 | 咸 | 苦 | 辛 | 酸 |

从上面的表中我们可以知道，归经理论的核心其实还是阴阳与五行。同时，中药的归经是多方面的，总而述之，主要包括以下几种：以部位归经、以色归经、以气归经、以性归经、以臭归经、以味归经、相似归经等。

徐灵胎说："人之生理谓之仁，仁藏与心，物之生机在于实，故实亦谓之仁。凡草木之仁，皆能补心气，以类相应也。"仁类药物都能归于心经。那是因为草木之仁与人心之形似，其神更似。同样的道理，多数的子类药物亦都能归于肾经，这是因为种子的功能与肾的功能都属于先天之本，具有相似之处，物以类聚，相似相归，这是自然的道理。子仁类这种复杂归经的情况与它高度的进化程度有直接关系。

以味归经，这一点相信大家都很熟悉，但有两点需要注意，一是以味归经并不代表补益该经，比如酸味归肝经，并不代表酸味能够补益肝经，恰恰是酸味泻肝，这是因为肝喜升发条达，而酸味却主收敛，与其性相反的缘故。其二就是药味受脏经之喜好或需要而达成的广义归经。

例如，张锡纯说："龙胆草，味苦微酸，性寒，色黄属土，为胃家正药。其苦也，解降胃气，坚胃质；其酸也，能补益胃中酸汁，消化饮食。凡胃热气逆，胃汁短少不能食者，服之则可以开胃进食。"

味苦微酸的龙胆草现在却因能够开胃进食，从属"胃家正药"而亦归于胃经，其论亦合情合理，但须注意，此种归经，只是入胃之表，而不会进入胃中深层次的血分，因为这种情况的归经是一种表象，真正的原因是龙胆草调动了心气（心从火类，火化万物，亦善生土）而达成的。同样的道理，黄连在用量极少的时候也表现出健肠胃的功能，马钱子在用量极少的时候也表现出强劲的促消化。这些物品都是极苦之味，用量需要极少，一般在1克以内，大量的话又会因苦寒而伤了胃气。而所有这些现象的本质，都是调动了心经能量过来参与帮助消化的，这种归经严格来说不属于真正的归经。

还有其他途径的归经。据我跟师经历，一人患眼疾，每睡起则眼赤肿，良久即愈，百治莫效。师曰：此血热，非肝病也。卧则血归于肝，热血归肝，故令眼赤肿也，良久却愈者，人卧起则血复散于四肢故也。用生地黄汁治之，一剂即效。生地黄的主要归于心、脾、肾三经血分，它并没有特别直接进入肝经的能力。上述这个例子应用的是生地黄凉血的作用，而目赤肿痛的原因是卧床时热血归肝，所以通过凉血可间接取得治疗效果，这种广义的情况原则上也不属于真正的归经。只不过有时候为了方便说明问题，也将上述两类情况划分在归经的范畴之中。

人身有通道万千，纵横而交错，故药物自入胃之后，其归经的途径自然就不会只是独木一桥。值得一提的是，尽管药物有多种归经途径，但并不代表药物一旦归于某经就能久留于其中而发生有效的药理作用。事实上，只有多归且久留之经才是主要的归经途径。如麻黄，其长于燥地而秉金之性，故能以其性

**发现本草**
——对中药药性的深度解读

而归于肺经，又其味辛而又归于肺经，其质轻扬，自能入于心肺，尽管其味微苦而又归于心经，但终究以归于肺经为多，故其主治偏于肺病。

# 第二节　五味药用概述

## 一、论淡味

徐灵胎说："凡五味各有所属，甘味属土，然土实无味也。故《洪范》论五行之味，润下作咸，炎上作苦，曲直作酸，从革作辛，皆即其物言之。惟于土则曰稼穑作甘，不指土，而指土之所生者，可知土本无味也。无味即为淡，淡者五味之所从出，即土之正味也。故味之淡者，皆属土。"

由此可知，在五行属性的对应上，淡味对应的是土，甘味对应的是稼穑。稼穑是书面用语，意思是农业劳动。稼，是种植的意思；穑，指收割谷物。而这些"土之所生者"，其实就是五行里面的土与水的精华结合（大凡生物的生长都离不开水土合德），所以我们就说甘味是由土与水相合而产生的。显性为阳的土与显性为阴的水相合相克而相生甘味，完全符合事实与阴阳学说的生化论。但在这里，为遵循常规，所以还是按照甘味对应土来排列。

淡味是甘味的稀释，也是水土合德的产物。因存在着土克水的关系，所以，淡味之物自进入人体之后，首先发生药理作用的是土气，进而才轮到水气。土应脾为其主位，水应肾为其客位，所以淡味药均先归于脾经而次进入肾经。并且，土补而水泻，但凡淡味之品，皆是补中带泻或泻中有补，并总以先补而后泻为顺序，至于补泻之多少，则又须参合其他特性方能定论。

中医颇为推崇饮食治疗，而在我们的日常生活中，尚有一味良药鲜为人知，现录于此，以彰于世。其名粥油，是粥熬好后，上面浮着一层细腻、黏稠、形如膏油的物质，又叫"米油"。《本草纲目拾遗》载：粥油能实毛窍，益阴之力胜熟地黄。袁了凡先生进一步剖析说："煮粥饭，中有厚汁滚作一团者，此米之精华液体，食之最能补精。故《紫竹林单方》治精清不孕方，用粥油日日取起，加炼过盐少许，空腹服下，其精自浓。"

李时珍在《本草纲目》中引《养生集要》说粳米能"通血脉，和五脏，好颜色"。这里说的粳米，就是粳稻的种仁，仲景时代所用的是旱稻子，但自从李时珍时代开始就没有分得很严格了，现在一般称之为大米。其味甘淡，其性平和，每日食用，百吃不厌，这可是补益佳品啊！据此可知，用这些米煮出来的粥油其补益功能就更强了，且与茯苓等所有淡味药一样，都是补而不滞的。邹孟城在其《三十年临证探研录》中更是援引一例证明了粥油尚能治肺痨。平淡之品却有此奇功，我们又怎能因其味淡而忽视它呢？不过现在大多讲求吃精米，这些米在制作过程中已经把米粒与谷皮之间的那一层宝贵的粉状物质去除掉了，所以用这些精米煮得的粥油，其疗效已经是大打折扣了。

张锡纯说："（白虎汤）方中粳米，不可误用糯米（俗称浆米）。粳米清和甘缓，能逗留金石之药于胃中，使之由胃输脾，由脾达肺，药力四布，经络贯通。糯米质黏性热，大能固闭药力，留中不散，若错用之，即能误事。"若无粳米，可以山药代替。

综上所述，得三点结论如下。

1.淡味药均先归于脾经，而次进入肾经。

2.淡味药皆补中带泻，且总以先补后泻为顺序。

3.淡味药之性能，皆升中带降，且总以先升而后降为顺序。

## 二、论甘味

甘味走肉，过食甘味的东西，会使人心中烦闷。这是由于甘味入胃后，气味散弱，不能上行至上焦，与饮食水谷共同停于胃中。甘味使胃柔润，胃柔润则气行缓慢，气行缓慢则虫扰不安，虫扰不安则使人心烦。甘入脾，脾主肌肉，甘味之气外通于肌肉，所以说甘味走肉。

通常而论，甘味物质大多兼具补性，且多归于脾经（说确切点，其实是主归于胰经），如其物偏走阳分，则又归于胃经。脾胃皆属中土，为四方之汇合，所以说，凡甘味之品，主入于脾胃二经，而又兼归于其他四脏之经。大地阴柔，其性厚缓，所以说甘味能补能缓。

传统理论认为，味甘能补中益气。人的五行属性是土，甘味当然也是属于土性的，而在人体内位居中焦之脾胃，则也是属于土，如此说来，所谓甘味之补中益气，无非都是五行归属各从其喜好罢了。而现代药理认为，味甘的药物能较快进入血液系统，但不能很快穿透血管进入组织液，也不能被很快排泄。因此这类药物能轻度提高血液渗透压，血液吸水使血容量增加，血压也随之升高。血容量增加和血压升高可以促使毛细血管扩张，并使血流量加大，供氧量增加。这也可以作为从另一个角度对此结论的加深理解。

此外，甘味是由土与水相合所生的，所以它其次是归于肾经的。但一般情况下，甘味之物都很难体现出归于肾经的现象，因为甘味自入脾胃之后，皆变为补益物质以散布五脏，其力甚是分散，所以甘味进入肾经的物质就显得极少量，自然就难于体现明显的药理作用。唯极甘之味，或长服、久服甘味类药物，日积月累，方显甘归于肾的药理作用。在实践经验上，味过于甘则可致肾气不平，甚则脸色黑而头发脱落，这就是甘味变归于肾经的临床表现。

我们已经知道，甘味是由土与水相合所生，其中水气归于肾，少则益肾，多则水性润下，而产生了泻肾之嫌。所以，味过于甘则可致肾气不平，甚则脸色黑而头发脱落。为什么说水气多了就会泻肾了呢？因为水气积聚则为咸味，"肾欲坚，急食苦以坚之，用苦补之，咸泻之"。所以味过于甘就会泻肾，也可认为是土克水所致，道理是一样的。

唐容川说："甘草纯甘，能补脾之阴，能益胃之阳，或生用，或熟用，或以和百药，固无不宜。黄精甘而多汁，正补脾土之湿。山药色白带酸，故补脾而兼入肝肺。白术甘而苦温，故补脾温土，和肝气以伸脾气也。苍术甘而苦燥，故燥胃去湿。黄芪味甘而气盛，故补气。茅葭味甘而有汁，故生津。莲米味甘带涩，其气清香，得水土之气，故补土以涩精止利。黄实甘味少而涩性多，是得土泽之味少，而得金收之性多，且生水中，是属肾之果也，故用以收涩肾经及止泻利。苡仁亦生水中，而味极淡，则不补又不涩，则纯于渗利。茯苓亦然，皆已其淡，且不涩也。赤石脂黏涩又味甘，则能填补、止泻利。禹余粮是石谷中之土质，甘而微咸，甘能补正以止利，咸能入肾以涩精，皆取其甘，亦用其涩。如不涩而纯甘，如龙眼则归脾，又产炎州，得夏令火气而生，以火生土，故补心兼补脾。使君子仁，甘能补脾，而又能杀疳虫者，因气兼香臭，有温烈之性，故服此忌食热茶，犯之即泻。与巴豆之饮热则泻，其意略同。以畜物论。黄牛肉甘温，大补脾胃。羊肉虽甘而有膻气，得木之温故补肝。猪肉虽甘而兼咸味，得水土之寒性矣，故滋脾润肾。人乳味甘，本饮食之汁，得肺胃之气化而成，故能润养胃，滋生血液，补脾之阴，无逾于此。甘松味甘而香烈，故主脾胃之气。木香之理气，以其香气归脾，而味兼微辛，又得木气之温，力能疏土。且木香茎五、枝五、叶五、节五皆合脾土之数，故能理脾也。以诸果论。大枣皮红肉黄，皮辛肉甘，得以火生土之性，故纯于补脾胃。梨味甘而含水津，故润脾肺。荔枝生东南味甘酸，故归脾与肝而温补。总之味甘皆入脾，又审所兼之味以兼入别脏，则主治可得而详矣。"

### 三、论咸味

咸味走血，过食咸味的东西，会使人口渴。这是因为咸味的东西入胃后，气走中焦，输注到血脉与血相合，随之行走。血与咸味相合，则使血液浓稠，血液浓稠则胃中水液注入血脉之中。如此则胃中水液不足，无法上滋咽部，咽干舌燥，因而会口渴。血脉是中焦精微输送到周身的道路，血也出于中焦。所以说咸味入胃后，出中焦而走血分。

水性润下，所以我们就说咸味能下，这一点还好理解，但咸味能软坚又是什么道理呢？《黄帝内经》有云："心欲软，急食咸以软之，用咸补之，甘泻之。"缪希雍说了，苦就是所恶的东西，欲就是所好的东西；能够滋生所好的东西就是补，能够去掉所恶的东西就是泻。既然这样说，那就是心喜好咸味了，但心为什么会喜欢咸味呢？因为咸味能够抽调肾水上来与心火结合而使之心肾相交，或者是咸味能够引导心气下交于肾。所以说，"心欲软，急食咸以软之"，咸味具有软坚的性能。

其次，咸味能软坚还有一个重要的意义，那就是指导含钠离子或钙离子的药物的应用，如食盐、芒硝之类就是含钠离子的药物，而诸如牡蛎、石决明之类就是含钙离子的药物。通常有严重炎症的区域必定存在氧化代谢亢进现象，而现代病理学认为在严重炎症愈合区域有钙化点，主要成分是碳酸钙和磷酸钙，这是炎症区域钙的最终代谢产物。所以，钙类中药对严重炎症是颇有良效的。例如牡蛎几乎是肝脾肿大的必用药物了，以其能抽调里面的水分而得到软坚的效果。

现在越来越多的人饮食非常厚味，总是喜欢咸的辣的食物，这在中医上怎么解释呢？一般有两个原因：一是人的脾胃功能越来越弱了，对味道的感觉也越来越弱。另外一个原因就是现在人压力大，气郁太重了，吃辣椒和大蒜之类能让人的郁滞散开一些。

"心欲软，急食咸以软之，用咸补之，甘泻之"，嗜咸的人，有些是由于汗出太多，盐分流失太多（汗为心之液），有些是心脏的问题，是心气不足导致的。总之，嗜咸与心脱不了关系。这就提醒了我们，如果一个人比较嗜咸，而又没有汗出太多这些外因，那么就应该注意一下心脏的问题。同时，如果某天吃了过量的咸味，那么可以再吃点甜味的东西来制约一下，这是土克水的道理。

为什么旋覆花咸而润降痰火，昆布、海藻咸而清肝火，芒硝、寒水石咸而泻脾火呢？既得火气，却又泻火，这又是什么道理呢？

唐容川说："味之平者，不离其本性。味之极者，必变其本性。譬如微苦者，有温心火之药，而大苦则反寒。故微咸者皆秉寒水之气，而大咸则变热。离中有阴，坎中有阳，皆属一定之理，今所问旋覆花味微咸，花色黄，滴露而生，得金之气多，得水之气少，故润利肺金，不得作纯咸论也。昆布、海藻生于水中，味微咸，具草之质，是秉水木二气之物，故能清火润肝。寒水石得石之性多，味虽咸而不甚，且此石之山即能生水，流而为泉，是此石纯具水性，故能清热。芒硝咸味虽重，而未至于极，故犹是寒冰之性，能大下其火，尚属咸水之本性，而非咸极变化之性也。若乎火硝，则咸味更甚，反而为火之性，故能焚烧，是水中之火也。食盐太多，立时发渴，亦是走血生热之一验……药中肉苁蓉，初为马精滴地所生，后乃传苗，又象人阴，且味咸入肾，故温润而强阴，能治阴痿，而不知其味大咸，只能助发命门之火，以举其阳经，与雄猪饲盐无异，是壮其阳，非能滋其阴也。故服秋石者，往往隐枯而成瘵疾，皆未知大咸助火之义也。虽童便本能滋阴，而煎作秋石则煅炼已甚，不得仍作童便之性论。盖得水之味，具火之性，亦只完其坎中有阳之义而已。"

## 四、论苦味

苦味走骨，过食苦味的东西，会使人呕吐。这是由于苦味入胃后，五谷的气味皆不能胜过苦味，因而苦味直走下脘。三焦的通道受其影响闭而不通，水谷不得散布，胃的功能失常，所以使人作呕。牙齿是骨的终了处，古人以苦味自齿而入，自齿而出，因而就说苦味走骨。再者，"肾欲坚，急食苦以坚之，用苦补之，咸泻之"，由于肾主骨，所以我们也可以说"苦味走骨"。

唐容川说："苦之极者，反得水之性，若微苦者则犹存火之本性，故能补火。且微苦之中必带有辛温，不纯苦也，艾叶味苦而气温，其茸又能发火，是以能温肝补火。故纸、巴戟苦兼辛温，故纸色黑而子坚，则温肾。巴戟色紫而根实，则温肝。远志形极细，故入心。味带苦，亦入心，然兼辛温故补心火。盖有间者即有间气，不得以纯于苦者论矣。"

唐容川这里说的"苦之极者，反得水之性，若微苦者则犹存火之本性，故能补火"很有见地，但其解说颇有物极必反的意思，道理上似乎说得通，但并不能令人信服。按理说苦味为火之本味，理应补火，但实际上却多是泻火，这是由于多数的苦味药物主要是偏于寒凉的。为什么属于火的苦味反而是以苦寒为多呢？因为火本无形，它必须经寒凝之气才能形成有形的苦味。发动机需要与冷凝装置结合才能真正发挥作用，所以心之上是以肺来包裹着的，心火没有经过肺的冷凝是不能为用的。所有这些，都力显阴阳相互结合而又相互制约的道理。至于微苦之物，其性尚保留火热之余象，故犹存火热之性而能补火。而那些特别之苦的药物，无一例外，均是性寒的。

**发现本草**
——对中药药性的深度解读

由于苦味是火的本味，火能使万物干燥，所以就说苦味能燥。至于苦味能坚的理解，则有上面的论述我们可以知道，苦味的本体虽然属火，但经常以寒为用，寒冷能够使水结成坚硬的冰块，所以就说苦味能坚。其实苦味还有一个推论就是"苦味能破"，这个推论极其重要却又常常被我们所遗忘。苦是火的本味，火的一般特性就是炎上，但如果是高密度的火，那么它所表现出来的特性就是开破，诸如火药一类就是。同样的道理，中药里面有很多味苦的药物，而这些药物的苦味能量如果强度较高的话，那么它所表现出来的作用就具有明显的开通与攻破的功效。但所谓强度高的苦味能量，并不是以苦的程度为标准，而是以药力的释放是否瞬间强烈为标准的，如丹参一类就是。

唐容川说："泻火之苦药其色多黄，又何故也？答曰：黄者土之色，五行之理，成功者退火之色红，而生土之黄色，是黄者火之退气所生也，故黄苦之药皆主退火。若苦味而色不黄，则又有兼性矣，故花粉色白味苦而有液，则泻火之功轻，而入胃生津之力重。元参色黑味苦而有液，则泻火之功少，而滋肾之功多。丹皮色红味苦，则清心火而行血。青黛色青味苦，则清肝火而息风。总之得火苦味者，皆得水之寒性，通观本草自无不明。

吾蜀近医，多言苦为者皆得火之燥性，火证反以为忌，不知苦化燥之说必其兼燥药。如苍术、干姜与黄连同用则燥，生地、白芍与黄连同用，岂能燥哉！况人身六气热与火各不同，热是气分之热，故清热者以石膏、花粉为主，以其入气分也。火是血分，故泻火者，必以黄连、黄芩为主，以其入血分也。但知用甘寒而废苦寒，则能清热，不能退火，辨药者当知此理。"

## 五、论辛味

辛味走气，过食辛味的东西，会使人心中空虚。这是由于辛味入胃后，其气出走上焦。上焦接受中焦的精微之气，营运散布于肌表腠理，如果姜、韭的辛味常熏蒸于上焦，营卫之气就会受其影响，久留胃中，令人感觉心中空虚。辛味与卫气相伴而行，卫气走表，所以说辛味入胃后走表，开发毛窍而与汗一同外出。

我们知道，辛味能散能开，这很好理解。辛味能润也不难明白，"肾苦燥，急食辛以润之"，肾象坎卦，两阴夹一阳，若阳气伤，则阴主事。然后就是一派寒象，阴液没有阳气的蒸腾，当然就不能转化为津液，于是燥的现象就出现了，这个时候就需要进食辛温类药物来鼓动肾阳之气，诸如附子、细辛一类就是。

唐容川说："凡药气味有体有用，相反而实相成，故得金之味者，皆得木之气，木气上达，所以辛味不主收而主散。木之气温能去寒，木之气散能去闭。"

唐容川所论，"得金之味者，皆得木之气"，所以辛味皆主散而不主收。比如，辣味是辛味的派生味，当我们吃比较辣的东西的时候，是否感觉到要流鼻涕、流眼泪？这个鼻涕就是肺之液，而眼泪就是肝之液，从这里也可以印证辛味与金、木的微妙关系。传统理论有辛散耗气的说法，这是辛散太过所导致的。比如吃了过量的麻黄就会耗气而伤到身体。烟酒这类物品，香烟偏于行气，酒类偏于活血，气血运行顺畅起来之后，人体是感觉到畅快的，但如果是过量的话，人体却是感觉更加劳累，这是由于辛味物质激活了体内细胞，使其放出大量能量所致。

《黄帝内经》曰："肝欲散，急食辛以散之，用辛补之，酸泻之。"很多人只注意到《黄帝内经》"东方生风，风生木，木生酸，酸生肝"一句，便认为酸味是补肝的，而没有注意到后面"酸伤筋，辛胜酸"。"酸生肝"指的是先天之体，"酸伤筋"才是后天之用。于是在具体操作上，有人竟然指导人们在春天的时候多吃酸味的东西，认为这样便能养肝，其实是刚刚相反，真正养肝的食物是辛味的东西，因为肝木对应春天，是万物生发的季节，酸味的东西是收敛的，与这个季节的气机是相反的，只有辛散的食物才符合春天的气机，才是真正的养肝。

唐容川说："薄荷辛而质轻，气极轻扬，轻则气浮而走皮毛，以散风寒；扬则气升而上头目，去风寒。辛夷花在树梢，其性极升，而味辛气散，故能散脑与鼻之风寒。荆芥性似薄荷，故能散皮毛，而质味比薄荷略沉，故能入血分、散肌肉。羌活、独活根极深长，得黄泉之水气，而上升生苗，象人身太阳经，并水中之阳以发于经脉也，味辛气烈，故入太阳经散头顶之风寒。独活尤有黑色，故兼入少阴以达太阳，能散背脊之风寒。细辛形细色黑故入少阴经，味大辛能温散少阴经之风寒。少阴为寒水之脏，寒则水气上泛，细辛散少阴之寒，故能逐水饮。防风辛而味甘，故入脾，散肌肉之风寒。紫苏色紫入血分，味辛气香，能散血分之风寒，苏枝四达则散四肢。苏梗中空有白膜，则散腹中之气。苏子坚实则下行而降肺气以行痰。同一辛味。而有根、枝、子、叶之不同，总视其轻重升降之性，以别其治之。

桂枝能散四肢，色味同于苏枝，而桂枝较坚实，故桂枝兼能走筋骨，苏枝则但能走肌肉耳。肉桂比枝味更厚，气更凝聚，乃木性之极致，大辛则大温，能益心火为以木生火之专药，其实是温肝之品，肝为心之母，虚则补其母也。心肝皆司血分，故肉桂又为温血之要药，仲景肾气丸用之，是接引心肝之火使归于肾，亦因有附子、熟地、茯苓，使肉桂之性从之入肾，乃善用肉桂之妙，非桂自能入肾也。肉桂、桂枝同是一物，而用不同，是又在分别其厚薄，以为升降，夫得辛味者皆具木之温性，桂正是木而恰得温性故为温肝正药。吴萸、小茴皆得辛温木之气，台乌是草根，自归下焦，小茴香是草子，凡子之性皆主下降，故二药皆能温下焦胞宫与膀胱。吴萸辛而带苦，子性又主下降，故主降水饮行滞气。故纸、韭子皆色黑而温，黑为肾水之色，子又主沉降，故二物皆能温肾。"

## 六、论酸味与涩味

最后，我们谈一下酸味与涩味。

酸味走筋，过食酸味会导致小便不畅。此乃味酸的饮食入胃后，由于其性酸涩，随气化出入较难，既不能出，则留于胃中，胃的功能正常调和，就可促使酸味下注于膀胱。膀胱质薄而濡软，遇酸后则卷曲收缩，使膀胱口约束不开，从而影响小便，由于前阴是诸筋聚集之处，所以说：酸入胃而走筋。

酸味是木之本味，木性喜散，但酸味却主收，这是什么原因呢？这一点我们可从造字文义上加以理解。"酸"字的左边从"酉"旁，辛与酉一样，它的五行属性亦属金。我们的祖先们很早就认识到酸味带有金性了。金性是收敛的，所以也知道酸味也具有收敛的性质，"心苦缓，急食酸以收之"，意思是说用酸味的药物来收敛正在涣散的心气。"肝欲散，急食辛以散之，用辛补之，酸泻之"，这里并不是说酸味会泄肝的气，这里的意思是说酸味的收敛会使肝"散"不了，是说它逆肝的性。引用张介宾的话，即："顺其性者为补，逆其性者为泻。"

酸主收敛，而极酸之味则又能发吐，这又是什么道理呢？

唐容川说："辛主升散，而辛之极者则主温降；酸主收敛，而酸之极者则主涌吐。物上极则下，物极下则反上也。观仲景大小柴胡汤治肝火之吐逆，吴茱萸汤治肝寒之吐逆，知凡吐者，必夹肝木上达之气，乃能发吐，则知导之使吐，亦必引其肝气上行乃能吐也。二矾极酸，变为涩味酸则收而引津，涩则遏而不流。肝气过急，反而上逆故发吐也。且胆矾生铜中，有酸木之味，而正得铜中金收之性。金性缓，则能平木气而下行；金性急，则能遏木气而上吐。金木常变之理可以细参。"

涩味附于酸味中，是酸与辛的变味，所以能入于肝、肺二经。由于肺为水之上源，而肝主疏泄，所以涩味类药物是通过调动肝、肺的功能而实现疏利水道以达收敛固涩功效的。这一点也可以从造字文义上加以理解。"涩"字的左边从"水"旁，这说明涩味的药性与水有关。事实上，大凡涩味之品都能疏通水道。所以，涩字就从三点之水旁。接着，涩字的右上角是一"刃"字。所谓刀刃者，锋利之所在也。所以，涩味之品都有"利"的功能。利什么呢？可想而知，也就是通利水道。最后，涩字的右下角才是一"止"字。这个"止"，指的范围很广。止精、止带、止下痢，等等，都属于它的范畴。而这个"止"的功效，其实都是疏利水道的最终结果。

徐灵胎说："药之味涩者绝少，龙胆之功皆在于涩，此以味为主也。涩者，酸辛之变味，兼金木之性也，故能清敛肝家之邪火。"涩味一方面主收涩，一方面却又能清火，这并不矛盾，因为涩味能疏利水道，火从水而退而已。我们知道，津生于肾，而散于肝，木能泄水，子发母气，酸味能引动肝气，所以酸味最善生津。酸味与涩味的功效都与水有关，酸味虽然不能下利水道，但能上引津液。其收引之药性，与涩味之收敛，又何尝不是通过水液来完成的呢?

# 第三节　药性综合理论

本节的重点就是教会大家如何通过植物的外在形象推知其内在的药性本质。例如，假若植物的生长状态是一茎直上的，如麻黄、大豆之类，那么它禀受的天气就更多，而天属阳，故易推知其显性属阳。相反，若植物的生长状态是横贴于地的，那么它禀受的地气就更多，而地属阴，故其显性属阴，如地瓜叶、地锦草之类。我们透过植物的外在形象而认识其内在的本质，就像中医通过望诊而得知患者的病根一样，其道理是相同的。

张元素说："凡根之在上者，中半以上，气脉上行，以生苗者为根；中半以下，气脉下行，以入土者为梢。当知病在中焦用身，上焦用根，下焦用梢。经曰：根升梢降。"

唐容川说："（药物的）根主上升，故性升；子主下垂，故性降；茎身居中，能升能降；枝叶在旁，主宣发，故性散。"

这些都是前人在长期的用药实践中，经深思而总结出来的药性规律，虽尚未系统，但也初成概论。现在，我们便在此基础上更进一步地完善它并形成完整的理论体系。为方便论述牵引主线，现将壮医药理论中的一些经验规律参录如下并简要说明。

藤木中空定祛风，对枝对叶可除红；

枝叶有刺能消肿，叶里藏浆拔毒功；

辛香定痛驱寒湿，酸涩收敛涤污脓；

圆梗白花寒性药，热药梗方花色红；

根黄清热退黄用，节大跌打驳骨雄。

1. "藤木中空定祛风"的意思是说蔓藤之类的药物，如果不是实心的就一定具有祛风的作用。当然，大部分的藤类植物都具有祛风的作用，只不过以中空者为佳。藤类缠绕蔓延，犹如网络，纵横交错，无所不至，其形如络脉，对于久病不愈、邪气入络者，可以藤类药物通络祛风，如雷公藤、络石藤、忍冬藤、青风藤等。仅仅是通过藤的象，我们可以知道这些药物都具有通络祛风的作用，这是一个大的方向。

但是有些藤木虽然其中心部位是实心的，但也可能是祛风良药。比如鸡血藤，它的汁液很像鸡血的样子，红红的入血分，味道也相对甘甜而更有补性，所以鸡血藤还具有补血活血的作用。根据"治风先治血，血行风自灭"的理论，鸡血藤虽然不会直接祛风，但却通过活血的作用间接地达到祛风的效果。

2. 我们认为，一般枝叶相对称而生长的植物，它的药性就不会很偏，因而对人体的副作用都不会很大。例如：益母草是对枝对叶而生长的，人参也是枝叶对称而生长的，淫羊藿则是一茎上有三个分枝，一分枝上有三片叶子地呈对称生长的，它们都是有益于人体的药物。特别地，凡是草木枝与叶都是对生的植物都可以"除红"，也就是说内服或外用以处理血证。注意是枝叶对生，而不仅仅是对称。呈对称生长的植物会比较有益于人体，但只有对生的植物才"可除红"。如人参与淫羊藿的生长形态仅属于对称，而益母草才算是对生。

懂得这些规律，除了有助于更深刻、更形象地理解和掌握药物的功能，对临床有更加精准的把握以外，对于某些特殊情况，比如在野外发生意外而手中又没有准备任何药物，这些规律就大有用处了。例如出现出血情况而需要止血的话，就可以根据"对枝对叶可除红"这一点，在附近寻找枝叶对生的植物药物来处理，如冬青叶、黄金叶等。如果是显红色或黑色的则更好，如墨旱莲。同时，由于"血见黑即止"，是以黑色属水，红色属火，水克火的缘故。如果时间允许，用其中一些烧成炭黑则效果更佳。还有就是，这里的"除红"，并非仅仅指代处理外伤出血，同时也包括治疗崩中漏下，尿血便血等。

3. 刺善祛风，肿因风起，亦因风散。刺的五行归属是金，它具有收引与攻破的特性，所以它的主要功能是祛风（金克木）。所以说：枝叶有刺能消肿。其实这一类药物的药效主要集中在刺上面。可以这样说，凡是叶边有毛有刺的即可治疗肌肉红肿疼痛等；凡是叶子经一搓既有黏滑浆液的可治疗无名肿毒或蛇、蝎、蜂、蜈蚣咬伤等。如果在野外出现了被毒蛇咬伤的情况，又当如何急救呢？凡被毒蛇咬伤，切勿惊慌失措，应冷静地挤或吸出毒汁，然后在原地直径五十米范围内，即可按照"叶中有浆拔毒功"一句所提示找到解药。

4. "根黄清热退黄用"，这里说的"根黄"是指深黄色的根，而不是淡黄的，比如板蓝根、山豆根之类。此类药物之中，余尤以山豆根为上品，诸医刊对此亦多有报道，比如有报道说将山豆根加入对证方中可消除黄疸，极有效用。当然，这里说的"退黄"也不是特指黄疸，诸如小便黄、眼睛黄等也属于这个范畴。

## 一、根部

植物的根，吸附地下营养物质上送地上枝叶，虽然有部分动力来自叶子的自然动力促使其向上的循环，但是在整体气机运行上，"根升梢降"还是占主导地位的。在部位归经上面是归于肾经的。如以卦象论之，则土为坤卦而六断，根部入于土中，犹如一阳入于土阴之内，其象不正是先天坤卦变为后天之坎卦吗？坎卦象水，其性润下。所以，根部之性能，可升可降，能浮能沉，且多以先降而后升为顺序，先沉后浮为常理。

植物的根部一般有金、水、火、土四种形状，因植物的本身就属木，因而没有具体上的木的形状。植物的根，如果是削瘦的，则称之为金形根；如果是肥厚的，则称之为水形根；如果尾尖头大的，则称为火形根；如果是敦实圆形的，则称之为土形根。一般来说，削瘦坚硬的金形根多能治风，如狗脊的须根就能治男子诸风，取其金克木，入肺而治肝风之义。如果是狗脊的全根则功擅补肝肾，强筋骨，因为它的主根虽然坚硬，但却大如拇指或更甚，与金形的削瘦不符，却形似人体的筋骨，故功偏此用。

通常的情况下，肥厚润泽的水形根，其补阴之力相对就较强，如当归根之类。李时珍认为，当归以头圆尾多、色紫气香肥润者质量最佳。并且认为，治上部疾患宜用当归头；疗中部疾患宜用当归身；治下部病证主选当归尾；通治一身疾病就用全当归。这里要注意的是，虽水形根的补阴力较胜，但亦须提防有毒性的水形根，当归因气香而无异臭，故而可大胆选用。

接下来是尾尖头大的火形根，因它的形状极似燃烧时火的形状，中空并不紧束，有离散之像，故火形根主发散，如葱的根，就是离散而具有发散功效的。地球是圆的，土地是敦实的，所以说敦实圆形的根是土形根。当然，地球并没有绝对的圆，植物的根如果敦实而又有圆柱之状的，也就是土形根了。如人参根就是土形根一类，因其性属土，故而对脾土的补益之效自然就胜于他物。

这里需要注意的是，每一种形状的根最好具有与它对应的颜色，否则它的功效就会有所偏差。即金形根宜白色，水形根宜黑色，火形根宜赤色，土形根宜黄色。前面所说的狗脊的须根是黑色的，与它相宜的白色不符；葱的根是白色的，与其相宜的赤色不符。因而就不取狗脊的须根来治风，也很少取葱的根来发散风汗。而当归的根是紫色的，与其相宜的黑色相似，故而制为黑色为最好；人参的根是黄色的，与其相宜的颜色正好一致，故而为最好，不愧为药中之上品！

一般地，根淡黄的为土气所致，属正常现象，有些肥沃的土地是呈黑色的，故而根的颜色若是紫色或黑色亦可，仅次之于黄色，但还是属于正常现象。但是，如果根的皮色黄而里肉呈白色，则知其根皮受土气的影响而其肉不受土气的影响，有可能还反克于土，故知其性往往不是伤脾土而有毒，就是主推陈出新，如狼毒、前胡之类。

当然，上述讨论的是地下的根，并不包括如花生、粉葛之类的地下果实。

植物的根又可分为直生与横生两大类。一般来说，植物的根部都是向下直生而又旁生侧根的，其目的是为了更有可能大地吸收水分与营养物质。但是，如果植物的根偏于直生而侧根很少，或中侧根也是向下生长的，那是由于它阳气有余，须多取阴液以达平衡。对应地，如果植物的根多偏于横生的话，那是因为它阴气有余，故主浮于上，通过采阳以寻求自身的阴阳平衡。如玉竹的根就是横生的，虽然前人认为它能代人参治一切虚证，实际上它主补阴，有别于

**发现本草**
——对中药药性的深度解读

主补阳气的人参。

最后说说根内结有子珠的情况。因根主阴汁，根内所结的子珠为阴聚所化，故此类药物性多寒凉，如香附、郁金、天冬、麦冬、黄柏，等等。关于这一点，邹润安亦曾做过相似的归纳，他说："凡草木之根成球结块者，其气必向下，纵苦寒而不泄。凡物之苦寒不泄者，其性必燥，能搜削隐伏之热。檗木根结如茯苓，皮色鲜黄，味苦气寒性燥，故其为治，能使在内之伏热解，而肌肉九窍之热尽除。"

上述这些都只是药物性能的概论而已，具体情况还须视其形色气味而定。

唐容川说："（物性）皆专于根者，则专取其根用之。有如升麻，其根大于苗，则根之得气厚，故专取其根，又其根中多孔窍，是吸引水气以上达苗叶之孔道也，故其性主上升，气味辛甘，又是上升之气味，合形味论性，皆主于升，故名升麻，是为升发上行之专药。

又如葛根，其根最深，吸引土中之水气以上达于藤蔓，故能升津液，又能升散太阳、阳明二经，取其升达藤蔓之义。葛根藤极长，而太阳之经脉亦极长，葛根引土下之水气以达藤蔓，太阳引膀胱水中之阳气以达经脉，其理相同，故葛根能治太阳之痉，助太阳经由膀胱水中而达其气于外也。根色纯白，属金又能吸水气上升，是金水相生之物，又能引津气以治阳明之燥。葛根与升麻不同，葛根根实，故升津而不升气；升麻根空，有孔道以行气，故升气而不升津。

黄芪亦根中虚松有孔道，惟升麻味不厚，故升而不补，黄芪味厚，故升而能补也。黄芪根深长至数尺，取芪者不用锄掘，力拔出土，以其根无旁枝也。据此则知其性直达，又其根内虚松，能通水气，直引上下黄泉之水气，以上达于苗，故能升达人之元气，以充发于上达于表。人之元气生于肾，出于膀胱之水中，循气海之膜网而上达胸膈，以至于肺，充于皮毛。黄芪内虚松通达，象人膜网能引土下黄泉之水气以上贯苗叶，象人元气，由肾达肺以至表，故黄芪能升达元气，托里达表。

问曰：以上三药性皆主升，而主治各有不同者，何也？答曰：惟皆是根升之性，而又有形色气味之不同，故主治各异。盖以升麻通气之孔道更大，兼有辛发之气味，故其性纯于升。黄芪色黄气温味纯甘，故升而兼补。葛根色白味微苦，故升而清火，不能补也。论药者当细辨之。

问曰：牛膝、灵仙、茜草同是根也，何以不主升，而主降哉？答曰：所谓根升者，必其气味形色皆具升性，乃能升达，若牛膝等根既坚实，而形不空，则无升达之孔道，味既苦泻而气不发，则无升发之力，且其气味既降，而根又深入，是又引气归根以下达，与升麻等之上行者义正相反。理可对勘而知也。"

根据以上的论述内容，我们可得以下规律。

1. 根升梢降，且根部之性能多以先降而后升为顺序，先沉后浮为常理。

2. 凡根入土甚深且形细者，其性必属阳类；凡根入土不深且形大者，其性必属阴类。

3. 凡草木之根成球结块者，其性多寒凉，纵苦寒而不泄。

## 二、茎部

唐容川说："凡树木之有花者，其内皮皆有白膜一道，由白膜通阳气，上树颠乃能开花。"

据此可以知道，植物的根与花是以该白膜为相连的，而这白膜通道在某种意义上等同于经络，是植物经络系统的基础。植物也有经络？当然。科研人员已测得植物也有经络，也有纵行于体表的两种线路。香蕉有五条经络，哈密瓜有十二条。

茎大体可分为圆茎与方茎两大类。其中方茎也包括三角形的茎及其他菱形类的茎。因为茎部主植物的阴液，茎方为阴不足之象，阴不足则阳有余，所以，茎方的植物其性多温，其所对的颜色尤以赤色为宜。有的植物的茎部是方的，但因其所受相关因素的影响而颜色各异，那么，如果以它的茎部入药，尽管亦有一定功效，但其功必不专，其效多杂而偏弱。

一般植物的茎的形态都是圆的。这种形态说明该物的阴阳平衡，其性偏于中正，故而不能断定它的实际药性，必须参考其他部位的形态特征才能得出结论。如果植物的圆茎配以白色，则其性多偏于寒凉而能补虚；如果植物的方茎配以赤色，则其性多偏于温热而主泻实。不仅如此，植物的根部与花朵也是一样的。芍药根的颜色随花的颜色的不同而不同。其中，开白花的白芍其根白，开赤花的赤芍其根赤。而白芍与赤芍的区别在于：白芍益脾柔肝，赤芍散邪行瘀。

一般地，植物的茎多是实心的，但亦有中空的。如果植物的茎内心特别坚实，则颇像那肌肉之内的筋骨，所以就常常被用来治疗筋骨之类的疾病，如狗脊、接骨草之类就是。如果植物的茎中空或茎内有纵纹，就像水道一样，我们就认为其有疏利与祛风的功能。如木贼的茎与麻黄的茎部都是中空的，故而它们都有祛风与利尿作用。同样的道理，植物的根若是纹理明显，宛如水道，亦主于疏利水道，这是因为根与茎都是主阴性的汁液的。如防己，其根纹理明显，如有水道之象，故而又有"解离"之名，易知其功擅利大小便，善治皮肤水肿。

茎中空者多能发汗或理气，这是什么道理呢？中空者，以离卦论，其性善发散。若其物体中空较甚（如蝉蜕），或其体虽不甚空，但有较强之辛味散力助之（如麻黄），则能够发汗。倘若二者之和不达发汗的临界条件，则往往表现为理气之能（如青蒿梗等梗类药物），如恰达临界条件或偏之甚微而加大剂量可达该条件的，则既能发汗亦能理气。

唐容川说："白通草象人身之膜油，故能通达膜油。上可通乳，下可通小便，皆是茎身主和，可升可降，各从其类之义。至于苇茎，中空而直上，且其味淡，故属气分，功专于升，《金匮》用以吐肺中之脓，正取直上透达之义。荷茎中空，而气味淡，从水底而上出于水，故能升达清阳之气。葱白中空而气味烈，则升兼发散，此皆茎也。气味皆轻清，故皆主升。

他如木通茎亦通透，然系藤蔓，形与一茎直上者不同，且味苦泄，故主下降而通利小便。苏木者，木之身也，色红味咸，象人身周身之血，故主于行血。秦皮者木之皮也，象人身之皮，味苦兼降湿热，故仲景用治皮肤发黄之证。棕皮丝毛如织，象人脉络，为涩能收降，故用治吐血、衄血，以降脉络之血结。乳香树身之脂，象人身之脓血，故治人身疮脓等病。杜仲柔韧，象人筋膜，色紫黑、味纯厚，故入肝肾，以强人身之筋骨。凡此之类岂能尽举，或升或降，或补或和，各别其气味性质而细分之，则用之自然中肯。"

本草植物里，外形为一茎直上的药物很多。唐容川说："柴胡、白头翁皆一茎直上，花皆清香，故皆能升散郁结。白头翁所以治下痢后重者，升散郁结故也。柴胡治胸前逆满，太阳之气陷于胸中不得外达，以致胸满，柴胡能透达之，亦升散郁结之义也。二物之不同者：白头翁无风独摇，有风不动，色白有毛，凡毛皆得风气，又采于秋月，得金木交合之气，故能息风。从肺金以达风木之气，使木不侮土者也，故功在升举后重而止痢疾。柴胡色青，一茎直上，生于春而采于夏，得水土之气味，从中土以达木火之气，使不侮肺者也，故功能透胸强之结。"

因为茎部于中，其归经于胰，其性象土而中和。所以，一茎直上之物，我们也可认为是一茎直下。如果其性寒而味苦咸，则可推知其性直行而达下焦。如果其物性温而味辛辣，则可推知其性直行而达上焦。然而，陈修园在论述泽泻的药理时说："此物形圆，一茎直上，无下行之性，故其功效如此。今人以盐水拌炒，则反掣其肘矣。"为什么"一茎直上"就一定是"无下行之性"了呢？很明显这种说法并不妥当，"一茎直上"只能理解为其气机是直行的，没有伸展发散的象。泽泻其实是直降于下的，最后走水道而出。它直降于下是由其性寒所致，而走水道则由其生于沼泽湿地所决定的。

还有一种比较特殊的茎，就是藤生类植物，它们的茎也很具有人体"筋脉"的特征，颇具有"木"的象，所以藤类药物也是常归于肝经。在具体功效上，比如鸡屎藤善于处理小儿疳积，这是以小儿多见的由于肝气不足引起的疾病（肝是最大的消化器官）。海金沙藤善于处理小儿特有的泄泻，这种泄泻不是一般的拉肚子，而是肝的疏泄功能出现问题的一种泄泻现象。钩藤善于处理多梦的问题，这是由于肝藏魂的功能受损导致的。虽然钩藤在某种意义上只是治标，因为肝血充足了才能真正完成肝藏魂的任务，气血充足才是其本。但这并不妨碍钩藤善于入肝经，兼其有倒钩，其类象金，以金克木，所以才有此效用。宽筋藤，顾名思义便知其善于宽筋，而筋正是由肝所主的。鸡血藤活血大于补血，其活血的机制与当归有些类似，就是进入肝经调动其所藏之血而达到效用。

**发现本草**
——对中药药性的深度解读

民间有不少人在治疗肝胆结石的时候，也很重视鸡血藤的应用。凡此种种，都明显指向我们刚才的推论，即藤类植物善于归于肝经而发挥作用。

根据以上的论述内容，我们可得以下规律。

1. 茎（梗）圆而又开白花的药物其性多寒，茎（梗）方而又开红花的其性多热。

2. 茎中坚实者常以治疗筋骨患疾。

3. 植物的根与茎内有纵纹，宛如水道者，主升转循环疏利水道。

4. 茎中空者必能理气，若兼具其他升发的条件则能发汗。

5. 一茎直上者其性直行，至于其性是先直行于上还是先直降于下，则由其他的对应条件决定。

6. 藤类药物比较善入肝经。

## 三、叶部

我们知道，植物的叶子的五行归属是火，赤色为其本色。并且，无论在陆地上还是在海洋里，都能找到赤色叶子的植物，很明显，它们算是植物家族里的祖宗级别的植物了。不过，植物叶子的颜色当然是以青绿色为主，如果按青绿色归于肝经来推理，叶子其实也可以说是归于肝经的。这种一物归多经的现象其实相当普遍，但在部位归经理论的表述上，我们只能将叶子归于心经，因为它们在演化过程中同属于第三进程的产物。

我们前面也说到，动物用肺脏来呼吸，植物用叶子来呼吸，在功能上我们也可认为叶子也归于肺经。特别地，那些具有辛味的叶子，比如紫苏、薄荷之类，它们在实际发挥作用的时候便是归于肺经。由于植物的叶子具有向四周发散这一态势，故有"叶能发散"这一规律。如果叶子同时也具辛味，则当属解表要药，如薄荷叶、紫苏叶之类。所以，在分析一味药物的实际归经的时候，是需要综合多方面的考虑才能得出准确的结果，而在重点第次的排列上，其所散发的气与实际的味为第一要素。

植物的叶子也有金、水、火、土四种形状。其中，金形的叶子比较削瘦，如松针之类。因为金善克木，而风属木类，所以松针善治百节久风。那些质地很坚韧的叶子，也就是革质类叶子，比如枇杷叶，其性亦从金。枇杷叶仅仅是有毛而已，有些叶子甚至还长刺，比如两面针的叶子就是，这种就是"枝叶有刺能消肿"的类型。质地较厚而多汁的叫肉质类，如芦荟之类，其性从水，这种就是"叶里藏浆拔毒功"的类型。水形的叶子多能治疮肿拔毒，所以芦荟能杀虫，善治湿疮流水之证。有些仙人掌不但叶里藏浆，同时也长满了刺，那么这种仙人掌其实就是一味急救类型的好药。火形的叶子呈头大尾尖之状，其尾尖收引，是阳有余之状，其性集于尾尖之处，甚似火温在于火端之象。土形的叶子呈圆形，其质有敦实的，也有虚柔的，以圆而敦实的为最好，如是虚柔的，则兼有其他附带的形质，如叶上长毛之类。土形的叶子性居中正，一般须参考其他部位才能断定它的药性。

叶子是主植物的阳气的，如果植物的叶子较大，那是因为它的阳气不足，须增大面积以便进行光合作用。相反的，如果植物的叶子较为狭小，那么就表示它的阳气比较充盛。因而我们据此可推知：在同类植物中，叶子大的其性属阴而显缓和，叶子小的其性属阳而显急烈。如白术与苍术，其外形多有相似之处，但白术的叶子较苍术的大，故白术虽功似苍术而性缓。又如荆芥，其茎方叶细，像扫帚叶而窄小，淡黄绿色，其功擅祛风破结气，散瘀消疮毒。

但有一点需要注意，那就是有的植物叶子其实并不大，但却是长得满满的一大片，这种情况其实也属于广义的大叶子，因为它这样生长的主要目的还是吸纳更多的阳气。即便是同一科属的植物也可能出现这样的情况，比如榕树，有些叶子比较大的叫大叶榕，有些叶子比较小的叫小叶榕，总体来说榕树都是偏于阴的，无论是小叶的还是大叶的。但如果再细分下去，阴之中再分阴阳，那当然就是小叶榕是阴中之阳，大叶榕是阴中之阴。注意这仅仅是阴阳的分类，而不一定是寒热的分类，这需要结合其所散发的气与实际的味来进行具体分析。气味才是最重要的，无论是归经还是功效，气味都是第一要素。

唐容川说："若夫叶在四旁，则主四散，故能去周身皮肉内之风寒。竹叶能清肌肉中之热，仲景竹叶石膏汤正取竹叶之散也。菊叶为治疮要药，亦因其性

发现本草
——对中药药性的深度解读

散，去肌肉中之风邪也。豨莶叶亦然，但菊叶小而多尖桠，故主散疮，豨莶叶大有毛，性专重在叶，专得风气，故古有豨莶膏主去周身之风。荷叶能散皮肤之热，桃叶能散血分之寒热，苏叶能散气分之寒热。盖凡草木之叶多得风气，故多主散。《周易》所谓风以散之也。叶大有芒角，如八角风、苍耳叶、巡骨风之类，皆叶大而有芒角，均主散风。凡枝多横行故主四散，及达四肢。紫苏旁枝散胁肋之结气，桂枝行四肢，桑枝、桃枝、槐枝皆行四肢，皆取横行四达之象。"

除此之外，还有一种情况也值得探讨，那就是会自己开合的叶子，一般是朝开暮合，比如花生、合欢、含羞草之类。前面已经介绍过的紫苏叶，其朝仰暮垂也属于这一类。在阴阳的层面上，这是循合天地阳升阴藏的自然规律。鉴于中医对失眠的理解是"阳不入阴"，因此这类药物能很好地调节人体阴阳以达改善睡眠。那是不是所有的失眠都可以用这些药物来治疗呢？当然不是。在阴阳的层面，如果人体的阴阳没有出现某一方面偏盛或者偏衰的情况，仅仅是阴阳之间不能更好地开合的话，便是用到这一类药物的时机。花生又叫长生果，它的叶子在处理失眠的时候，主要是针对老年人的情况效果更佳，每次一两，泡水当茶喝就可以。这种情况，用首乌藤也是可以的。但若不是这种情况，而是阴阳偏颇，比如心经热盛或肾阳虚弱之类的情况，就不会得到相应的效果。合欢一物，顾名思义，就是合在一起会欢乐，那它应用在具有忧郁情绪的时候就是最佳时机。含羞草除了朝开暮合，也是任何时候一触即合的，这种传导性的快速反应，在处理现代所说的"神经衰弱"类型的失眠会更对证。当然，含羞草味甘涩微苦而性凉，有凉血解毒之功，对于心经热盛的情况也比较理想，只是要得到更好镇静安神功效的话，选用红骨的含羞草会更善于进入血分而发挥作用。但是含羞草是有点小毒的，所以这种情况还不如用黄连阿胶汤或者导赤散加减来得安全。

根据以上的论述内容，我们可得以下几点规律。

1. 叶能发散，性多走表。

2. 在同类植物中，叶子大的，其性属阴而显缓和；叶子小的，其性属阳而显急烈。

3.叶大而有芒角，均主散风。

4.朝开暮合类型的叶子，善于调节人体阴阳开合。

# 四、花部

在民间的药谚中，有这样一句："诸花多升，唯旋覆花独降"，这是前人对花类药物性能的总结。现在我再多加一条：花善开放，故常以开闭解郁。

说明：以花入药，多于其含苞待放时采摘，假若此时任其自然生长，则其将开放，此开放过程是一个以化学变化为主、伴随物理变化的过程，现却于未开放前采摘，皆因其化学性质不变，故其开放之功能亦将保留。若以该花入药，亦可正常发挥开闭解郁的功能。如款冬花之所以能治寒咳，是因为寒之咳乃由寒邪所客，寒性所收而气闭，气闭则以咳开之，遂成寒咳之疾。而款冬花为冬季所开之花，其性必温，又花善开闭，故能治寒咳。

问：密蒙花作为花类药物，其功效只在清热养肝及退翳明目之间，而独无上述推导的开闭解郁之效，为什么呢？

答：凡花类药物皆有开闭解郁之效，密蒙花也不例外，只是此花开闭解郁之效受药性因素影响，故而远不及其他花类药物，所以临床上多不用其起开闭解郁之效，并非是它本身没有这种功效！

唐容川说："芙蓉花何以不主散而主收。旋覆花何以不主散而主降？答曰：此亦视其形气而定之也。芙蓉秉秋金之气，而质又胶枯，故能收敛，为箍疮妙药。旋覆花滴露而生，花又微咸，故主润利去痰。他如枇杷叶之利，槐枝之清，皆随气味偶然异用，非枝叶花之本性也。故凡花多散头目之邪，头目居上，而花居茎梢之上，气更轻扬，故多归头目，而散其邪也。甘菊花气香味平，散头目之风邪。金银花散阳明头之风热。辛夷花散脑鼻内之风寒。密蒙花散眼内之风邪。总见花在梢上，故上行头目。"

**1.花的形态**

由于花托是茎的变态，而植物的茎主要是方、圆二种，所以花的形状也是

**发现本草**
——对中药药性的深度解读

比较单一的，一般情况下，都是以圆形的方式开放，偶有偏方的形态。而花瓣是叶子的变态，也是叶子的延伸，所以花瓣在形态上就会丰富很多。我们知道，花序分有限花序与无限花序二种，在有限花序的范围内，花的瓣数能显示出它的象数。

重楼又名七叶一枝花。而它的花瓣数也恰是七瓣，与它的叶子的象数一致，这并非偶然。事实上，重楼茎上开的花，正是它在同一最小周期的节上所长的七片叶子完全演变的变态产物。基于这种关系，本草植物中与花有关的许多性能与数目，都能从它的叶子上找到答案。

例如，莲花的花瓣虽多，但都是由一片叶子演变而来的，因为荷叶与一般叶子不同，它是圆形的，最初时可能只演变一圆形的花瓣，但日久必致分裂，所以，才有了今天的多瓣荷花。为什么说荷花只由一片叶子演变的呢？因为藕一节只生二茎，一茎为叶，一茎为花，可知该花所在，其原只是一片荷叶而已。据此又知莲藕的象数为二，为心之果，多食可令人心欢，即为佐证。其味甘，皆因藕连于地，禀地气过多所致。其实，苦味才是它的本味，莲子正是苦味的。

有的没有花瓣或花瓣不明显的花，我们可以根据花的其他部位来推断。如丁香花，其色为白色或暗紫色，尖端四钝裂，花萼如钟状而有四齿。所有的现象表明，丁香花的象数是四，其五行属性是金，其味辛即为佐证，所以丁香能治风邪。当然，它的花色都暗示着它具有补益的功效，现在学界亦普遍认为其能够补肾健胃。

一般地，花朵大的植物所结的果实就大，花朵小的植物所结的果实就相对较小。

### 2. 花的颜色

我们知道，花是叶的变态产物。而作为代表植物的叶子，是以青色为代表色的。这就是五行中木对应青色的原因。既然花是叶子的变形，那么，在远古时代，相信大多数的花都是"青一色"的。也就是说，青色是花的最早起源色彩，但现在已很难再看到青色的花了。根据五生相生的规律，即木生火，火生土，土生金，金生水，我们可以对应地得出花的颜色的演变规律是：

青——红——黄——白——紫——（黑）

目前还没有发现能开出黑色的花的植物，而能开出接近黑色的花的植物就有不少，如地榆，它开的花是紫黑色的。因为黑色是演化进程的最后一阶段，那是一个质变的阶段，所以很大程度上应该不会有出现黑色花的可能，即使有也只是极短时间的存在，那是极不稳定的一个状态。

李时珍说："白色在西方，故能补虚；赤色在南方，所以泻实。"

我现在把它更完善一层。就颜色而言，是上述排列自左往右地按先泻后补逐渐增强的方式排列的。也就是说，青色的攻泻能力最强，红色次之，黄色更次之。开黄色花的因居于中正，又因为黄色是土的本色，所以它的药性就攻补相当而偏于中庸。依此类推，白色的攻泻能力再次之，紫色的攻泻能力排名最后。对应地，青色的补虚能力最弱，红色渐增，黄色更好，白色就更胜一筹，紫（黑）色的就是最补益于人体的了（很多补益类药物都是开紫色小花的，如人参、益母草之类。但要注意，拥有补益性质不一定就是补益类药物）。

在现代科学看来，花的颜色主要来自花青素和胡萝卜素。花青素是一种水溶性色素，可随着细胞液的酸碱值改变颜色。当细胞液呈碱性时，就偏向青色；当细胞液呈酸性时，就偏向红色。根据酸碱值的微妙差异，可以形成由大红到青蓝的各种颜色。至于橙色和黄色，那是胡萝卜素的作用。这就足以说明了青色与红色的植物为什么都偏于攻泻，那是因为它们都含有花青素，随着含量的不同而不同。同样的道理，橙色和黄色的植物为什么都一致拥有一定的补益功效？因为它们都含有一定量的胡萝卜素以及其他的能量物质。

当然，如果我们要更深入地研究的话，我们就要问：颜色是什么？颜色是物体发出的不同波长的电磁波在我们视觉器官中的反映，既然是一种电磁波，它就是一种波动，它就能够干扰和影响人体气的运动。所以说，颜色除了具备物质基础，除了那些我们看得见的花青素、胡萝卜素之类的东西，更重要的是给我们提示了其内在的能量属性。

有人在精神病院做过这样的实验，把精神分裂症狂躁型的患者的房间布置得像洞房一样，全是红的，结果发现这个患者就狂躁的不能抑制下来，就给他用镇静药，而且还是平常的二倍，患者才稍稍地平静下来，你说这不是红色的作用吗？红色不是火吗？它能使气上升，使人兴奋！这个颜色给我们的望诊提供了极大的信息，同时也为我们了解药物的属性提供了帮助。

紫色是一种很特殊的颜色。紫色类药物的归经情况并不是单一的，这大概是因为它的演化程度过于复杂而造成的吧。首先，紫色虽在白色之后才进行演化的，但它的演化并不源于白色，而是来自红色。"红得发紫"即是此义。所以，紫色可由它与红色的关系而进入心血之间。又紫色与黑色几近相同，故紫色又能相似而相归于肾经。再者，紫色是红色与黑色的中间色态，而肝脏是心与肾的中间内脏（肝为心之母、肾之子），所以紫色自能归于肝经。总而言之，紫色的归经是多脏经的，但却是单一层次的，那就是紫色必属血分无疑。

除此之外，黄色也有一点特别。一般情况下，黄色的药物都能归于脾胃二经。但是，对于花类与果子类药物来说，黄色就有更深一层的意义，黄色也能归于肺经。这是什么道理呢？

徐灵胎说："金之正色，白而非黄，但白色为受色之地，乃无色之色耳。故凡物之属金者，往往借土之色以为色，即五金亦以黄金为贵，子肖其母也。草木至秋，感金气则黄落，故诸花实之中，凡色黄耐久者，皆得金气为多者也。"

李时珍说，茺蔚子开白花的入气分，开紫花的入血分，治妇女经脉不调及胎产时一切血气的病，是一种很好的药，并常用它与四物汤、香附等药治病。

李时珍认为，凡是杏花、桃花都是五瓣的，若是六瓣的其果必定是双仁，这是反常现象，所以其仁有毒。

因为花与果的关系相当密切，所以，花的颜色也能够反映与决定其果子的药性功能。如此看来，植物的花朵不仅显示美丽的一面，也悄悄地暗示着很多不为人知的秘密，真是"一花一世界，一叶一菩提"啊！

至此，我们便可以根据上述几点结论来推理花类药物的功效了。例如玫瑰花，它的花色有红、白等几种，如果取白色的入药，那么它的理气养胃的补益功效就更强；如果取红色的入药，那么它的活血调经的功效就更胜一筹。但无论如何，只要是玫瑰花，其解郁能力都不错。对应地，玫瑰根的主治亦有所侧重：开白花的治白带效果会好一些，开红花的治赤带自然就合拍很多，对痛经的治疗也显得更对应更有效果一些，因为痛经是属于血分的一类疾病。"花善开放，故常以开闭解郁"，而且玫瑰花又是带刺之叶演变所得，其开解之力尤胜于诸花之理即在于此。惟本品性温，阴虚有火者勿用。如病妇素来大便不通者，则应该易以月季花，因为月季花除了破血通经，还能通便，其常用量为5克。

但是，最为可惜的是，根据植物的颜色，有一点药性是推断不出的，那就是药物的毒性。例如，曼陀罗的花色有白、红、蓝、紫等色，但它却是有一定毒性的药物。不过，兔子很喜欢吃它的叶子，也不见有任何不良反应，真是一物克一物啊！既然兔子能够吃曼陀罗叶而相安无事，相信兔子所产生的消化酶是能够对抗甚至分解曼陀罗的毒性的，那么从这里出发，是否可以通过兔子的唾液或其他成分而作为曼陀罗毒的解药呢？这又为我们提供了一个很好的思路。

根据以上的论述内容，我们可得以下几点规律。

（1）诸花多升，唯旋覆花独降。

（2）花善开放，故常以开闭解郁。

（3）一般来说，青色主攻，赤色主泻，黄色主和，白色主补，黑（紫）色主益。

（4）凡色紫的药物都归属于血分。

（5）诸花实之中，凡色黄耐久者，皆得金气为多而有金之性情效用。


## 五、果部

一般地，花瓣谢而结子，其气已尽，树中津液全注于果实，内存之核其营养多由果肉供给，故而常有肉多则核小，核大则肉少之象。同时，核层以内的仁，其气多取于果肉精化，因此，尽管仁少有微阳，亦仅可自守以传种而已。

"诸子多降，唯蔓荆子独升"，这是前人对果子类药物的性能总结。现在，我再多加一条：子善开破，故常以攻积降泻。

说明：子类皆具冲破外壳而发芽生根之功能，这是子类的成长趋势，故以子入药，则多发挥此功能而治闭，又因子破闭能力往往较花更强，故常以之治积。如枳实之所以能破气消积除痞，乃是因为枳实本理气之药，且实类善开破，破则积痞自消。又如葶苈子之所以能治痰咳水肿之实证，是因为痰咳水肿为痰积所致，而葶苈子本身便具有止咳化痰之功，而且子善破实攻积，故善治痰咳水肿之实证。

唐容川说："草木之实性皆主降，何也？答曰：物下极则反上，物上极则反下，草木上生果实为已极矣，故返而下行。实核之性在于内敛，故降而兼收。问曰：苍耳子、蔓荆子皆草之实也，何以皆能上升？花椒、橘红皆木之实也，何以皆能外散？答曰：果实仁核之主收降，其大端也，亦有须合形色气味论之，方为确当。苍耳有芒而体轻松，蔓荆味辛而气发散，故皆有升性，亦核实中之变格也。至于花椒、橘红，气味辛温，故能升散。然此二物仍能降气，且皆皮壳也，故益有升性。至于椒之目，能止自汗。橘之核能治疝气，则纯于下降，而不升发。盖同是果实，又有皮肉仁核之分，皮肉在外，容有升散之理。仁核在内，则专主收降，断无升散，是以牵牛子、车前子，皆兼降利。荔枝核、山楂核皆主降散，白蔻仁、西砂仁味虽辛，而究在温中以降气。柏子仁、酸枣仁功虽补，而要在润心以降火。至于杏仁之降气，桃仁之降血，又其显焉者也。"

**1. 三个结论**

关于植物的果子，我在这里给定三个结论如下。

（1）植物的果部包括果、子、仁等，在部位归经理论中与肝经相对应。倘若子从茎中出，或是子结在叶间，有如胆附肝之象，则其又能直接归于胆经。

（2）以子明目。正如上面所说，子类药物多能直接地归于肝经，或补其虚，或泻其热，所以善于明目。

（3）果子之皮肉相连者，其内外药性统一；内外之间有膜相隔者，其药性则相反。

一般情况下，如果植物的果子其皮与肉是相连的，那么它的皮与肉的药性一致，如芒果、西瓜之类即是。相反地，如果果子的皮与肉之间有膜相隔，那么它的外皮与内子则多是药性相反的。例如金樱子果皮肉能涩精，但是它的腹内之子却反而滑精。这其中到底蕴含着怎么道理呢？

在这里我们选取常见的荔枝、柑橘与西瓜为例加以说明。一般的果子都是在夏秋两季成熟的，这是因为夏秋两季的阳气较盛，能促进它们迅速生长而成熟。但是，尽管同是夏天的产物，荔枝肉是湿热的，多吃会上火，而西瓜肉却是解暑生津之品。它们在同一环境下成熟却具有截然不同的药性，除了说明天时地理不是决定植物性能的唯一因素外，这里还蕴含着一个不易被人察觉的道理。

一般果皮相对较为粗糙且与果肉以膜相隔的果子，这是由于内肉不胜外邪，须赖外皮保护所致。因而又可以推断：其内肉多应天时之气，其外皮多化天时之过。如荔枝，它的内肉是湿热的，如果没有外皮化解此炎夏之湿热，试问，它的果肉还能在这样的天气下安存吗？据此易知，此类药物的外皮与内肉的药性相反，二者矛盾而统一。苏东坡说："日啖荔枝三百颗，不辞长作岭南人。"我们知道，荔枝是湿热的，吃了会上大火，你苏东坡吃那么多，难道不怕上火吗？当然不怕。根据上面的结论我们可以知道，荔枝皮与荔枝肉之间的药性是相反的，是可以中和的，具体地说就是用荔枝壳泡茶喝就可以解开所有关于吃荔枝所致的身体不适。但有一点要注意，荔枝美味，害虫当然也知道，所以荔枝是极易遭受虫害的，特别在成熟的时候，几乎每隔几天就要喷一次农药，所以一般的荔枝壳是残留有不少农药在里面的，因此还是建议选择其他方法吧。

就柑橘而言，它的果肉与果皮之间有白色隔膜分开，则由上述结论可知其皮肉之性相反，进而可验知其果肉性润而果皮性燥。同样的道理，柑橘的种子的种仁层与硬壳层之间有种皮层相隔，因而它的种仁与硬壳之间的药性也是相反的。由于硬壳层与果肉直接相连而受其影响最大，故硬壳层的药性多与果肉的药性趋于一致，因此又可知柑橘种子的硬壳性润而其种仁性燥。由于西瓜的瓜肉与表皮之间没有隔膜，所以它们的药性是统一的。否则，其药性若非统一，那么，其皮肉之间必相斥而排开，或是生膜以相隔的。

广而推之，凡果皮细薄且与果肉紧密连续的，其内肉与外皮均可化天气之过，故而它们的药性统一且与天气相反。仍以西瓜为例，正因为它的瓜肉均能在炎夏中安存，且在夏季结果成熟，所以易知西瓜的果肉都是能解暑热而尤以

**发现本草**
——对中药药性的深度解读

西瓜皮为佳（这里说的是贴近西瓜翠衣的白肉部分，虽然西瓜翠衣解暑热的功力极为优胜，但太厉害的药性反而对平常人体会造成某种程度的伤害，这就是过犹不及的道理）。

更进一步地，我们亦可由此而得出更具普遍性的药性规律：凡物之相连者，其性统一；相隔者，其性相反。

遵循上述药性规律的例子很多，如使君子壳能止使君子仁所引起的呃逆等，甚至有毒的杏仁与解杏仁毒的杏树皮之间的药理作用也是如此。其中，白果壳能解白果仁毒就很实用。银杏叶对治疗与预防心脑血管疾病、防止血栓有非常好的效果，这是近代才发现的。白果仁，其实就是银杏树果子，同样具有这样的作用。同道好友江其霖中医师，就因为心脑血管问题而经常自己吃些新鲜白果仁来作为养生用。但是白果仁是有些许毒性的，每次不能多吃，他一般就吃两三个而已。如果你也准备采用这种养生方法，那么只需知道它的壳能解白果仁毒就可以，每次吃新鲜白果仁的时候，它的壳先不要扔掉，留作备用就可以了。

**2. 子类药物的油质及其药理特点**

由前面的论述，我们可知子类药物在宇宙的第五进程出现，而种仁则在果子之内的第六层，可见植物的演化也踏进了第六层，这也是子类药物多归于肝经的原因。事实证明，宇宙万物正在第六进程的演化道路上。并且，越是高级的物种，其演化的速度就越快。

唐容川说："大黄苦寒之性自当下降，而巴豆辛热之性宜与大黄相反，何以亦主攻下，而较大黄之性尤为迅速，此又何说？答曰：此又以其油滑而主下降，其能降下，则是油滑所专主，而非辛热所专主也。凡食麻油、当归皆能滑利，皆能下大便。但麻油不热，则其行缓，不辛则气不走窜，故其下大便也缓。蓖麻子味辛气温，是有气以行其油滑之性，故其行速。巴豆之油与麻油、蓖麻同一滑性，而大辛则烈，大热则悍，以悍烈行其滑利，故剽劫不留也。麻仁亦油滑，而无辛烈之性，故但能润降，不能速下。葶苈亦有油，自能滑利，又有辛味，是与巴豆之辛而有油相似；其味又苦，是又与大黄之苦而滑润相似，然则葶苈隐寓巴豆、大黄二者之性，故能大泻肺中之痰饮脓血，性极速降，盖有大黄、巴豆之兼性，诚猛药也。恐其太峻，故仲景必以大枣补之。杏仁亦有油，但得苦味而无辛烈之气，故降而不急。"

关于仁内的油质，我们可以直接看到其含量的多少。而种仁的生发开破之力则只能靠间接推知。我们可通过种仁外壳的硬密度来推知其开破之力的大概程度。例如，草果与草豆蔻虽是同一品种的药物，但草果的皮要比草豆蔻的黑厚而棱密得多，即知草果的开破之力较为强大，其善涤痰化积即为佐证。由于草木的根茎枝叶大多是由一粒种子生发而来，所以种子也就是草木的先天，我们在推理本草药物性能的同时，如果能兼顾其先天性能的话，或许就能显得更为深刻与完美。

根据以上的论述内容，我们可得以下几点规律。

（1）诸子多降，唯蔓荆子独升。

（2）子善开破，故常以攻积降泻。

（3）植物的果部包括果、子、仁等，在部位归经理论中与肝经相对应。

（4）以子明目。

（5）果子之皮肉相连者，其内外药性统一；内外之间有膜相隔者，其药性则相反为二。

（6）子中多含油质，其性非滑润则燥热。

## 六、论植物的刺与毛

唐容川说："用刺者有两义：攻破降利，用皂刺、白棘刺是矣。二物锐长，故主攻破。设刺不锐而钩曲，刺不长而细软，则不破利而和散，能息风治筋。如钩藤刺、红毛五加皮、白蒺藜之类是也。勾芒为风木之神，物秉之而生钩刺芒角，故皆能和肝木，而用以息风治筋。"

植物的根很少长刺，那是由于植物的刺是阳气有余、聚阴而化的产物。同样，植物的花与根一样，也不见得有花是长刺的。人们常道"玫瑰花有刺"，那是指它的枝茎有刺，并不是说它的花瓣有刺。

**发现本草**
——对中药药性的深度解读

植物的刺的五行归属是金。它具有收引与攻破的特性，所以它的主要功能是祛风（金克木）、排毒逐脓。总的来说，叶子有刺的情形比茎部有刺的情形要多得多，这主要是因为叶主阳气，其阳气多而有余，故能聚阴而化。但茎部的枝一般都比叶子的刺要更大、更长，因为茎主阴液，倘若其阳气有余，则阴聚而生化，其阴颇多，故而其生化之刺亦形大而长。

植物果实有刺的情形也比较常见。因子善破积，如果子亦长刺，则更具攻破的功能，那么，此类药物的功效就不只是排毒逐脓那么简单，而是能很轻易地排出如死胎凝血之类的有形停滞物。相对地，叶子的刺与枝茎的刺的功能亦有所偏差。其中，叶子的刺多主祛风，枝茎的刺则多主于排毒逐脓。道理很简单：叶子主阳气而属阳，故主于祛风；枝茎主阴液而属阴，故功偏于排毒逐脓。如果植物的叶子与枝茎上都长有刺，就说明该植物的阴阳俱盛，祛风与逐脓之力自然更强。正因为如此，对于这类药物就要小心它是否药性过烈而有毒了。

植物的刺形虽从金形，但其能量多聚集于此，像物理的"尖端放电"现象的自然道理。在物理的电学里，由于电荷之间的相互排斥，使得大部分的电荷都集中在带电体的端点处。当电荷大量集中，达到具有击穿空气的能力之时，便出现"尖端放电"现象。而在中医的概念里，所谓"气有余便是火"，能量聚集得多了就会化为火，所以刺的性质就多偏于燥热。并且，刺要坚硬而尖的为好。如果刺的坚硬度差，就称之为毛刺；如果刺的坚硬度趋于零，就称之为茸毛。

药物大蓟与小蓟的生长形态很相似，但有一点的区别就很明显：大蓟的叶多刺而小蓟的叶却只有小的芒刺。因而它们的药用区别就很容易推知了：大蓟主疗痈肿，小蓟功专破血。药效颇为相似的天冬与麦冬之间，也有着天冬的茎叶有刺而麦冬茎叶无刺的区别，因而它们的药性功能亦有所区别，并且天冬的药性偏急，而麦冬的药性相对较为缓和。

植物的刺和其他部位一样，也有一定的生长过程，并且有的还会有消亡的趋势。例如：植物棘长至三尺高便开花结果（酸枣），果小时名棘，此时其枝茎上多刺，至果长成时则名酸枣，此时刺已减少。很明显，棘的刺的收引之性已归于酸枣当中了，其味酸而性收即为实证。李时珍认为：酸枣为酸收敛，主治肝病。其仁甘而润，熟用疗胆虚不得睡，烦渴虚汗证；生用疗热好眠，昏沉而多睡。

前面已经谈到，植物的毛与刺其实是坚硬度不同的同类物质。同样的道理，植物的毛也是由于阳气有余以聚阴而化的。但是，刺与毛的区别也是很明显的。首先，植物的毛的化生条件要比刺的化生条件低得多，因而植物的各个部位都能长毛。其次，刺是头大中小尖收尾的，从金之形，颇具攻破之性，而毛基本上是头尾等大的小圆柱形，因而不具备攻破之性，或者说它的药力比较微弱而可以忽略不计。

植物的毛按颜色分类主要有：白色、黄色与黑色。其中，白色主上焦体表与阳气，黄色主中焦与气血之间，黑色主下焦与阴血。

紫草是因其根和花均是紫色且可以染物成紫色而得名的，按理本品色紫而入血，最善治血病，但用紫草根治疗痘疹癍毒多能获取很好的效果，到底是什么道理呢？原来，紫草的根上有白色茸毛，正是这些白毛能够发挥治痘疹癍毒的作用。所以，李时珍指正说：古方中只用紫草的茸，取它初得阳气的部分来发痘疹，今人不知，却用紫草的整体入药，是不妥的。只是植物的毛多细小柔弱，纯属微阳所化，故而其药效亦多微弱，所以通常都不单独取植物的毛入药。

植物的毛与人体的毛发其实有一定的相似之处。人体的毛发是阳气加合余血所生，而植物的毛也是由其阳气聚于阴而化的。毛发好能反映人的气血充盛。同样的道理，植物能长毛，也说明它的阳气与阴液都较为充盛。但是，如果植物的毛长得特别多，就必定有损于其内之阴阳，因此，其内必虚而功偏弱。

黄连是因色黄且其根相连如串珠而得名的。我们在前面说过，根主阴汁，根内结子珠者，其性多寒，故黄连之性寒。另一方面，黄连有两种，其一根粗而无毛，其二根多毛而中空。比较二者药效，当知前者优而后者次，那是因为黄连根内之珠乃阴聚所化，后者多毛损于内，故而中空，颇有阴汁外散之象，故而其功必次于前者。

唐容川说："苍耳有芒角，得风气所生之物，乃应东方勾芒之象，其质又轻，

**发现本草**
——对中药药性的深度解读

故入肝经散头目之风，而味苦，又兼清热。钩藤有钩刺，亦入肝经，然系枝蔓，多主四肢，故治肝筋脉之风热。巡骨风、五加皮皆有毛，性辛温故能散肝经之寒，祛周身之痹痛。"

综上所述，植物的毛能反映其内在的药性功能，这就是毛的最大作用之处。

根据以上的论述内容，我们可得以下规律。

1. 植物的刺形从金形，其性多偏于燥热，具有收引与攻破的特性。

2. 叶子的刺多主祛风，枝茎的刺则多主于排毒逐脓。

3. 植物的刺善于在肝经发挥作用。

## 七、论植物的质与节

质轻多升，主升浮发散；质重多降，主镇逆下坠。这是前人关于药物的质地与性能关系的一个经验总结。这个结论的核心是象义学说，它的正确性早已被中医药几千年的临床实践所证实。如果一定要运用现代生化技术对质地不同的药物进行提取成分及归类分析的话，那么，其最终可能会得到这样的结论：质地相似的药物，其所含的物质亦存在很大程度的相似，且具有同样的物性功能。

上述结论或许会有所偏差，因为中药讲究的是一个整体的观念，与西方医学的"解剖"理念是有一定的区别的。譬如，主要成分含水硅酸镁的滑石，现代药理认为它的作用为：抗菌以保护皮肤。而中医药理论则根据滑石的质地滑腻而认为它有滑利的作用，并常用之以通孔利窍，疏导水道以利小便。

不仅滑石一味因质滑而具有滑利的作用，中医理论认为凡是质地滑腻的都有滑利的作用。广而推知：中药的质地与它的药理作用存在对应的关系。也就是说，质滑的有滑利作用，质润的有润燥作用，质黏涩的有黏合收敛的作用。例如，蜂蜜的质柔润泽，因此它具有滑肠通便及滋阴润燥的功效。有一类质滑的药物，它们的质滑是由其体内的油脂所造成的，对于这类油滑性质的药物，我们就需要注意区分。一般的仁类物质都因其内油脂最多，质地油润，故而常用以润肠通便的，如：柏子仁、火麻仁、郁李仁，等等。这就是我们常说的

"以仁润肠"的道理，相信不难理解。

但有一类药物的油脂却与此相反，其性燥而不多见于润，那就是植物的表皮部分的油脂，因它们是聚于表皮以起保护作用的，其主要的功能是防御外邪入侵于内的，故而凡是这类油性药物，尽管其质地油滑，它也不像仁类药物那样以润泽为其物性功能，相反，凡是表皮有油脂的，其性多燥。而它的这个药理性质，是由外界恶劣环境的影响导致的。如肉桂，其皮性热，却能常青于南陲热极之地，这是由于其皮富含油质，故能隔绝外邪！

无论是植物在地下的根部，还是那高高在上的果实，它们表皮的药性都遵循这一自然法则。例如，被李时珍誉为接受戊己淳气而能补各种虚证的黄精，其根柔软有脂而性燥。又如苍术，因根色苍黑而得名，其根肉白有油脂，故而其性较白术更燥，善于燥湿发汗。李时珍说："苍术性燥，故以糯米泔浸去其油，切片焙干用。"再如橘皮，其皮油脂颇丰且芳香，故而最善燥湿消痰，行气宽中。

现代的药理也证实了，一般质黏的药物所含鞣质及黏质就较多，它们都具有收敛作用。如白蔹，其根块含黏质和淀粉，有很好的收敛作用，故而多用以敛疮止炎止痢。因为诃子所含具有收敛作用的鞣质较多，故而也常用于敛肺降火以及止泻止痢。但诃子除含鞣质外还含有致泻的成分，故与大黄相似，先致泻而后收敛。李时珍很早以前就得到了这样的结论：诃子与乌梅、五倍子同用就发挥收敛作用；与橘皮、厚朴同用就发挥泻气作用；与人参同用就能治疗咳嗽。

最后，我们来探讨一下植物的节。

唐容川说："如水泽为节。蒲生水泽中，其根九节。萑、苇、芦、荻、稻草皆生于水泽中，故皆有节。竹虽不生水泽之中，然实秉水泽之气，故竹多节。节有引水上升、引泽下降二用，故节卦下互震，上升之义也；上互艮，下降之义也。"

我们认为，植物的节与一般树木的年轮一样，代表着植物的生长周期，一个节表示该物的一个生长小周期。一般地，有了年轮的植物就不会再出现节，

**发现本草**
——对中药药性的深度解读

而有节的植物其体内多是中空的，只是中空的程度不同。植物在经历了一段中空之后，便有一个节结合相隔，而这个节的硬度，相对于其他部分来说就较为强硬。

有的植物因其所含的水液较多，如玉竹、甘蔗之类，所以它们尽管有节也很难察知其内是否中空，待充分填补其内的水液渐干之后，其中空之性才显露出来。而一般有年轮的木类植物，尽管它们体内的水液已被蒸发至光，其中心依然木质充实而不会有中空的迹象，这就是区别。

如果以物性的道理来推论，则玉竹有节也有液，节者常作为连接之用，液者是为引水之用，口渴是由于津液中断而不能上承所导致的。因为玉竹有液，所以能引导津液上行；因为玉竹有节，所以能连接中断处，这就是玉竹生津的道理。

关于甘蔗一物，唐容川说："甘蔗有青、红二色，天下之蔗皆青，惟四川出红蔗更甘润，因四川在西，得七赤之气。至闽广之青蔗，又较别省为盛，以闽广位在东南，得先天兑气，故亦有甘泽，然终不敌川中赤蔗。因东南先天兑卦，已变为后天巽木，故色青不纯甘。四川赤蔗纯得兑泽，兼含有先天坎水之气，故色赤液多，为更佳也。"

植物的年轮痕迹之间的宽度能够反映那一年的生长情况以及自然的供给问题。例如，如果年轮的间距较窄，就说明那一年的环境比较恶劣，降雨量很少，植物的生长受到限制，所以该物不能长得更宽大，其年轮间距自然就较为窄了。同样的道理，植物的节与节之间的距离亦能反映该段时期的生长情况。

植物的节对于它之前的那一段来说，可以说是一个终结，但对于它后面的所有部分，却是一个新的开始，因而植物的节从某种意义上说，其功能与根的功能其实并没有什么不同。例如，麻黄的节与根具有相同的药性。又如，石斛的节中能生出根须，它具有与根相同的生长特性与药性。综上所述，我们可得到这样的药性规律：药用植物的根与节具有药理上的同一性。

此外，茎中节与节之间，有密满而相连者，有中空而相连者，这里面其实大有文章。如是密满相连，必知其性前后统一，故而彼此连接，并且以节中之药效为最强，皆因其聚集而密的缘故。密而大者，其效更强，如牛膝之类。如是中空相连，必是其性有所相反，相反则相斥，故排开而中空。麻黄的根与节都能止汗，但它的茎却反而发汗，其故即在于此。又莲藕活血散瘀，但其藕节却涩而止血，其理亦尽在于此。

推而广之，凡果实中存瓤，根茎中有心，皆因其性与外围物体之性必有相反之处。所以，陈嘉谟认为，把药物中的瓤去掉是为了避免胀满，把药物中的心抽去是为了祛除烦闷。远志乃补心良品，然其心却善泻心气，故须去之，以免使人心烦。

因为植物的节具有连节的作用，并且，作为连接前后部分的节来说，它的这一作用可以说是植物的其他部分都不能比拟的。如果植物的节很大，那就代表它的连节功能就特别之强大。在人体上，如果人的骨被折断了，就需要前后衔接起来，那么，用节比较大的药物就更加适合而有效，故而壮医药所谓的"节大跌打驳骨雄"是很符合事物的道理的。

根据以上的论述内容，我们可得以下规律。

1.质轻多升，主升浮发散；质重多降，主镇逆下坠。

2.质润滑的子仁类药物善于润肠。

3.凡是表皮有油脂的，其性多燥。

4.植物的节有引水上升、引泽下降二用。

5.药用植物的根与节具有药理上的同一性。

# 第三章　综合应用

## 第一节　论补阳类药物

补阳类药物是一种较为特殊的中药，但由于一般人对"阳"这个概念似乎并不清楚，进而造成对补阳类药物的作用机制及其本质的认识并不深刻。为纠正这种认识，我们很有必要对此类药物进行一个专题论述，现在不妨从补阳类药物的代表药物狗脊谈起。

### 一、补阳药如何补阳

《本经》："狗脊，味苦平。主腰背强，关机缓急，周痹，寒湿膝痛。颇利老人。"

徐灵胎说："此以形为治。狗脊遍体生毛而多节，颇似狗之脊。诸兽之中，惟狗狡捷，而此药似之，故能入筋骨机关之际，去其凝滞寒湿之气，而使之强健利捷也。老人精血衰，则筋骨空隙中尤不能舒展，故于此药为尤宜也。形同而性亦近，物理盖可推矣。"

徐氏所谓之以形为治，亦即象形而治之义，其真旨并不是说药物的形状能治疗疾病，设想一下，如果我们随便用面粉捏造一个狗脊形状的东西，它就能具有狗脊的功能了吗？显然不是这样的。凡是药物都存在这样的共性：自然属性与自身特性。狗脊之形纯为自然生成，没有人为因素干预，它之所以生长成这样的形状，是因为它的自然属性，而这正是象形学说的实质。当然，不同狗脊的药效虽大致相同，但却也有着细微的区别，这是由其自身特性所决定的。

象形学说有其更深刻的内容，这一点现代药理也无法解说得透彻。狗脊的生物成分不外乎淀粉和鞣质，无论如何也推导不出它具有补肝益肾而强腰健膝的功效。因为，狗脊还具有一种任何科技都观察不到的非实质性的功能，它就像人体的经络一样，客观存在却无法被一般人直接感知。狗脊的质地甚是坚韧，这充分说明它本身的精气是很充足的，所以它具有很强的补益精气的作用，也就善于补肝益肾。从能量的层面来认识狗脊，结果与实证科学似乎是对立的，但这正是中医药的特色。并且，狗脊与人体脊骨督脉在形神的层面也是相似的，所以狗脊善于补益人体脊骨督脉。

在补阳类药物里，有几味药物具有祛风利湿的功效，它们分别是：巴戟天、狗脊、仙茅、淫羊藿。初学者可以将它们归纳记忆为：天狗仙羊祛风湿。这里的"天"指代巴戟天、"狗"指代狗脊、"仙"指代仙茅、"羊"指代淫羊藿。其中，巴戟天、仙茅与淫羊藿都具有辛味，它们之所以能祛风利湿是很好理解的。唯独狗脊不具备辛味，却是味苦而甘，它是通过什么方式来祛风利湿的呢？

中药的治病功效不外通过祛邪与扶正这两种方式来完成。狗脊不具辛味，自然就不能通过辛散祛邪的方式来祛风利湿，那么，它就只能通过扶正这一方式来达到祛风除湿的目的了。特别地，它的扶正功能并不以实质性的补益为主，所以它所扶的正就更接近于人体的正气。正气恢复，邪气自然消退。至于其中的机理如何，我们在这里不妨进一步地讨论它。

肾是水脏，其象如地球上的大海，其卦象为坎，中具水火之道。昔贤每以卦象易理以解说中医学，以坎卦象于肾，卦之上下各为阴爻而中间则为阳爻，以明肾中阴阳水火，含蓄交融之义。而坎卦中一点真阳，亦称命门之火，为人身生命之根。为方便解说，本着中医"天人合一"的思想，我们采用取象比类的方法，用地球来比喻人体，用大海来比喻肾脏。可以这样理解，石油是地球的肾阴，石油点燃之火是其肾阳（注意这是后天肾阳，还不是先天真阳）。肾中之火宜藏不宜露，因为它是生命之本，肾阳耗尽了，生命也就结束了。这就是《黄帝内经》所强调的"阴平阳秘""阳密乃固"。

平时房事过劳时，虽有肾虚之证，亦不妨大碍，吃点补阳类药物就很容易恢复。问题是，补阳之药所做的难道就真的是填充真阳吗？当然不是，特别是巴戟天、仙茅与淫羊藿这些具有辛味的药物，辛散之味与《黄帝内经》"阳密乃固"的思想相违背，怎么可能做到把真阳填充了呢？"肾苦燥，急食辛以润之"，这几味药物仅仅是在这个时候作应急用。如果把这些补阳物当作保健佳品长期服用，那就与经典相违背了。古代的皇帝如果要补阳，会比一般老百姓更具有优势，因为全天下的补阳药都任他们使用，但为什么多数皇帝都不长命呢？大多是纵欲导致的，而这些补阳药物不仅没有起到作用，反而还对人体产生了危害。

徐灵胎在论述人参的补阳性质时说，人参也只不过是草根而已，与人体截然不同，为什么它能够骤益人的精血呢？这是因为人参属于升提元气的药物，元气下陷，就不能与精血流贯，人参能把它提起来，这就像火药藏于炮内不能升发，则以火发之。如果炮中本无火药，就算你把炮投入火中也不能发。这就是补益的真正含义。

这种说法就比较符合经旨了。后天草质，怎么可能补益得到先天之本呢？它能做到的，主要还是"以火发之"。当然，有些补阳类药物在物质的层次也是有所补益的，但它们所填补的，只不过是后天的一些木柴而已，先天的石油哪能说补就补？它须得历经千万年的演变才能形成的啊！所以，补阳类药物主要所擅长的，还是作为点火角色，继续开发那隐藏着的石油能量而已。而不断开发、浪费，会带来什么样的后果呢？地球的气温不断升高，生命在加速缩短。同样的道理，人体接受的补阳药物过多，泻泄频繁，其结果也只会是提前结束自己的生命。中医养生主张不到紧急关头不要乱投补阳药物，即使服用了补阳类药物，亦应纵欲有度，以收藏为宗旨。地球的内温高了，自然就有火山爆发的时候，但怎会天天都爆发呢？

狗脊并不具备明显的实质性补益作用，它比较偏向于非实质性的功能作用，也就是说，狗脊不会给人体补益柴火之类的东西，但它却善于开发人体中的石油，石油被开发出来并得到妥善的应用，风湿邪气自然就远离人体。这就像关上房门生火取暖，又何来风湿缠身？狗脊也是善于开发大海的宝藏啊！也正因为这样，狗脊也是不能长服多用的。但相对于其他一般的补阳药，狗脊还是有值得表扬的地方，那就是它含有鞣质，能够帮助人体收敛一定的肾气，所以《本经》就说狗脊"颇利老人"。

## 二、补阳药中的几个特例

在补阳类药物里，有数味药物具有明显的固精缩尿的功效，其中有三味最为常见，它们分别是：益智仁、补骨脂与菟丝子。初学者可以将它们取字拼句地归纳记忆它：固精缩尿智脂丝。这里的"智"指代益智仁，"脂"指代补骨脂，"丝"指代菟丝子。

由于所有的补阳药都具有温补肾阳的功效，肾得其补，膀胱自当受益，所以，在理论上，所有的补阳药都具有固精缩尿这一功效，只不过有的作用不够明显罢了。另一方面，上述三味药物又因兼有辛温之性，除善温补肾阳使其蒸腾水液得力之外，又能温化肺阳，以助其输布水液之能，故其固精缩尿的作用较为明显。更重要的是，这三味药都是植物的子仁类药物，因居最内层，具有收藏的特性，循合"阴平阳秘""阳密乃固"的原则，所以这三味药物相对来说是比较适合需要调理身体的人长期服用的，特别是老年人。

紫河车可以说是补阳药中比较特殊的例子。紫河车就是胞衣，野兽生子，都有自食胎衣的现象，比如水牛，一般母牛产子之后，很快就自己将胞衣吃掉。按照《本草纲目》所转载，琉球国妇女生子，一定要食下所产之子的胞衣，相信也是受这个影响。如果母体带病，则此物就真是运载各种病毒和病原体的"河车"了，麻疹、乙肝、艾滋病之类的病毒都有可能借助这样的通道进入人体。所以慢慢地紫河车会被限制使用。但是总体来说，我还是比较支持紫河车作为一味中药使用的。

紫河车一般治疗什么病证最是对证呢？当然是先天真元虚弱而导致的疾病，因为紫河车本属先天之物，用以治疗先天性的疾病，没有其他药物可与之相媲美。而所谓的先天性疾病，最常见的莫过于哮喘了，还有就是虚劳，其中有些与先天有关，有的虽然是后天引发的，但也属于先天元气亏损的情况，所以也很对证。同道好友劳正高医师特别强调，按照先师传承的建议，虚劳患者一定要戒房事一百天，否则必定会再次复发。

接下来，我们讨论一下补阳类药物中的动物药的代表——蛤蚧。

蛤蚧，其善固气，含尾急趋，并不动喘，故止喘实神。至神功用，全在于尾，尾伤即有毒，所断之尾反可用也。其尾伤，大概是其自身为了排毒以祛外邪之侵，故而有毒吧。李时珍在《本草纲目》中载本品味咸、性平、有小毒，功擅补肺气，益精血，定喘止咳，疗肺痈、消渴，助阳道。过去的人讲，补能去弱，是人参、羊肉一类。蛤蚧尾断而自能速生回复，当知其阴阳之强。蛤蚧补肺气，定喘止咳的功用像人参，益阴血助精补虚，功同羊肉。

我们知道，蛤蚧的形象甚似恐龙，它其实就是恐龙的一个分支种系，它的生命已经有数亿年的历史了！其色黄白而味咸，颇具土生金而金生水之象；其尾断而自能速生回复，似有再生之义。我们的祖先早就根据象义学说从这些现象中得知蛤蚧的药用功效了！我们爬山的时候，时间长了会气喘吁吁的，既然蛤蚧善于定喘，那么可以服用蛤蚧来解决吗？答案是肯定的。旧时泰山有些挑山工，就是非常懂得这一点，他们会将蛤蚧的尾巴含在嘴里，小一点的含在舌下，就这样轻易地解决了这样问题，挑东西爬山时就不会那么气喘吁吁的了。所以说，蛤蚧的主要药力，还是集中在它的尾巴上面，仅仅是含着都有作用。

不只是蛤蚧，很多动物类药物的功效或毒性都集中在它们的尾巴上面。比如有很多蜂类，比如蜜蜂、马蜂之类，它们的药力也主要集中在尾刺上面，所以后来逐渐形成了蜂针疗法，对于很多痛症治疗的效果是很好的，这很像物理学上的"尖端放电"现象。至于动物类药物为什么会出现这种类似于"尖端放电"现象的情况，我们目前未能给出完满的答案。毒蛇的毒也是一种很好的药物，其药力也集中在其毒牙上面，而这个毒牙，在某种意义上，与蜂的尾刺，甚至是植物的刺，都是同一类的具有"金"这一药象的物品。

所谓"飞者升，走者降"嘛，蛤蚧正是此类药物，所以多归于下焦部位，能更好地进入肝肾的经脉或血分之间。正因为这样，蛤蚧才能够发挥其药理作用。虽然蛤蚧表面是补阳之物，但若纯粹补阳，想必难有如此效能，须知阴阳互为根生，若要大补其阳，先要大滋其阴，蛤蚧正是能深入肾阴之间并大滋其阴，而后才表现出其大补肾阳的功效。

因为奇数属阳，补阳药的量最好用奇数，用蛤蚧最好用一条或三五条，我不敢确定补阳药的量用1克，3克或5克等奇数是否真的会起到更好的作用，因为这里面掺杂有太多的人为因素，已经不再循合自然，但如果蛤蚧的用量是以奇数条为计算单位的话，其效果必将会更好，因为一条蛤蚧就是一个自然的整体，就是一个自然的周期，奇数条蛤蚧的周期还是属于阳，它对于补阳来说，一定不会起到什么反作用的，并且，它们在起药理作用的时候必将起到"同气相求"的物理规律而发挥更大的作用。这就是中医"天人合一"的道理。

接着说说大蒜的妙用。大蒜是食用调味的佳品，但可能有很多人不喜欢它，特别是它那"独特"的臭味（要解除口腔内的蒜臭味，可以吃几枚大枣或几粒炒过的花生，嚼浓茶叶也可以减轻甚至消除气味）。尽管我们天天面对这个大蒜，但其实真正懂得此物妙用以及其内在药性的人应该不是很多。大蒜一般不入药，但是民间经常有一些偏方用到大蒜，现在也有不少养生或者营养专家比较推崇大蒜，所以我们在这里也简单地谈一谈。

国内外食用大蒜治病的历史很悠久，大蒜有"地里生长的青霉素"之称。早在古埃及，大蒜被大量地配发给奴工，用以维持建造金字塔的体力。在日本，大蒜被认为可以增强精力，有壮阳的效果。在中国，李时珍在其著名的《本草纲目》中提到大蒜可"除风邪、杀毒气"。在美国，国家癌症研究中心将大蒜列为40多种抗癌食物中的第一个研究对象。总之，大蒜具有杀虫、解毒、消积行滞及健胃等功效，可以治疗泄泻、痢疾、百日咳、饮食积滞、脘腹冷痛、痈疽肿毒、水肿胀痛、虫蛇咬伤等病证。例如，如果腿上出现水肿，可把蒜捣成汁敷在肚脐上，这种方法可以通下焦、利水，同时可以通便。若发生急性尿潴留时，可将大蒜捣成泥状，敷在肚脐上，慢慢就可以缓解症状。治疗上面这些疾病最好选用较辣的独头蒜。

关于大蒜此物的药用机理，除一般认识的杀菌外，大蒜的主要作用是"开

**发现本草**
——对中药药性的深度解读

窍"。但是，葱与大蒜相比，还具有发散的功效，所以风寒感冒初起，可用葱姜治疗而不选用大蒜。记住，葱由于中空，具有向四周发散的作用，所以其开窍的功效就比较具有开放性，不够专一，所以它的药力也偏弱。大蒜则不同，它入胃之后，不久就沿上下方向，直上直下地发挥它那开窍的功效，而且由于它的药性是辛温的，所以它的升浮力就相对较大，我每每食用大蒜的时候，最先的感觉就是胃中一阵热辣，之后就是头皮发麻。

基本上，但凡能够不用药的时候我都坚决不去使用药物而贯以食疗原则，更何况大蒜还不堪入药！这么好的东西中药为什么弃之不用呢？《伤寒论》中有白通汤，其中就用到葱白，但纵观历代方剂，偏偏难得一见大蒜的踪影，这到底是什么原因呢？现在我们就来探讨这个问题。

虽然大蒜善于开窍，但是开窍的功效中医却不取用，为什么呢？因为此物只能开脑窍，并且只能开于一时。而我们真正需要的，并不是这只能开于一时的脑窍，而是心灵的永久感悟！西方医学比较强调脑的作用，但是中医却认为主心智神明的是在心而不是脑。我每次食用大蒜都在细细体味其药效如何，在觉得头皮发麻开窍之后，就感到特别的胸闷，就像心灵被一层蜘蛛网给网住一样！

大家知道荤菜是什么吗？在古代宗教指的是一些食用后会影响性情、欲望的植物，主要有五种荤菜，合称五荤，佛家与道家所指有异，但都不约而同地认为大、小蒜为荤菜而忌讳食用。其中道理，尽在此物伤人元气不止，还"生啖增恚，使人易怒；熟食发淫，令人多欲"。古人认为多食蒜会耗散人的气，同时也耗散人的血，对眼睛不利。综上所述，大蒜此物，最好还是取其外用，内服不可过多更不应过久，偶尔当作调味品可以，如果长期食用，比如冬天用来御寒，那还不如用生姜来得更好。虽说"冬吃萝卜夏吃姜"只说了夏天应该多吃点姜，但这并不是说冬天就不能吃姜了，在冬天你只需要在上午多吃就没有问题，甚至有些体寒或者微循环差的女性，冬天比较容易手脚冰凉，这个时候我的建议是多吃当归羊肉汤，这是《伤寒杂病论》里面的经典方，这里面就会用到生姜。站在天地气机的运行上，冬天以收藏为主，所以内服生姜确实不宜过量，但体寒或者微循环差就需要生姜、当归这些来温养，所以没有必要顾忌太多。

### 三、特论附子不可滥用

火神派现在越来越火，这是一件可喜的事情。火神派因为能够做到紧守阴阳之道，其医理观点完全合乎经旨，所以在治疗很多疑难杂症时往往能收到很好的效果。附子可以说是火神派的法宝，只要对证即可放胆用之，不必拘泥于传统用量。按理说附子为阳药，其气易升腾，自当少用，《本经》将其列为下品，诸书皆言其有毒，岂能多用久用？附子治病的关键在于炮制与配伍，一般配以干姜、甘草等物，尤能增效减毒。

但遗憾的是，现在越来越多的人借火神之名滥用附子，而且居功自傲，其滥用程度堪比抗生素。后世延伸为扶阳者，常见的论调是"阳主阴从"，"只有阳气充足，身体才会健康"，这听起来好像没有问题，但是落实到应用附子这一类药物进行所谓的扶阳时，别忘了我们前面的论断，这些辛散的药物，与《黄帝内经》所强调的"阴平阳秘""阳密乃固"是相违背的。同时，《黄帝内经》说的是"正气存内，邪不可干"，而正气不等同于阳气。

什么叫作正？阴爻居于阴位，阳爻居于阳位为正。阴气居阴位，主阴用事就是正！在该用附子的时候不用，在不应该用附子的时候反而用了，甚至大量的用，那就是不正，就是歪。附子祛寒和回阳救逆的功效确实是一流的，现在很多人经常打点滴，寒性的抗生素直接通过血液进入少阴区域，所以他们的少阴都有寒，因此一般刚开始用附子治疗的时候，这类人会感觉病情有好转，"既有效用，继续守方"，于是很多医者便继续应用附子，甚至不去管患者目前的状况到底能不能承受附子的燥热之性。

#### 1. 附子的作用机理

传统的附子种植地主要集中在四川江油一带，这里的人拿附子做菜自然没有关系，因为四川潮湿异常，时刻云雾笼罩，不经常吃点附子、辣椒，怎能抵挡外界弥漫的湿气？于是火神派就在四川诞生了，他们在使用附子时量大惊人，因为附子在他们眼中是可以做菜的食物，这在四川自然是无可厚非，但如今却在全国范围内推广，恐怕非常不妥啊！因为其他地方可能没有四川这么潮湿，人们服用大量附子必然会造成"无邪可散，自必损伤正气"的局面。

附子一物，重用必入之于肾，非扶阳也，实质是点火之品。肾中自有一点真阳。这个肾中真阳，先天带来，与"恬淡虚无，真气从之"的真气是从属于同一层次的，所以我现在很少用到这个"真"字，因为要描述它实在太难了。它就像海底火山，地心热核，并非一般的火可比，也并非一般的水可灭，附子一味岂能说补就补，说扶就扶！它只不过充当点火角色，将如海底石油之肾阴点燃催旺而已。危急病患，大用之确实情不得已。至于非四川地区特别是江南一带的平常病候，倘若屡屡用之，大举动用病患的"家底精兵"，收效自比一般药物要快数倍，然每次杀敌皆派关羽上场，最终后果，自是折损病家肾阴，非但不能解救病患，反而会造成慢性损伤！即便无心无意，也难逃冥冥罪过。附子纯属植物，全在医者驾御是否得法，实当审慎应用，仲景圣人犹是如此，更何况我辈普通医生！

以上是我们应用经典理论对附子一类药物的滥用危害做的论述，唯恐诸位不甚相信，所以接下来我苦口婆心，继续用现代科学知识对此再做进一步的论述，但愿能使大家更清楚地了解包括附子在内的所有补阳类药物的作用机理及其危害。

人体是从受精卵开始一分为二分裂繁殖发育而成的，这就是中医所强调的肾主生殖，肾为先天之本。同时，中医也认为真气是先天之气，由元精（父母之精）加合宇宙微波能量所化生的。而由后天水谷精气和自然清气结合而成的阴（精、血、津、液）与阳（卫气、宗气、营气、脏腑之气、经脉之气），则是后天一般之阴阳。阴主物质，阳主功能，这在中医自古至今的认识从来就没有发生分歧过。但是，我们不要忘了"气数"二字，气就是内在的一切，无论我们如何研究它都不可能完全了解它，但我们可以通过气的外在表现及其结果来论证它。任何人的先天之气基本上就可以确定他的后天之数，这个数当然也包括人的岁数。剔除一切意外，则一切皆有定数。但这个"定数"就是一定的吗？当然不是，比如海底之石油存量就是定数，短期内不可能再多出更多的石油来，但定数之中却又因后天的因素而产生变数。如果我们随意开采到处浪费，那么它很快就没有了，如果人体的肾阴没有了，则其生命也就结束了。

有人会说，落实到物质的层面，这个肾阴不就是细胞核里面的 DNA 以及一些细胞器吗？它可以不断复制新的细胞啊，只要我们给它不断地补充营养物质，它怎么可能会提前没了呢？这个问题问得很好，我们不是说过了吗，凡物皆有定数，就像一块新的手表，它出厂后只要你不乱损坏它，其转数基本上是确定的了。而决定我们这个气数的，是先天带来的那个"真细胞"，它所复制的细胞自然也有一定的数目。如果我们酗酒纵欲，不断地损害它并促使它加速活动，其最终结果也只会加速自己的结束时间，吃点人参、熟地黄顶多也只是给它上点润滑油罢了，难道我们还指望这些草木会延长它的定数么？

回过头来，附子之所以能够大补肾阳，那是因为它具备捕获与贮藏那些宇宙微波能量的能力，并且这些微波能量就存在于其种子"真细胞"及其复制的"类真细胞"里面，当其被人体消化时，这些能量就释放出来并被人体吸收，有效地加速人体"真细胞"及"类真细胞"的复制，从而起到大补肾阳气的药理作用，实质就是充当点火角色罢了。我自己曾经试验过，一次吃下 20 克附子，并延续一段时间，得到的结果是什么呢？是满面红光！在旁人看来这是脸色好、皮肤好，是活力四射的标志，我也确实觉得自己精力充沛，但深明药理的我知道，我是在提前预支自己的有效生命，是在拿着生命的信用卡提前享受。

最近的西方研究发现，成人的身体里面，只有肾上腺与骨髓中还存有一定量的干细胞（其他地方只有很微量而可以忽略不计，因此可以认为干细胞由肾所主，这与肾为先天之本相对应）。肾系统里有未分化的组织，这个要先晓得。这个干细胞就是前面提到的决定我们气数的"真细胞"，它是"真阳"在物质层次的体现，其复制的"类真细胞"就是肾阴的一部分，其释放出来的能量和表现出来的功能活动就是肾阳的一部分。你要知道，这个干细胞是最能修复人体缺损的细胞，是人体内最好的也是最后的一支精兵了，就相当于古代皇城里面的禁卫军。也就是说，你的身体这一辈子受到什么不可修补的缺损，都要靠你

**发现本草**
——对中药药性的深度解读

肾里面预存的那个东西来修补它。肾养得好的人，即使是中风都有办法恢复它，因为肾系统中的干细胞可以支持你的身体去修复它。但如果你经常熬夜、房事过度、滥用补药则会提前把这些精兵能量给消耗掉，将来某天一旦中风的时候，肾已经很差了，那个时候再想治疗就已经没有精兵可调遣了，即使你吃再大量的附子也无济于事。

**2. 附子的用药经验**

那什么时候才是应用附子的时机呢？这个还得向仲景学习。《伤寒论》："少阴之为病，脉微细，但欲寐也。"仲景在应用附子的时候，脉微细或脉沉是一个很重要的指标，如果遇到其他脉象，仲景是很少会用到附子的。总结起来就是少阴区域有寒证，有一分寒证便用一分附子，有十分寒证便用十分附子。

"少阴病，始得之，反发热，脉沉者，麻黄细辛附子汤主之。"少阴病一般是不会再有发热的证，现在"反发热"，这说明除了有里寒，也有表证，后世医家称之为太少两感，所以除了附子，也用到麻黄，然后你会觉得这怪怪的，因为这两味药物是差别很大的，一般都不会一起使用，而这个时候，仲景还加了细辛这一味药，你就会觉得，这样的组方就显得很完美。所以初学中医药的人，千万不要自己想当然地加减药物，先按照经方的内容，精准辨证，照方全抄也有效果。

"但欲寐"说的是坐在那里就想睡觉，但闭着眼睛又睡不着的状态。这种情况一看就知道属于阴证的范畴。这种情况以老年人多见，如果再兼"头眩，身瞤动，振振欲擗地"，就是你看他站都站不稳，好像就要掉地上的感觉，这个时候也是用到附子的时机，仲景一般用到的是真武汤。比如老年人小脑平衡出问题了，就会觉得有点头晕并且走路容易跌倒，这就是"振振欲擗地者"的表现，这是由于肾阳不足，无力蒸腾水气上滋头部所导致的，现在我国进入老龄化时代，所以真武汤的应用就会更加广泛。但一定要注意脉微细或脉沉这个指标，没有的话还是需要谨慎对待。

"自利而渴者，属少阴也，虚故引水自救；若小便色白者，少阴病形悉具。"经常拉肚子而又觉得口渴的症状也属于少阴病，但这不是一般的拉肚子，而是"下利清谷"，基本是吃什么拉什么。"自利不渴者，属太阴"，经常拉肚子而又不觉得口渴的症状就属于太阴病。仲景用理中丸治疗太阴病，如果加附子，就是附子理中丸，可以处理太阴与少阴同时出现寒证自利的问题，这个时候的脉象也一定是微细脉或沉脉这个指标，没有的话也还是需要谨慎对待。前面的这些情况，仲景用到的主要还是炮附子。因为以上这几种情况，都还不是很危急的情况，也就是寒证不严重的情况，所以仲景虽然每次都用一枚附子，但一般都是要求分三次服用。

四逆汤证的症状比较多，归纳起来主要有三点，一是"下利清谷"，二是"手足厥冷"，三是"脉沉或迟"。四逆汤之所以这样叫，很明显就是为了突出这个"手足厥冷"。患者已经手脚都冰冷了，这种冰冷是真的冰冷，而四逆散是患者觉得手脚冰冷，但实际去接触的时候其实温度还好。到了通脉四逆汤证的时候，情况就更加严重了，在脉象上已经是"脉微欲绝"，这个时候仲景用附子的要求是一枚附子分两次服用。其中，在四逆汤的时候对附子的挑选还是按常规，而在通脉四逆汤证的时候，要求是"大者一枚"。更重要的是，从四逆汤开始，仲景用的主要都是生附子的了。

"少阴病，下利清谷，里寒外热，手足厥逆，脉微欲绝，身反不恶寒，其人面色赤，或腹痛，或干呕，或咽痛，或利止，脉不出者，通脉四逆汤主之。"

"吐已下断，汗出而厥，四肢拘急不解，脉微欲绝者，通脉四逆加猪胆汁汤主之。"

"少阴病，下利，脉微者，与白通汤。利不止，厥逆，无脉，干呕，烦者，白通加猪胆汁汤主之。"

通脉四逆加猪胆汁汤是在通脉四逆汤的基础上加猪胆汁半合（约10毫升）而成，它与白通加猪胆汁汤可以说是处理最危急证候的方剂，就是一般所说的戴阳证，也叫阴盛格阳，它是指体内阴寒过盛将阳气阻隔于外而出现的真寒假热证，可见面色苍白，却时而面红如妆，游移不定，这是阴阳离决的一种危险证候。而白通加猪胆汁汤方则是在白通汤（生附子一枚，干姜一两，葱白四茎）的基础上再加猪胆汁一合与人尿五合而成。比较条文可知，前面两条的"脉微欲绝"比下面"无脉"的情况要好，而用药的力度，确实也是白通加猪胆汁汤比较强，毕竟通脉四逆类汤有炙甘草，是比较温和的用法，而白通加猪胆汁汤就没有炙甘草，而且加了四茎葱白来通肺。

"少阴病，下利，白通汤主之。"

这其实也是太少合病的问题，只不过情况比麻黄附子细辛汤要严重，因为这里出现了下利，所以用白通汤，用附子处理少阴的问题，干姜制约附子同时处理太阴的问题，所以通脉四逆汤就在四逆汤的基础上将干姜的量加大一倍，因为四逆汤里面没有"下利"这个太阴的症状，而葱白就像细辛那样沟通于太阴、少阴之间。用葱白四茎，这是肺金的象数（地四生金，天九成之），所以这里的葱白其作用点在于肺肾之间，而且重点在于肺。其实，在通脉四逆汤条下，仲景曾示药物加减法，里面有提到"面色赤者，加葱九茎"，这个九也是肺金的象数，所以我们可以很明确地说仲景用葱白，是基于考虑其在手太阴肺经的作用。一般认为这里是以微微的发汗为用，如果是这样，那么这就与"少阴病，脉微，不可发汗，亡阳故也"相违背，那么在通脉四逆汤证里面也见"脉微欲绝"，为何还会提到"面色赤者，加葱九茎"？很明显，这里加葱白并非发汗为用。而葱白在这里还是在处理手太阴肺经的问题。因为这种极度的亡阳证，人的呼吸也很是微弱，心肺缺氧明显，在古代没有任何现代急救设施的前提下，葱白能够微微的挽回一些。在处理更加危急的证候时，仲景同时都考虑到加猪胆汁来处理。一般认为这是反佐法，这并没有错，但其实这里用猪胆汁还有更深层的考虑。猪胆汁其实是引经药，加了它之后整个方剂的力量会先往胆经跑。这会促使胆经振奋起来。振奋胆经有什么用呢？因为危急证候的出现提示患者阳气欲绝，而人体阳气生发的第一步其实是在胆经而不是在肾经，只是这个机制一般不能够随意开启而已，只有在极端情况下才能够使用。为什么说人体阳气的生发第一步其实是胆经呢？因为胆属甲木，其卦象震，震卦在自然界里面就是打雷，天地阳气的开启，在经过冬藏之后的第一个表现就是打雷。立春以后的第三个气叫"惊蛰"，应时的春雷就应该在这个时候打响。春雷一声震天响，就将这些蛰藏的万物从沉睡中惊醒过来。春雷的打响意味着阳气真正地全面启动和释放。

同样的道理，人体阳气的全面启动与释放，靠的也是胆经的振奋与打雷，这就是在处理极度危急证候时用猪胆汁的深刻意义所在，这也是"凡十一脏取决于胆"的要义所在。临床上也证实，在处理这类情况的时候，加猪胆汁与否，其效果相差甚远。当然，没有加猪胆汁的话，无论是通脉四逆汤还是白通汤，它们也都能激发胆气，因为里面有生附子，生附子是有毒的，大凡有毒的东西进入人体，都会激发肝胆来参与解毒，于是就间接地激发了胆气，所以在一般的情况下，没有必要加猪胆汁。但是在极度危急的情况下，即便（古代）杀猪比较麻烦，也必须要加，否则患者的病情就会出现变故，所以仲景还强调"无猪胆，以羊胆代之"。并且，即便是加了猪胆汁，也未必一定能够如愿，所以原文才说："服汤，脉暴出者死，微续者生。"由于白通加猪胆汁汤证"无脉"，可以说比上述危急证候更加危急，于是仲景还在加猪胆汁的同时加进了人尿五合。人尿在这里有什么用呢？其一是滋阴以和阳，也用到其润下的特性。因为生附子走而不守，现在却是阴阳离决的危险证候，很难保证附子在走的时候不会加速阴阳的离决，所以用人尿来导引一下，使其尽量不往上走。其二是取其通阳的作用。这里的人尿指的是童子尿，小儿为纯阳之体，其尿乃纯阳之阴液故也。这里加的猪胆汁也比通脉四逆加猪胆汁汤的多一倍，由半合增至一合，这很容易理解。问题是原文条下竟有一句"若无胆，亦可用"，此处实难理解，如果人尿就能够解决的话，根本就没有必要杀猪取胆那么麻烦，何必两处都加猪胆汁呢？原因可能是作为急救的情况，短时间内实在找不到猪胆或者羊胆的话，也只能勉强凑合用了。

## 第二节　古典用药理论

张仲景是经方大家，很多人研究经方都会从《伤寒论》入手，但我们必须

**发现本草**
——对中药药性的深度解读

清楚仲圣的组方用药思路又是从哪里来的呢？他的用药思路当与《胎胪药录》关系最为密切，但这本书已经散佚了，已经无从考证，接着我们就应当从与《胎胪药录》最为接近的《本经》入手。但仲圣的组方思路呢？他又以哪些典籍作为参考的？晋代皇甫谧《针灸甲乙经》载有："伊尹以亚圣之才，撰用《神农本草》，以为《汤液》……仲景论广伊尹《汤液》为数十卷，用之多验。"从这里我们可以知道，《伤寒论》的方子，很多都是参考《汤液经法》所得，但这本书也散佚了。不过天佑中华，陶弘景为我们留下了《辅行诀脏腑用药法要》（以下简称《辅行诀》），这本书就是《汤液经法》的浓缩版，它里面记载了《汤液经法》约六分之一的方子以及很重要的"汤液经法图"，接下来我们就从这里开始探讨。

## 一、古典组方规律

先从《黄帝内经》谈起："肝欲散，急食辛以散之，用辛补之，酸泻之。""心欲软，急食咸以软之，用咸补之，甘泻之。""脾欲缓，急食甘以缓之，用甘补之，苦泻之。""肺欲收，急食酸以收之，用酸补之，辛泻之。""肾欲坚，急食苦以坚之，用苦补之，咸泻之。"

这几句话看起来是有点晦涩，但如果我们想真正领会中药组方的精髓，这几句话我们还是要读懂的。我们除了读后世的书，还必须往前读，一直读到最经典的书为止。因为后世医家虽然都是从苦读经典开始，但谁敢说自己把经典都完全领会了？能理解80%就很不错了！然后如果我们又只读他们的书，在从他们那里接收80%的话，那么我们真正接受的就只有64%了。

上面这几句话是《黄帝内经》关于五脏补泻用药论的精妙论述，这里的补泻是什么意思呢？引用张介宾的话："顺其性者为补，逆其性者为泻。"

从这里开始，中药才有酸收、苦坚、甘缓、辛散、咸软的理论依据。说白了，这段话就是告诉我们药用五味有什么性能，同时也教我们怎么用药，就是教我们怎么组方的。但是很多人读到这里就蒙了，就这几句话也能组方？中药有成千上万种，你简简单单说上几句倒轻松，我们怎么去找药物啊？"心欲软，急食咸以软之，用咸补之"，咸味不是归于肾经的吗，怎么弄到心经那里去了？很明显，我们很多人对于《黄帝内经》的组方精髓还是不能深入理解的。

接下来该是《辅行诀》发挥的时候了，为了把《黄帝内经》的组方精髓应用到临证实际，你看它里面是怎么个处理法："味辛皆属木，桂（枝）为之主，（蜀）椒为火，（干）姜为土，细辛为金，附子为水。味咸皆属火，旋覆（花）为之主，大黄为木，泽泻为土，（葶苈）为金，硝石为水。味甘皆属土，人参为之主，甘草为木，大枣为火，麦冬为金，茯苓为水。味酸皆属金，五味（子）为之主，枳实为木，（香）豉为火，芍药为土，薯蓣为水。味苦皆属水，地黄为之主，黄芩为木，黄连为火，白术为土，竹叶为金。"

陶弘景说："此二十五味，为诸药之精，多疗诸五脏六腑内损诸病，学者当深契焉。"注意了，陶弘景把世上那么多的中药作出精挑细选，最后为我们选出这二十五味"药精"来，只要记住这些，到临证的时候我们心中就有数了。大家再仔细看看这二十五味"药精"，是不是都很熟悉呀？对了，它们大多数都属《伤寒论》里面出现频率比较高的药物。到了现在这个时刻，相信大家有点与仲圣拉近距离的感觉了。其中，我认为桂一般用桂枝，椒一般用蜀椒，豉当然用的是香豉，姜一般就用干姜，因为这里面论述的主要都是五脏的用药情况，而干姜与生姜相比，干姜入脾脏多一些，生姜则入胃腑多一些。至于葶苈就是我更改的了，原文葶苈处一般认为是厚朴。《辅行诀》曾经被毁，现在我们看到的版本是收藏者根据回忆整理出来的，原文涂改修正的地方就有十来处，所以有些错漏是难免的。我更改为葶苈子的依据是原文里面的大小泻肺汤就以葶苈子为君药。有人认为五味处当为麦冬，其依据是大小补肺汤以麦冬为补药，五味子为臣药，但我认为不应该作此替换，并且认为大小补肺汤原文有误，应该是以五味子为君药，麦冬为臣药。因为"肺欲收，急食酸以收之，用酸补之"，又或者根据"肺德在收，故经云，以酸补之"，得出的结论都是一样的，都是用酸味的药物来收引它，而说到酸收的力量，当然是五味子比麦冬更强。

大家还要看清楚啊，上面除了"味甘皆属土"之外，其他的都与《黄帝内经》里面描述五味的属性完全颠倒过来了。《黄帝内经》是味辛属金，现在却是

**发现本草**
——对中药药性的深度解读

"味辛皆属木"，反而是"味酸皆属金"，"味咸皆属火"与"味苦皆属水"也是对调了。如果是初学者看到这里肯定又要迷惑了，这到底是矛盾还是错误？其实这既不是矛盾也不是错误，而是体用的不同。《黄帝内经》论五味一般是说它们先天的体，但在上面那几句组方精髓处，以及《辅行诀》这里，完全是表述五味后天的应用问题，这是对立而统一的，没有问题。

陶弘景说：肝德在散，故经云，以辛补之，以酸泻之。肝苦急，急食甘以缓之，适其性而衰之也。心德在耎，故经云，以咸补之，苦泻之。心苦缓，急食酸以收之。脾德在缓，故经云，以甘补之，辛泻之；脾苦湿，急食苦以燥之。肺德在收，故经云，以酸补之，咸泻之；肺苦气上逆，食辛以散之，开腠理以通气也。肾德在坚，故经云，以苦补之，甘泻之；肾苦燥，急食辛以润之，至津液生也。

从中我们也可以看出，这些也是从《黄帝内经》那里演化过来的，是一脉相承的。所以，对于《辅行诀》里面的组方规律，我们不但要读懂，而且还应该要倒背如流啊！其实老祖宗早就为我们想好了怎么更快更准确地记忆以及掌握这些规律，在《辅行诀》就引用了《汤液经法》中很重要的《汤液经法图》，如下图所示（图1）。

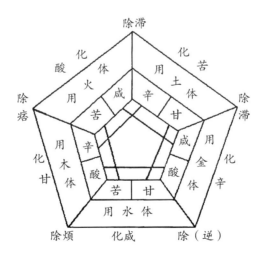

**图1　汤液经法图**

陶弘景对此图的评价是："此图乃《汤液经法》尽要之妙，学者能谙于此，医道毕矣。"此图的规律是："阴退为泻，其数六，水数也；阳进为补，其数七，火数也。"记住了，在这里好好研究一番，即便你不能够做到"医道毕矣"，相信至少也能捞个"医道毕业"吧。上图还包含一个重要的信息，就是除烦、除痞、除滞、除燥、除逆与药味选择的问题。例如其中的除烦，就应该选择"除烦"两边的酸味与苦味的药物来组合，《伤寒论》里面的栀子豉汤就是代表方，其中的栀子味苦而香豉味酸。再如除痞，就应该在辛味与苦味当中来选择药物，典型的例子就是甘草泻心汤等方药。

上面说到泻心汤，我们随便提一句，就是《伤寒论》里面的有个叫大黄黄连泻心汤的，除了大黄、黄连这两味药物之外，应该还有黄芩在内，因为《辅行诀》里面也有一个泻心汤，就是以大黄、黄连与黄芩来组成的。并且我们也可从《伤寒论》里面的附子泻心汤来分析，同样可以得出大黄黄连泻心汤当中有黄芩在内。附子泻心汤是寒热同治的方子，其中附子另煮，这一点值得借鉴。其实看到这里，有时候我真怀疑仲圣是一个顶级的"住家男人"，厨艺应该能够与伊尹相比美。其实稍懂一点厨艺的人都应该知道，一般复杂一点的菜式都要分开按步骤来做，很多时候如果你搞一锅熟味道就差远了。同样的道理，附子泻心汤你要是同煮的话，药物的效果就一定差很多。

好了，讲完这些"药精"以及组方规律的问题，该是谈谈组方的具体操作程序了。比如《辅行诀》里面有小泻肝汤（枳实、芍药、生姜各三两，治肝实两胁下痛，痛引少腹迫急者方）与小补肝汤（桂枝、干姜、五味子各三两，枣十二枚，治心中恐疑，时多噩梦，气上冲心，越汗出，头目眩晕者方），它们是如何组得的？其实还是那几句话，比如说关于调整肝功能的方子吧，"肝德在散，故经云，以辛补之，以酸泻之"，要泻肝就在属于酸味的"药精"里面找，里面有五味药物啊，该选哪一味呢？当然是选"枳实为木"啦，因为你现在病位在肝啊，当然用木体啦。然后再选一味类似的作为它的臣药，选什么呢？当然是"芍药为土"啦，因为肝木盛就要克土啊，不选芍药选谁呢？好了，泻肝之味基本敲定，但还不行，你不能总是泻呀，组方用药，讲求阴阳之道，你泻肝之余总要给人家补补吧，怎么补呢？"以辛补之"，然后根据这个在"药精"里面找，当然是姜而不是桂，因为我们现在不是以补为主，而是以泻为主。如果你选了桂，那么就会出现两个君药，一个以泻为主的枳实，一个以补为主的桂。这样就不妥了，一个国家怎么可以有两个君主呀？好了，小泻肝汤组方完毕。

《辅行诀》里面所有的方子都是按照这个五行的思路给配出来的，并且五脏所有的小泻方的药味都是三味，而小补方都是四味，因为它还要用一味药物去治其所苦。例如"肝苦急，急食甘以缓之"这句，刚才我们还没有用到，它是在组补方的时候用的。也就是说，小泻方有二泻一补，小补方有二补一泻、一治所苦的基本结构。我们再来看看小补肝汤吧。"以辛补之"，病在肝用木体，所以选桂枝，再选干姜作为其臣药，其中理由我们上面已经说过了。二补已经确定，但选什么药物来泻呢？"以酸泻之"，用五味子，因为"五味为之主"，它是属金的，是金中之金，金可克木，"逆其性者为泻"。最后再按照"肝苦急，急食甘以缓之"来选取药物，选甘草还是选大枣好呢？当然是选大枣，因为大枣属火，它可以克制刚才选取的属于金中之金的五味子，免得五味子这个金克木太过分又搞出别的问题来。根据"主于补泻者为君，数量同于君而非主故为臣，从于佐监者为佐使"，所以，小补肝汤就以桂枝为君，干姜、五味子一补一泻为臣，大枣为佐使这样被组合起来了。大家都说经方奇妙无穷，从这里就可见一斑。药量怎么确定呢？其实《辅行诀》里面的很多药物特别是主要药物的用量都是三两，相信这是按照道家"道生一一，生二二，生三三，生万物"来确定的。至于大枣，当然是很经典地用十二枚，因为它能"助十二经"嘛。

至于大泻方与大补方，则是在小方的基础上再加三味药物组成，也就是大泻方的药物组成都是六味，大补方的药物组成都是七味。其中道理，陶弘景自己说了："阴退为泻，其数六，水数也；阳进为补，其数七，火数也。"大方是根据病情的更加复杂来组方的，比如大补肝汤，是小补肝汤合小补心（包）汤而成。为什么要合小补心（包）汤？这里可能有的读者又会问了，不是"虚则补其母，实则泻其子"吗？怎么合小补心（包）汤而不是小补肾汤？这里面其实也很有道理，因为本脏如果虚了，例如肝虚了，那么它的子也就是心脏就会跟着虚了，问题是如果肝虚了，那么肺金就一定会来克肝木，这个时候就应该补其子心脏，因为心火会子报母仇去克制肺金，如果你不补它反而去补肾，反而使得肺金不用顾及它的子脏而可以专心克木了，就会使得原来就不平衡的五行关系更加不平衡了。所以治疗内伤急证，当补子；治疗慢性证候，补其母。

大小补肝汤在现在使用的频率比较高，效果也是绝佳的，所以有必要在这里展开论述一下。大补肝汤方：桂心、干姜、五味子各三两，旋覆花、赭石（烧）、竹叶各一两，大枣十二枚。主肝气虚，其人恐惧不安，气自少腹上冲咽，呃声不止，头目苦眩，不能坐起，汗出，心悸，干呕，不能食，脉弱而结者。大补肝汤证是在小补肝汤证的基础上，增加了一些证候，而且一些原有的症状也更严重了。肝虚则恐，程度不重的时候，只是"心中恐疑，时多恶梦"。而这个梦境绝大多数是黑白色的，有点阴森森的感觉。服用小补肝汤的效验之一，就是梦境会时不时地由原来完全的黑白色转变为彩色。现在肝虚的程度更重了，不只是疑神疑鬼，而且开始出现"恐惧不安"。

第二个证，原来的"气上冲心"已经严重到"气自少腹上冲咽"了。气上冲心是桂枝证。冲气到咽部时，就必得加旋覆花了。因为旋覆花是诸多降逆药物中最轻的，所以只有它能到达这么高的位置，然后将冲气降下去。第三个证，出现了"呃声不止"。这个呃与哕不同。哕在唐以前，是指膈肌痉挛，不是嗳气。哕是橘皮证，呃的声音很大，这个气向上冲的力度很大，所以在旋覆花证的基础上加赭石。然后是"头目苦眩，不能坐起"，这是由于冲气向上造成的，所以没有再加白术之类。至于"汗出，心悸"，这是典型的桂枝证。这里的汗出是典型的"阳不摄阴"，用桂枝加强心阳，这里的心悸是心阳虚造成的，叉手自冒心的那种悸。最后是"干呕，不能食"，欲不欲食在肝胆，能不能食在脾胃，现在的气机往上冲成这样，能够吃得下那就真是奇怪了。大补肝汤的全部症状，以"其人恐惧不安"为第一，患者看起来与精神病是很类似的，很多人不懂得，以为是精神病，然后被强制镇静，然后很多人都是终身服药了。而这其实仅仅是肝虚导致的。为什么肝虚会出现这种现象？因为"肝藏魂"，肝虚的时候，会

**发现本草**
——对中药药性的深度解读

藏不住魂，于是就开始做不正常的梦，而严重肝虚的时候，会导致心也虚，心神不宁就出现了，很容易被误诊为精神病。

关于其他大方的组方我们就不展开了，一来本书研究的不是方剂学，二来我们再研究下去除了对方剂研究人员有点帮助之外，对一般医生是没有什么用处，因为祖先们都已经帮我们配好方子了，大家去看看《辅行诀》，把里面的方子直接拿来用就是了。不要说我们，仲圣也是这样啊，他根本就不跟我们谈组方的事情，《伤寒论》里面的很多方子他就是直接拿来用的，只是改了名字而已。因为这个不实用，并且也确实机械化了点。不但只是机械化这么简单，其实里面也并没有大家想象中的那么完美。我们上面只是说到一般的规律，所组的方也只是基本方，我们还没有谈到变的情况。世上哪有一成不变的东西啊？如果中药组方真是如此呆板，那么中医到今天还能生存吗？并且，《辅行诀》里面的大小补泻方子里面不但讨论五脏的情况，它还谈到心包的情况，然后就在五脏的基础上再加上手厥阴心包这个内容进去，所以用到的药物比二十五味"药精"还多出好几味来，至于这些药物又是根据什么样的方式组合进去的？如果要回答这个问题，我们就必须参考将药性按金、木、水、火、土五行属性归类的《桐君采药录》这本书，它也是《汤液经法》的重要参考著作，但它也早就散佚了，无从参考，所以我们对于中药的组方规律暂且谈到这里。接着我们还有更重要的东西要论述，就是仲圣是怎么运用《汤液经法》里面的方子以及如何根据临床症状灵活加减用药的。

## 二、仲圣用药的研究

《辅行诀》里面还记载了十六首道家经方，其中以大小阳旦汤、大小阴旦汤、大小青龙汤、大小白虎汤、大小朱鸟汤以及大小玄武汤最为主要。现在先把这十二首重要的道家经方罗列于此：

小阳旦汤：桂枝（三两），芍药（三两），生姜（二两，切），甘草（炙，二两），大枣（十二枚）；

大阳旦汤：黄芪（五两），人参，桂枝，生姜（各三两），甘草（炙，三两），芍药（六两），大枣（十二枚），饴糖（一升）；

小阴旦汤：黄芩（三两），芍药（三两），生姜（二两，切），甘草（二两，炙），大枣（十二枚）；

大阴旦汤：柴胡（八两），人参，黄芩，生姜（各三两），甘草（炙，二两），芍药（四两），大枣（十二枚），半夏（一升，洗）；

小青龙汤：麻黄（三两），杏仁（半升，熬，打），桂枝（三两），甘草（炙，一两半）；

大青龙汤：麻黄（去节），细辛，芍药，甘草（炙），桂枝（各三两），五味子（半升），半夏（半升），干姜（三两）；

小白虎汤：石膏（如鸡子大，绵裹），知母（六两），甘草（炙，二两），粳米（六合）；

大白虎汤：石膏（如鸡子大一枚，打），麦门冬（半升），甘草（炙，二两），粳米（六合），半夏（半升），生姜（二两，切），竹叶（三大握）；

小朱鸟汤：鸡子黄（二枚），阿胶（三锭），黄连（四两），芍药（各二两）；

大朱鸟汤：鸡子黄（二枚），阿胶（三锭），黄连（四两），芍药（各二两），人参（二两），干姜（二两）；

小玄武汤：茯苓（三两），芍药（三两），白术（二两），干姜（三两），附子（一枚，炮去皮）；

大玄武汤：茯苓（三两），白术（二两），附子（一枚，炮），芍药（二两），干姜（二两），人参（二两），甘草（二两，炙）。

首先看看陶弘景对这些方子发表的议论："阳旦者，升阳之方，以黄芪为主；阴旦者，扶阴之方，以柴胡为主；青龙者，宣发之方，以麻黄为主；白虎者，收重之方，以石膏为主；朱鸟者，清滋之方，以鸡子黄为主；玄武者，温渗之方，以附子为主。此六方者，为六合之正精，升降阴阳，交互金木，既济水火，乃神明之剂也。"

仔细分析会发现这些方剂在《伤寒论》里好像见过，只是名字不同而已，或者有些只是稍微加减一些药味罢了。我们选大阴旦汤来看。大阴旦汤在《伤

**发现本草**
——对中药药性的深度解读

寒论》是什么名字？是小柴胡汤（柴胡、黄芩、半夏、人参、甘草、生姜、大枣）！只是在此基础上去芍药一味而已。称这首方子为"神明之剂"，陶弘景没有夸大其词呀！

### 1. 小柴胡汤释义

"阴旦者，扶阴之方，以柴胡为主"，这里没有什么扶阳之方，反而有这么一首"扶阴之方"。要研究小柴胡汤，先要把其中"扶阴"二字搞清楚再说。陶弘景没有说"扶阴以柴胡为主"，而是很明白地告诉我们："扶阴之方，以柴胡为主。"柴胡不扶阴，扶阴的是整个大阴旦汤，并且扶阴这个重任落在芍药身上，芍药有酸收的能力，能把多余的血拉回内脏中，其实也能够把多余的阴液拉回内脏中，不一定只限于血液，所以说小柴胡汤没有"扶阴"的功能，后世把它叫作和解剂，听起来很形象，因为它用在解半表半里的邪气嘛，又不是用汗、吐、下三法，不是和解还能是什么？后来有人扩充性地把和解说是"和枢机，解郁结"，这还有点着边，问题是小柴胡汤怎么个"和枢机，解郁结"法？就说不清楚了。其实大小二旦六神共十六首方子都是道家的经方，如果我们想要很好地解析这些方子的作用原理，就必须参照《本经》的药用描述，从道家的阴阳太极来探究，否则得出的结论都是些想当然的空谈或者不着边际的言论而已。

大阴旦汤的主药柴胡在《本经》里面的药用描述是这样的："主心腹（去）肠胃中结气，饮食积聚；寒热邪气；推陈致新。久服轻身明目，益精。"先看看"主心腹（去）肠胃中结气"这句提纲，我认为这个"去"字应该在"心腹"之前，变成"主去心腹肠胃中结气"就流畅很多，但为保留原貌，不作调整。这里至少提示我们柴胡可以开气结，或者说是解郁结，但只限于气的范畴而已。后面来个"饮食积聚"，这是紧接着前面来说的，意思是说这里的饮食积聚是由前面的"结气"引起的，你不要认为柴胡适用于任何饮食积聚，如果真是这样，它可比大黄厉害多了。再下来这句"寒热邪气"有点像少阳病的寒热往来，但其实并不局限于此，很多伤寒发热用柴胡都是可以的，小柴胡汤当然也是这样，此方既然是少阳病的主方，理当出于少阳病篇，但在《伤寒论》里却出在太阳病篇，并且仲圣还亲自说了："有柴胡证，但见一证便是，不必悉具。"可见小柴胡汤的应用范围是多么广泛。一般认为柴胡性善升发,这一点当然毋庸置疑,但从上面的内容我们就可以知道,柴胡的药性绝非如此简单。

再下来就是"推陈致新"了,这在《本经》里面可以说是一种高度的评价,能够"推陈致新"的药物并不多,就柴胡、大黄与芒硝三味。推陈致新是什么意思?就是把旧的状态推翻,建立一种新的和谐状态,这对病家来说那真是太重要了。但是我们要记住,柴胡的作用主要限于气的范畴,它不像大黄那样可以将有形之物直接推掉,但它可以通过调理气机,促使正气回复,间接地将有形之物推掉。最后就是"久服轻身明目,益精",这句话可能会害死很多人了,因为一般人看见明目益精就会联想到补肝益肾。问题是这里的明目不是通过补肝来得到的呀,从柴胡的条文我们得不到有补肝益肾的提示,很明显,这里的明目是通过疏利肝经气机以及清肝热来实现的。那么"益精"又当怎么理解呢?首先这个"益"字应该是"溢"的古字,即"益"古同"溢",也就是使精溢出的意思。但古代的精字不像今天特指肾精,它的范围很广,到底是使哪个脏腑的精溢出呢?很明显,主要是胆经的精华物质。

但是,我们必须清楚,胆经的精华物质,其实就是肝经的精华物质,胆腑所藏的精汁是肝之余气所化,胆汁是在肝脏里头生成的,胆囊只不过起到了一个贮存和排泄胆汁的作用,所以说它藏精汁。胆除了藏精汁之外还有一个重要的功能就是疏泄,这两个功能相互结合就使得它的精汁排放有规律,该排的就排,不该排的就贮存着。比方说我们吃过饭以后,胆囊收缩,胆汁排入十二指肠来促进消化,我们不吃饭的时候,胆汁就贮存起来,等到下次吃饭的时候再集中使用,这就叫精汁排放有规律。现代人有不少人因为早上胃口不好或者减肥之类的原因,于是长期不吃早饭,甚至连一口水也不喝就匆匆忙忙地上学上班去了,于是胆汁贮就存在胆囊中,没有机会排泄,瘀积在胆囊里面,瘀积的时候长了,胆盐沉积,那就有可能形成胆结石。所以不吃早餐,是目前诱发胆囊结石的一个重要因素。规律的精汁排放对哪个脏器有影响呢?对阳明可降之气以及太阴可升之气有很大的影响,也就是说少阳胆腑藏精汁和主疏泄的功能关系到阳明之气的降浊和太阴之气的升清,也关系到阳明的受纳和太阴的运

**发现本草**
——对中药药性的深度解读

化，和消化系统有密切的关系。所以说，柴胡就是通过合理调动胆经的精华物质，使得木疏土的气机得以正常运转，从而"主心腹（去）肠胃中结气，饮食积聚"。

所以说，柴胡的功用是通过提取肝胆的精气来实现的，它可以分为两大方面，一方面是提取肝的精气使其往上升达，然后可以"明目"，另一方面是提取胆的精气使胃气下降，然后间接消除"饮食积聚"。这一升一降，其实就是一阴一阳，就是道！如果再深入研究一下人体的气机，我们将会得到这样的规律：右肾命门与肝随脾气向左肺的方向上升，右肺与心胆随胃气向左肾、气海的方向下降。上下以两肺两肾作为纽带，中间以脾胃作为轴心，如此循环无端，形成一个完美的阴阳太极图！柴胡，正是这个人体气机太极运转的调节圣药，所以大阴旦汤就用它来做君药，并且用量在八两之多。并且大阴旦汤刚好也是用药八味。这个八味，那个八两，在五行上对应着肝胆，并且大概也取八卦的含义。其实从小柴胡汤出发，后世有很多变化的柴胡剂，但无论如何演变，最终有两味药物是不会改动的，那就是柴胡与甘草。柴胡的作用就是像车轮运转一样调整人体气机，而甘草就是这个车轮的固定中轴。

由于柴胡可能有时候提取的肝胆精气太多，使得人体气机太极运转太过亢进，所以为了防止这种由一个极端偏向另一个极端的情况出现，大阴旦汤就用芍药来制约它，把多余的肝胆精气拉回原来的地方。所以说，大阴旦汤的组方是很巧妙的。但是仲圣却把芍药去掉了，为什么呢？因为仲圣有一个用药习惯，就是凡胸闷者不用芍药。而小柴胡汤的适应证又这么广，再加上仲圣说过"有柴胡证，但见一证便是，不必悉具"这句话，所以在应用小柴胡汤的时候难免会碰上胸闷这个症状，于是在芍药的作用不是很突出的前提下，仲圣就把芍药这个封印给去掉了。并且即便去掉，并没有改变小柴胡汤的功用，它还是那么善于消除邪气，并且没有了芍药的制约，其调整气机、消除邪气的力量会更大一些，只是在保护人体阴液的系统上面不如大阴旦汤罢了，所以在短时间的应用上面，小柴胡汤比大阴旦汤要好，但如果要长时间的服用，例如一些精神抑郁患者，或者是癌症患者，用大阴旦汤就比小柴胡汤要更好。

《伤寒论》："阳明病，胁下硬满，不大便而呕，舌上白苔者，可与小柴胡汤。上焦得通，津液布下，胃气因和，身濈然汗出而解。"这是少阳阳明同病，从"舌上白苔者"一句可知没有转实热成结，用小柴胡汤。"上焦得通，津液布下，胃气因和"，这一句是大家要认真琢磨琢磨了，这是仲圣在告诉我们小柴胡汤在这种情况下进入人体之后的作用机理。而发挥这种机理的主要药物就是黄芩。在其他地方用小柴胡汤，黄芩的作用一般就是与半夏配合，形成辛开苦降的药势，以及清一下胆腑之热而已。但在这里，黄芩就威风了，它的功劳最大。关于黄芩的药性在这里我就大概说一下，它是一味以苦降为主的药物，从肺开始，向下至胃，至胆，至大肠，一直降下去，把这些路线的热全部给清了，于是就得到这样的效果：人体的液态水由于能量亢盛而被过度气化且无法冷凝，但却在黄芩的作用下重新回归正常。本条讲的其实就是阳明热盛，将体内液体水过度气化，于是在肺金这里不能正常冷凝，人体内就不能"下雨"，上焦不"下雨"，下焦很快就会干枯，如果再不及时处理，很快就会出现"胃中必有燥屎五六枚"的情况。由于这里的阳明热盛程度没有白虎汤厉害，并且也见柴胡证，所以就用小柴胡汤。白虎汤证的热盛就不是下不了雨那么简单了，它的热是使人大汗出，这些液态水都被蒸腾出体外了，如果用天地来作比喻，就是白虎汤证的热盛已经将地球上的水蒸发出大气层，都跑到外太空去了。如果是白虎人参汤证就更极端一些，"无大热"，水液挥发太多，带走热量太多，反而不见大热了。这个时候就再加人参一味，不但用来补气，也用来生津。仲景用的人参就有这两个功效，但现在我们用的人参都偏于补气，所以要想起到更好的生津作用，还得配伍一些善于生津的药物。

从上面的论述我们就可以知道，柴胡以升为主，兼有降的功能，黄芩以降为主，其实也兼有升的功能，因为降是为了更好地升。这里一个以升为主，一个以降为主，就形成了一个更为强大的人体气机太极运转图。其实这个气机的运转，还有一个重要的内容，就是"上焦得通"之后，"津液布下"会走三焦这条水液通道。也就是我们前面所说的手少阳胰经这条通道。小柴胡汤能有这么广泛的适应证，应该与三焦这条贯通人体各处的通道是有很大关联的。小柴胡

**发现本草**
——对中药药性的深度解读

汤所谓的"和解"，其实很大一部分就是将病邪从三焦这条水液通道根据就近原则排出去。本条最后不是说"身濈然汗出而解"吗？少阳病禁汗吐下三法，小柴胡不是发汗的方子，它只是促使人体气机正常运转的方子，但是人体正气一旦恢复之后，自然就有力量来祛邪了，至于人体正气怎么个祛邪法，那就没有定法了，有可能汗出，有可能下利，甚至有可能在体内把病邪转化成营养物质，使其改邪归正呀！

你可能会问，这柴胡与黄芩一升一降，难道就不会互相牵制，进而导致它们二者上不能上、下不能下吗？这个当然不会，因为它们在人体里面走的路线不同，即便是在同一条通道，一个左上一个右下，就像行驶在同一条公路上但是方向不同的两辆汽车，只要我们在用药时遵守规则，它们就不会撞在一起。

接着就轮到论述半夏了，此物有毒，一般都用生姜来解。很多人都以为生姜与半夏的配伍，纯粹就是为了用生姜制半夏而已，其实没有这么简单。生姜与半夏就像一对夫妻，它们很会搞配合，例如在治理人体水液停滞这个问题上，生姜发挥的作用就相当于大禹，它不搞围堵，它就是帮你打通道路，所以如果是一般的水饮，用上生姜就可以了。但是如果是那种黏稠性的水液，也就是痰湿一类的顽固分子，那么就应该让半夏出马了。生姜、半夏之所以善于止呕，其实就是因为它们善于治水，水邪消退了，则脾胃之气自然回复，脾胃正气回复，则升降气机回归正常，当然就不会再有呕的现象了。

问题是，既然小柴胡汤主要作用在柴胡与黄芩身上，那么为什么后面还跟着人参、生姜、大枣、甘草这些看似毫不相关的药物呢？其实，柴胡如果想运转全身气机，而它后面却没有跟着一大帮补益类药物的话，一般的病家是没有这么多的能量来支撑它完成这一任务的，所以就必须加人参以补元气，加大枣来补充阴液，应用生姜以鼓动胃气帮助消化，加甘草以推动中焦取汁奉心化赤而为血。并且，这也符合"见肝之病，知肝传脾，当先实脾"的治疗原则。它们与柴胡黄芩相配伍，调中带补，恢复脾升胃降的气机，进而使得"肝随脾升，胆随胃降"，然后形成一个左升右降的圆圈，而这个圆圈，就是道家的太极阴阳图，所以考证道家用药当从这里入手。

我们知道，由于肝主情志，而足少阳经别过心脏，所以现在有很多人就用小柴胡汤加减来治疗精神情志病，这可以说是非常对证的。一般情况下，精神抑郁用柴胡桂枝汤，为什么要合桂枝汤呢？要回答这个问题，我们还得从二旦汤说起。首先看这个"旦"字，它上方的"日"表示的是太阳，下方的那一横表示的是地平线，综合起来它表示的就是太阳在地平线之上的意思，也就是白天的意思。但是阳旦与阴旦不同，阳旦汤的作用是直接将人体的阳气提升上去，而阴旦汤则不同，虽然它最终的目的也是为了将人体的阳气提升上去，但它走的是"曲线救国"的路线，它通过推动人体阴气下降，间接为阳气的上升做准备工作。同样的道理，小柴胡汤走的主要也是属阴的那条通道，也就是人体右边下降的那条通道。如果下降的这条通道出现气机不利，甚至出现阳明腑实之类的实质性病变，那么还得配合大黄之类的泻下药来解决，这就是大柴胡汤了。从上面的论述我们就可以知道，小柴胡汤确实可以解决一般的肝郁问题，如果病家只是感觉到心情郁闷的，那么我们单用小柴胡汤来开开路就可以了，但对于已经形成抑郁症的病家，他们本来就是先天心胆阳虚的体质，再加上郁闷已久才出现如此精神问题，其阳气郁闭的程度就更加可想而知，所以为了将人体的阳气更好地升发起来，就要加入桂枝汤，也就是小阳旦汤。但如果是治疗精神狂躁症之类的病患，则应该用柴胡龙骨牡蛎汤，因为这种情况不是人体的阳气上升得不好，反而是上升得太过分了，这个时候就要用龙骨牡蛎这类重镇的药物把人体升发过头的阳气给压回去。

柴胡龙骨牡蛎汤里面有一个很好的药对，就是茯苓与桂枝的配伍，实在太妙了，你仔细看看，这个茯苓是去湿气的，它去的是脾胃和肝肾之间的湿气，它是一味先升后降的药物，这个在"论淡味"条下已经论述过了。而桂枝是用来通阳的，它是一味先降后升的药物，与茯苓之间刚好组合成为一个小的太极阴阳运转图。以茯苓桂枝为基础，仲圣又为我们提供了一系列的妙剂——苓桂剂。前人把苓桂这对组合的功效总结为：畅三焦，促气化，促进水液排泄。所以说苓桂剂是治水的方剂，其系列包括五苓散、茯苓甘草汤、苓桂枣甘汤、苓桂术甘汤、桂枝去桂加茯苓白术汤（苓芍术甘汤）等。

在桂枝去桂加茯苓白术汤里面，由于桂枝汤用的是桂枝而不是肉桂，为了不使药物走表，所以就把桂枝给去掉了。但由于这些药方都是治水的方子，所以我们还是把它们归为一类。而这里面最著名的，那就是非五苓散莫属了。它所利的水，不单只太阳蓄水证的水，不管水停在身体何处，都可以考虑应用。刘渡舟就用它来治疗脑积水，大家想想，连脑这么高位的水它都可以治疗，更何况是其他部位的水呢！

**2. 小柴胡汤的补充**

如果我把小柴胡汤中的主药柴胡去掉，换上黄连，就变成了《伤寒论》里面的另一个重要的治疗心下痞证的泻心汤系列，也就是半夏泻心汤、生姜泻心汤以及甘草泻心汤。当然，由于在心下痞证里面，如果上焦阳盛不能下达就会出现呕，下焦阴盛不能上奉就会出现利，而出现下利的原因主要是脾的问题，所以在这里就用干姜换生姜，因为生姜与干姜相比，干姜是脾经药，生姜是胃经药。我们知道，小柴胡汤治疗的部位在半表半里之间，那么现在泻心汤治疗的部位是什么呢？在半上半下之中焦部位。根据病情的不同，痰证明显的就选半夏泻心汤，水邪明显的就选生姜泻心汤，外来客热明显的就选甘草泻心汤。说到甘草泻心汤，在这里就有一个地方需要做出修正说明了。宋版《伤寒论》记载的甘草泻心汤里面没有人参，大概是后人认为既然热证明显就把人参给去掉了。其实甘草泻心汤应当有人参，不管客热是否严重，因为仲圣用的不是今天的长白山人参，而是五加科的人参，《本经》谓之性微寒，其药用介于长白山人参与西洋参之间，不但能够清热，还善于生津解热，仲圣怎么可能把这么重要的药物给去掉呢？

如果是胃气上逆比较严重的，仲圣又怎么处理呢？把黄芩、黄连去掉，换上旋覆花、赭石二物，这就变成了治疗心下痞证的另一个方子——旋覆代赭汤。从小柴胡汤，到现在的旋覆代赭汤，有五味药物是没有变动过的，它们就是：半夏、生姜、大枣、人参、甘草。其实就这五味药物，既能调理半表半里的气机，也能调理半上半下的中焦气机。这么重要的组合，我们可不可以因为它们大部分都是些食疗范围的药物而疏忽了，一定要把它们记住，以后碰到半表半里或中焦气机不通畅的问题，我们就可以用这些组合通过对证加减来组方。例如仲圣的《金匮要略》里面有一橘皮竹茹汤，现在经常用来治疗胃炎，其由橘皮、竹茹、生姜、大枣、人参、甘草六味药物组成，大家看起来是不是觉得很熟悉呀？

《伤寒论》里有七个要求先煮去渣再煎的药方，它们分别是：和解少阳的小柴胡汤、大柴胡汤以及柴胡桂枝干姜汤，和解中焦的半夏泻心汤、生姜泻心汤、甘草泻心汤和旋覆代赭汤。以上基本都是些寒热并用、攻补兼施的和解方剂，其药用部位都在人体的中间。前人为什么会做出这样的处理呢？大概是因为这些药方都是和解剂，所以先去渣再煎，使得各味药物之间在它们没有进入人体之前就先来个和解，免得进入人体之后一边在和解邪气，一边在搞内部斗争。其实，仲圣的这些厨艺都是跟《汤液经法》学的，也就是跟大名鼎鼎的第一厨师伊尹学的，因为在《辅行诀》里面记载的大阴旦汤同样是要求去渣再煎的，我们在以后用到这些方子的时候可别忘了提醒病家。

说到厨艺，我自己最初虽然学了一些方剂学里面的内容，比如《神农本草经·序录》记载说："药有阴阳配合，子母兄弟，根茎花实，草石骨肉"。最后其实也是通过饮食烹饪而提高对方剂的认识的，越发觉得中医药的实用之处。汤药有先下后放，烹饪也是很讲究先下后放的，比如葱花，稍微进过厨房的人都知道一般是最后才放的。"药有阴阳配合"，那烹饪也讲究阴阳配合，凡植物类的食物，比如常见的黄瓜、菠菜等，用动物油（最常用的是猪油）炒会好吃很多，而凡是肉类，则用植物油炒会更佳，如果反过来，味道就差很远了。这种配合难道不就是属于阴阳配合吗？鸡是温补的，所以经常是炖鸡汤，鸭是寒凉滋阴的，所以烤鸭就适合更多的人，这难道不就是属于阴阳配合吗？当然，这还没有考虑到个人的实际情况，如果刚好是阴虚火旺的，那就不是吃烤鸭，而是直接吃白切的会更好。

中药讲究炮制，烹饪的道理也是一样的。有些中药需要酒制，有些食物也是这样，比如鱼类，往往先用油与酒腌制一下，再白灼，除了可以祛除腥味（这个时候一般也会加生姜），还会使得肉质更加有弹性，其实就是保留了更多的养分。如果考虑到个人的实际情况，热性体质的人就应该清蒸或者白灼，而寒性体质的人则应该焖炖，并且越是体寒的人，焖炖的时间就应该越长，这样可以聚集更多的火气，会更加对证一些，吃起来也会感觉味道更佳。这难道不也是属于阴阳配合吗？

"合和视之，当用相须相使良者。"《伤寒杂病论》里面的当归羊肉汤可以说是全书最好吃的食疗方了。为什么当归配羊肉，配鸡肉或者猪肉可以吗？严格来说不可以。因为只有这样配合才是最佳的，当归是"血家圣药"，羊肉的五行属火，它们之间的配伍才是最佳搭档。那些冬天容易手脚冰冷的女孩子，就很适合在冬天的时候经常吃这个进补，你会发觉效果真的很好！如果换作鸡肉或者猪肉，味道就不同了，效果也差了一截。烹饪水平达到一定程度之后，你会发觉自己很容易就推断出食物之间的搭配是否好吃，有没有作用，比如西红柿炒鸡蛋，大家都觉得好，如果换作南瓜炒鸡蛋呢？你想想就知道答案，根本就不需要验证。同样的道理，面对一个身体不好的人，应该用什么方药，怎样进行加减，食疗的方案是怎样制定的，所有这些，都是相通的。

"若有毒宜制，可用相畏相杀者，不尔勿合用也。"一般在烹饪鱼虾类食物的时候，生姜是必须要放的，除了祛除腥味，也是为了解鱼虾之毒，毕竟这些食物都是偏寒了些。有条件的还应该加点紫苏，这样效果就更加好了，对预防食物中毒或过敏是很有作用的。再说了，像生姜、紫苏这些芳香醒脾的物品，对食欲的增加也是有帮助的。河豚的肉质鲜美，但是如果弄不好中毒却是很严重的，懂得的人会加一些小西瓜一起烹饪，这就是"相畏相杀"的道理了。曾经有渔民告诉我，说河豚毒用西瓜皮就能解（本人一直没有机会验证，特记于此，以供后来者考证研究），后来在海南的一个餐厅，看到他们就是用当地的小西瓜与河豚一起烹饪的。"不尔勿合用也"，如果不懂得这些，还是不要食用为好。

接着我们看看仲圣在小柴胡汤条下的药物加减示例："若胸中烦而不呕者，去半夏、人参，加瓜蒌实一枚。若渴者，去半夏，加人参合前成四两半、瓜蒌根四两。若腹中痛者，去黄芩，加芍药三两。若胁下痞硬，去大枣，加牡蛎四两。若心下悸，小便不利者，去黄芩，加茯苓四两。若不渴，外有微热者，去人参，加桂枝三两，温服微汗愈。若咳者，去人参、大枣、生姜，加五味子半升，干姜二两。"

这是仲圣在给我们上药物加减课呢。其实这是仲圣用药习惯的最好例子，并非一定是针对小柴胡汤而设的，很多时候仲圣就是这样用药，我们如果配合《本经》来看就更加容易明白。例如"若腹中痛者，去黄芩，加芍药三两"这条，芍药在《本经》里面是明确写有"止痛"二字的，能出现这种情况的药物极少，其他如云实、车前子之类虽然也具此功能，但这几味药不是"药精"，所以仲圣很少用。至于"去黄芩"则应灵活看，因为这是对于一般情况来说的，就是若虚寒的痛就去它，如果是实热的痛当然就要保留，但是人体周身痛处，以虚寒见多，这一点我们看看与痛同类的"疼"字就知道了，"疼"里面是"冬"字，冬就是寒的意思嘛，说明引起疼痛的病因以寒为主要。此外我们看看"若咳者，去人参、大枣、生姜，加五味子半升，干姜二两"这一条，在真武汤加减法里面也有"若咳者，加五味子半升，细辛、干姜各一两"，比较可知，仲圣在处理一般咳证都会优先考虑五味子与干姜两味，虽然此药对以寒咳最为对证，但是如果适当加减配合，用于热咳也是可以的，因为五味子的酸收与干姜的散之间，其一来一回也形成一个很巧妙的太极图，它们进入肺内之后一收一散，很善于调理肺部的气机。

同时我们也要注意药量，如前面"加五味子半升，干姜二两"，五味子半升大约相当于今天的 30 克，而我们今天的 30 克就大约相当于仲圣时代的二两，也就是说五味子与干姜是等量的。我们再看看下面的"加五味子半升，细辛、干姜各一两"，很明显，细辛和干姜的总量与五味子之间也是等量的！为什么要这样呢？因为它们代表的是阴阳的两面，它们之间是太极关系，所以当然要等量才行，否则彼此之间就不能组合成为一个完美的圆运动图了。假设你干姜的药量比五味子的大，那么干姜散出去的力量就大，五味子就没有足够的力量把你收回来，这样就不能更好地调整气机了。平衡的关系被打破，始终都是不好的。"主于补泻者为君，数量同于君而非主故为臣"，这句话说的就是这个道理，很多经方都是依照这个原则来确定的。

**发现本草**
——对中药药性的深度解读

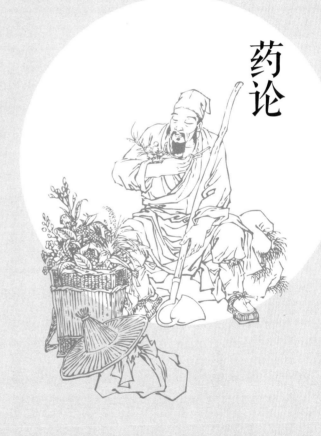

下篇

药论

# 第四章　甘淡药物

## 人参——大补元气

【性味】味甘、微苦，性微温，归于肺、心、脾、肺、肾经。

【功效】大补元气，补脾益肺，生津增智。

【药论】根据宋代洪迈《夷坚志》的记载，洪辑的幼子佛护三岁的时候，得痰喘病，医不能治，凡五昼夜不乳食，很是危急。其妻梦一妇人教以服人参胡桃汤。于是急取新罗人参寸许，胡桃一枚，还没来得及剥去胡桃皮，就急忙地煎成汤，才灌儿一蚬壳左右，就不觉得气喘了，再进汤药不久就醒过来了。第二天再煎汤的时候，由于时间充足，于是剥去胡桃皮，取净肉入药与服，没想到其喘竟然反复发作。这才知道昨天的治疗方法是正确的。此药不载方书。人参定喘，而带皮胡桃则敛肺也。

《本经》："人参，味甘，微寒。主补五脏，安精神，定魂魄，止惊悸，除邪气，明目，开心益智，久服轻身延年。"

需要注意的是，汉代张仲景所用的人参，并不是我们今天所说的人参。那个时候东北长白山地区，还不属于汉代所管。他用的是上党地区的一种五加科的植物。上党地区就是今天的长治，山西晋东南地区，在汉代的时候，晋东南地区有五加科的人参，也有桔梗科的党参，人参和党参不是一个科属的。五加科的人参和今天长白山的人参作用有什么不同呢？上党地区的五加科的人参，既有比较好的补气作用，也有很好的补津液作用。后来人们以为上党的人参就是党参，这是一种字面的误解，其实上党人参已经绝种了。

我们已经知道，人参是一味补气能力极强的药物，问题是，在数千年前，我们的先哲们是怎么发现并应用人参的呢？相信只要你亲眼看过人参的生长形态，就一定不会对它那五叶对生的奇特形象置之不理。懂得五行的人都知道，这是一种具有"土"象的强烈的自然信号。如果你再看看人参的根，你将会更加惊奇，它那色黄、气香的五行属性，与它的叶子一样，竟是如此一致。至此，相信你一定会想尝尝它的味道。试了才知道更不得了，其味微苦而带甘甜，这不正是火生土之义吗！要知道，人的五行属性也是土。人是万物之灵，而人参则可以说是植物中的灵物啊！人参除了不会走动之外，物性与人非常相似，这也是先哲们称之为人参的原因。现在回想起来，先哲们用人参大补元气而回阳救逆，可谓是洞察天地之所得啊！

唐容川认为：《本草纲目》载人参歌曰：三桠五加，背阳向阴，若来求我，椵树相寻。我所听闻的人参，也说它是生于辽东树林阴湿的地方。又有人工种植的，也必须在阴林里面种植。由于人参生于阴湿而禀水阴润泽之气，故味苦甘而有汁液，生发出来的三桠五叶都属于奇数、阳数。此苗从阴湿中生发而出，是由阴生阳，故于甘苦阴味之中饶有一番生阳之气。此气可以通过品尝而得到。人身之元气由肾水之中以上达于肺，生于阴而出于阳，与人参由阴生阳的道理相同。所以人参大能化气，气化而上出于口鼻即是津液，人参生津之理正是这样，并非只是以其味而已。水据五行属北方，人参生于北方，秉水中阳气，与人之气化相合，所以大能补气。不只人参是这样，凡一切自然药物都应当追寻它生发喜好的原来地方，而后它的药性就可以通过推理而知道了。

张锡纯认为：凡药物属于性热而又体质干燥的，都生于热地，例如桂、附之生于川广者就是；凡药物属于性热而又体质濡润的，都生于寒地，例如人参之生于辽东山阴者就是。这是由于其本性既热，如果再生于热地，则热上加热就会把它的津液蒸干而不能再保其濡润之津液了。且既名为人参，必能参赞人身之气化而后名实相符，人身之气化，就是阴阳俱备的。有些医家因人参生于阴寒之地，就说它是偏于补阴的，很明显就是在这个方面没有通过细心的审察，所以才说出这样以偏概全的话。

**发现本草**
——对中药药性的深度解读

陈士铎说："盖补阴之药与补阳之药，用之实有不同。补阳之药，可少用以奏功，而补阴之药，必多用以取效。以阳主升而阴主降。阳升，少用阳药而气易上腾；阴降，少用阴药则味难下达。"

人参若是少用，则其性必升而专入于人体气分，自善补气；倘若多用，则其药力宏厚而自能下达，转而善于生血。究其用药之初，当是先入气道，此后不久，则阳而生阴，人参由缓至速地进入血分，且又以微苦而入于心经，合则使血速生。因为天地之道，就是阳根于阴，阴亦根于阳。无阴则阳不生，无阳则阴不长。血不能直接而生，皆由气化而得，人参至善补气，故亦至善生血。倘若用于补血药物之中，比如配合当归、地黄、黄芪、山茱萸等，就不需要大用人参，其化生气血的速度也会更快。陈士铎谓人参多用则善下达肾经之间，此亦属先人之见。因为人参以根部入药，则根据"部位归经理论"可以知道，它自己本身就能直达肾经，多用则更善下达。

人参少用则滋壅，多用却能宣通，这又是什么道理呢？

人参少用，只入气分，脾胃虚弱而不能化载之，故积于中焦而表现为胀满之症，所以就说它滋壅。倘若多用，则能大补脾气，人参味甘，为土所喜，拒之实属无奈，只须稍等脾胃之气转强，则必会欣然接受它，受之则得其大补，中土既强，则万物复苏，各道自然通畅，这就是以补益而为疏导的道理。如果理解这一点，则现代药理所证实的人参对心血的影响也就容易理解了。经研究表明，人参对多种动物的心脏均有先兴奋后抑制，小剂量兴奋、大剂量抑制的作用。同时还表现在少用则能补益心气而升高血压，多用则能宣通血道而降压。事实上，多数的补气药都有少用则滋壅、多用却能宣通的现象，只不过没有人参这么明显而已。当然，气属阳类，补气药的用量亦当遵循"阳奇阴偶"的自然法则为宜。

李言闻说："东垣理脾胃，泻阴火，交泰丸内用人参、皂荚，是恶而不恶也；古方疗月闭，四物汤加人参、五灵脂，是畏而不畏也；又疗痰在胸膈，人参、藜芦同用，而取其涌越，是激其怒性也。"

上述论说皆属用药禁忌的范畴，但却都是"忌"而不"禁"，这到底是什么道理呢？人参恶皂荚，那是因为人参是补药，皂荚是泻药，此补彼泻，必会减弱人参的补益之能，但在这里却有所不同，两物虽共下，却须分道而行，人参理脾胃，皂荚泻阴火，两不相干却又使上虚下实之证同时消除。倘若人参不恶皂荚，势必共道前进，使之不能分头祛邪，药力分散，又如何使之交泰？又人参虽畏五灵脂，但五灵脂性急，虽与人参同下，然尤先走为快，以之开闭，则月事顺畅，又经闭多因血虚干枯，故人参四物随后而至，使泻中有补，共奏良效。有五灵脂的监督，人参在某些时候就会更好地发挥作用。现代临床人参、五灵脂同用治疗冠心病，均取得较好的疗效。人参既反藜芦，同用则两物必相互搏击，理论上又当产生一定的毒性，入口则涌越，引胸膈之痰自上而出，痰出则病愈。这是一种大胆的用药行为，其指导原则即为吐法。反物相合虽致有毒，但终会吐而外越于人体，又不忌之矣。

## 甘草——甘缓解毒

【性味】味甘，性凉，归于脾、胃、心、肺经。

【功效】补脾益气，润肺止咳，清热止痛，缓急解毒，中和药性。

【药论】明代陆粲在《庚巳编》中记载了这样一个故事：御医盛寅有一天早晨刚刚走进御药房，就感到头痛眩晕，随即晕倒不省人事，周围的御医都束手无策，不知如何是好。消息传出，有一位民间医生毛遂自荐为盛寅治病，他用很多甘草煎成一碗浓浓的甘草水让盛寅喝下，不久盛寅便苏醒过来，其他的御医颇感惊奇。这位民间医生解析说，盛御医因为没有吃早饭就走进药房，胃气虚弱，无法抵御药气的熏蒸，中了百药之毒，所以昏厥。甘草善调和诸药之性而解百药之毒，所以让他服用甘草水后就苏醒了。

《本经》："甘草，味甘，平。主五脏六腑寒热邪气，坚筋骨，长肌肉，倍力，金创肿，解毒，久服轻身延年。"

《本经》对甘草的药用描述一开始就说"主五脏六腑寒热邪气"，从这句提

**发现本草**
——对中药药性的深度解读

纲中我们就可以知道甘草为什么是中药里面使用频率最高的药物了。甘草自古就被尊称为"国老"，是中药王国里的元老级药物，最能调解各类矛盾。这与它的"解毒"作用是分不开的。据《千金要方》论述，甘草解百药之毒，如同开水化雪。有服乌头、巴豆中毒者，食甘草即解，效果显著。方中说大豆汁可解百药之毒，前人多次试验皆无效，加用甘草则效如桴鼓。

李时珍说："绿豆肉平皮寒，解金石、砒霜、草木一切诸毒。宜连皮生研水服。"事实上，以火急煮亦可，煮之数十沸，豆尚未开破致熟，取其清汁服，则解毒之效常可立见。究其原因，皆由绿豆之药效全在其皮，倘若久煮，其皮开破则药效全失，此时之皮肉只可作饱腹之用，已无解毒之能矣。甘草善和中解毒而缓急，故绿豆若与甘草相伍，则解毒之功更胜一筹，遂成千古名方。

必须强调的是，所有的用药都必须在中医辨证论治原则指导之下进行。曾有报道，有人吃了大剂量的甘草，再进食猪肉后，脘腹暴胀而死！不仅如此，《遯园医案》就记载鲢鱼反甘草之事。张锡纯在《医学衷中参西录》中也记载了同样的故事，最后还特别强调："按鲢鱼为常食之物，甘草又为药中常用之品，苟此二物相反，疏方用甘草时即当戒其勿食鲢鱼。"

大凡补气益血类药物的味道多是甘味，相信这与胃经多气多血的特点是分不开的。药物如果要补气，那么，它就必须长久地留在气分并发挥其药理作用才能实现。问题是，如何再进一步确定药物之入气分还是入血分呢？一般地，如大蒜等闻起来气味比较重的属阳而入气分，而如辣椒等尝起来味道比较重的属阴而入血分。也就是说，如果我们要辨别药物的气血归属问题，只需用鼻子闻一闻，用舌头尝一尝就可以了。如果要更进一步地确定药物到底是补哪一个脏腑的气，那么，我们再结合其归经情况即可推知。甘草中黄而外红，有入脾然后走血之象，其味甘入脾故能补益脾气，走血所以能补益心血，心血受补则脾气受益，这是因为心为脾之母，母亲受益则自然会供给自己的孩子受用，此即"虚则补其母"的道理。所以说，甘草最善补益脾气。

沙地质干又缺乏养分。甘草能以一介最是亲和水性的豆科植物，得以从这么贫瘠的土壤中苗壮成长，可以见得它吸取土性与水分并转为能量的能力是多么的强大啊！《黄帝内经》中说："中焦受气取汁，变化而赤，是谓血。"甘草在人体之中的功能，即为向脾胃中土进行"中焦受气取汁"，也就是为脾胃涵养水精。所以，在所有的组方之中，可能会因为强力排水、行血、逐气，而产生让心脏动悸的副作用的时候，就要加入甘草，让其中焦取汁，可帮助心脏保汁保湿，达到心有足够的水精可供生血，以免心脏受到伤害的目的。反之，如果中焦不怕失水，或是有药物能够帮忙处理水精，甘草就不一定会需要用到了。否则过用甘草，会使中焦含水过多，反而会造成肌肉之中也含水，形成所谓的水肿。

甘草之剂量，除用以调和诸药外，大抵多用为宜，动则数十克不等，这都是它具有土的特性所致的。在卦象里，用"坤六断"来代表土的性质。既是"六断"，当知土性喜通透而不宜结实。土须通透，方能滋生万物，栽种植物前要先松土，就是这个道理。甘草味正纯甘，其象类土，善于松开脾胃实土，但须大用方以得力而致效。另外，如是脾胃虚弱，则甘草又作补土之用，用量更需如此，否则，倘若少少用之，其能多用在调和诸药之上，哪里还有力量来松土或补土呢？问题是，现在的医生每用甘草，多在数克之内，这很明显是不了解甘草的药理特点所造成的。

甘草有生用与炙用之别。中医临床上早已总结出，甘草生用则偏于清通，炙用则偏于补益的经验。《本经》所述是针对生甘草而说的。炙甘草由于加用蜂蜜来炙用，所以更善补益脾胃，这一点很容易理解。但炙甘草在炙制之后，其颜色深红，其味道也略兼苦味，因此炙甘草的主要归经就是心经，它自然就更善于补益心脏，而仲景的炙甘草汤就是很好的例证。由于火生土的缘故，炙甘草主要进入心经并不妨碍其对于脾胃的补益。

从《伤寒论》中我们可以看出来的是：如果只是要它"和诸药"的药性，那放一两就可以了。如果要用来定方位，则常用量是二两。定方位是什么意思呢？就是这样，有了这二两甘草的土气，其他的药物，就会以此为坐标原点，而分得清上下左右，药性轻于甘草的就向上，药性重于甘草的就向下，加合柴胡便左升，加合牵牛子便右降，整个方的作用点会变成先以脾胃为坐标原点，

**发现本草**
——对中药药性的深度解读

再各自出发去做各自的事。我们开药经常叫"开方"，就是这个意思。而如果主力是要用它补中焦，通常是三两起步（当然按程度不同也有例外，如黄连茯苓汤，人虚者加甘草二两）。

此外还有一个最重要的情况，就是有些方子在使用甘草的时候用的是它那"甘缓"的性质，这个时候无所谓定位的问题。例如，干姜附子汤和四逆汤相比较，后者多了一味甘草，并且用量也是二两，那么这两个方子有什么区别呢？为了说明加甘草的四逆汤和不加甘草的干姜附子汤之间的差别，我们给大家引入一个离体蛙心实验的例子：当我们把青蛙的心脏离体之后，它还在搏动，这时我们用一个闭路的林格液的管道来为心脏供给营养，然后把干姜附子汤注射到这一管道中，并记录青蛙心脏搏动的频率。可以发现，注射干姜附子汤以后，青蛙心脏的搏动幅度迅速增大且频率加快，但持续的时间并不长，随后出现的却是离体蛙心功能衰竭的表现。接着换四逆汤注射，我们发现它产生药效的时间后延，慢慢地使青蛙的心脏心肌收缩有力，频率也增强，虽然没有干姜附子汤那么强烈，但是持续时间很长，并且其后并不伴有心脏机能的衰竭，这就是加甘草和不加甘草的区别。由于干姜附子汤是对付阴气极盛、阳气很微的救急方子，所以就不能使用甘草来"拖后腿"了，以免干姜附子破阴的力量受到牵制而耽误病情，而四逆汤之所以要加甘草，那是在阴盛不占主体的前提下回阳所用，此龙雷之火如果没有甘草对干姜、附子的包容，其作用过于强烈的话，会飞升得更快的，那就不是回阳而是将阳气赶跑了。"水寒不藏龙"，而水太热了也是不藏龙的。通过这个实验，可以作这样一个归纳，所谓中药在方剂配伍中的甘缓，有两个作用：一个是使药物的作用温和一些，还有一个作用就是使药效持久。


## 龙眼肉——药食两用

【性味】味甘，性微温，归于脾、胃、心、肝经。

【**功效**】补心益脾，生气益血。

【**药论**】《本经》: "龙眼，味甘，平。主五脏邪气，安志，厌食。久服，强魂，聪明，轻身，不老，通神明。"

龙眼肉可以说是药食两用的绝好物种。对小孩子来说，它能够健脾开胃，所以《本经》就说它能够治疗"厌食"；对中老年人而言，则具有保护血管、防止血管硬化的作用。国外在研究龙眼时还发现其含有一种活性成分，具有抗衰老的作用。这与《本经》中所言龙眼有"不老"之说相吻合，但一定要"久服"才能出效果，并且还会"聪明"，也就是耳聪目明的意思。

关于龙眼肉的药性，诸书多言是性平之物，而我们则认为其性当属微温。

在"药性综合理论"中，已经论证并得出这样的重要结论：果子之皮肉相连者，其内外药性统一；内外之间有膜者，其药性则相反为二。正所谓"荔枝才过，龙眼就熟"。龙眼与荔枝同在炎热的夏季成熟，其性不似西瓜之凉而解暑，皆因它们的内肉与外皮之间有膜相隔，所以对应于炎热的夏季天气，对应于阴阳平衡的生命原则，则其皮必是性凉而善去火，其肉则与皮相反而为温。至于事实论据，则龙眼肉在南方的应用是经常在每天早晨服用少量以作补血之品，但服用时有个习惯，就是冬至之后吃，立春以后就停。因为通过实践发现，立春之后吃会使人上火。这就是我们认为龙眼肉性微温的事实论据。一般人吃不是很大量的龙眼时并感觉不到它的温热之性，那是因为它还有一个特点：津汁多润。所以，龙眼肉的药性属微温，不如荔枝肉的湿热那么厉害。

陈士铎说："本品若泡酒服，大有补滋之益。"

大抵补益的药物，用之泡酒则更佳。这是因为酒能行药势，善激发药物的温补潜能。龙眼肉本为生气益血之品，泡之以酒，则更补气血于行气血之中，此则气血行则加速其补之义。变化才能更新，倘若停积，还谈什么生气？用龙眼肉泡酒喝，我还真有一点经验。喝后不但补益气血睡得也更安稳。但是，有时用的量不当，会泡着泡着就泡出那么一点酸味来，大家千万不要认为是变质了，其实这是正常现象。龙眼肉有补益心血的作用，可间接地达到宁心安神的效果。力度比较细弱，属于慢慢才能出效果的那种，但对于很多在这方面存在亚健康问题的人来说，是一味可以长期食用的佳品。因其性微温，如果体寒的人会比较对证，也不用担心在立春以后继续食用会上火，即使是泡酒服用也是如此。

接下来论述一下具有散风疏表、祛湿清热之功的龙眼壳的药理作用。其之所以善清热，此前已论述，主要是它在炎热夏季的时候结果，所以根据阴阳平衡的生命法则，很容易知道龙眼壳能够清热。其散风之能，皆因其色黄而为肤之正色，故善渗于肌表，以皮治皮，以辛味而散风也。其于夏季暑湿而龙眼果实成熟时作保护龙眼肉之用，故又可推知其必善祛湿。锡山乡间盛传以龙眼壳煎水以外洗皮肤，能治多种皮肤疾病，如荨麻疹、瘙痒症、夏季皮炎等。其既善散风解表又强于祛湿清热，故善消疹止痒之理不喻自明矣。

接下来，我们讨论一下龙眼核的不凡功效：止血定痛。《便易经验集》载有李平西所传金刀伤一方：龙眼核剥去光皮，其仁研极细，掺疮口即定痛止血。平西氏云："此药在西秦巴里营中，救愈多人。"初得此方时，我有一点不理解：龙眼核之皮色黑如眼珠，世有"血见黑即止"之言，为何偏剥去其皮而不用？思虑再三，方悟其意：一是其皮光滑难研成末，常成块杂在其中有碍粉用，二是其皮因受其肉汁直接影响之故，其味甘而性温，虽具黑色，但却恐其行血而不及，故弃而不用。此物作为案头常备之药，凡遇普通刀伤，俱以敷之，其止血定痛之效确非虚语，且又善收敛溃烂伤口，愈后表皮光滑如初，不留半点痕迹。如此不凡功效，愿天下人尽知。


## 蜂蜜——调和百药

【性味】味甘，性平，归于脾、胃、大肠经。

【功效】止痛，润肠，通便。

【药论】工蜂采蜜回巢后将暂存在蜜囊中的花蜜吸入胃中，过一会再吐出，由另一工蜂接受再吸入胃里，就这样它们不停地吸了吐，吐了吸（经过

100～240次左右），花蜜在胃里和胃液发生化学反应后就转变成蜜汁，最后吐入巢窝贮藏（有些其实也是蜜蜂的小便），再用翅膀不停地扇动，让多余的水分蒸发掉，就酿造成了又香又甜的蜂蜜。真正的蜂蜜放置时间久了，随着水分的不断挥发，会慢慢地硬化，刚开始仅仅是部分砂质化，最后全部变成偏于白里带黄的一片硬如石头的东西，所以《本经》称之为石蜜、石饴。按说这蜂蜜既然富含蜂之胃液，所以对人体之胃液也起到很好的保养作用。

我从读大学的时候就开始用蜂蜜为同学调养脾胃，无论寒热虚实，一般都可以考虑应用。但确实要注意饮用方法，一般可以在早上起床后和晚上临睡前空腹直接服用，且无需兑水，等到服用10分钟后有明显口渴感的时候再喝温水一杯。注意千万不要冲水送服，因为如果冲热水，不仅会破坏其成分，也会使其药性变热容易上火，这没什么益处。蜂蜜本属阴，如果冲凉水，那么对胃阳也会有所损害，除非能确定目前胃中有实热且大便不通，这种情况下可以灵活应用。如果是急性的胃痛，那就不用去管空腹不空腹了，赶紧直接喝一两勺蜂蜜，往往只要出现呃逆、嗳气就能见效。不过最好还是空腹喝，因为只有这个时候蜂蜜才能与胃黏膜有最大限度的直接接触，进而发挥其最大效用。

还记得我读大学的时候，同班就有不少女生的脾胃不好，一吃到不合适的食物就腹痛、泄泻。我教其空腹直接服用蜂蜜，同时戒辛辣之物，用了一年，调理正常。这个是属于慢性的情况。曾经还碰到一个肠胃经常不好而见急性胃痛的病例，其疼痛起来总是无缘无故，并不是说一定要吃错了什么东西才出现，而且一旦发作就疼痛剧烈难忍，患者经常随身携带止痛药，服后也未必能完全止痛，多次寻求中西医生治疗未效，就这样被胃痛折磨了好几年。我教其服用蜂蜜，没想到效果远胜于止痛药。关于蜂蜜的这种"止痛"功效，其实从《本经》到《本草纲目》都有明确记载，只不过蜂蜜药性平和，常令人忽视其疗效。胃寒的加砂仁，胃热的加蒲公英或麦冬，效果更佳。同时提醒大家，使用天然蜂蜜疗效更佳。

《本经》："石蜜，味甘，平。主心腹邪气，诸惊痫痉，安五脏，诸不足，益气，补中，止痛，解毒，除众病，和百药。久服，强志，轻身，不饥，不老。"

**发现本草**
——对中药药性的深度解读

《本草纲目》：蜂蜜，其入药之功有五，清热也，补中也，解毒也，润燥也，止痛也。生则性凉，故能清热；熟则性温，故能补中；甘而平和，故能解毒；柔而濡泽，故能润燥。

蜂蜜善于"除众病，和百药"，这一点《本经》在甘草条下都没有这样说，所以丸剂常用蜂蜜制备。长期服用西药，或者经常药不离身的人，建议可以经常喝一点蜂蜜来"和百药"（注意西药和蜂蜜一般不要同服，而应该早上空腹服用蜂蜜两小时以后再服用其他药物，免得发生药物相克现象），并且蜂蜜对于药物所带来的副作用也有很好的解毒作用。

有人说吃蜂蜜能强肾、治疗夜尿、增强男性性功能以及使女性的头发更黑，这是真的吗？答案是肯定的，但如果是短期服用并不明显，并且以蜂王浆效果更佳。《本经》说蜂蜜"久服，强志，轻身"，需要"久服"才能够"强志"。《黄帝内经》明确说明"肾藏志"，蜂蜜之所以能够"强志"，是因为它能够增强肾的封藏功能。

蜂蜜成分中含有一种大多数水果没有的果糖，它可以促进乙醇的分解吸收，因此有利于快速醒酒，酒后饮蜂蜜水有解酒的作用，但是蜂蜜与酒不可同饮。酒是不能与甜的东西共同食用的，即便是一般的糖果、牛奶之类也不好，蜂蜜就更加不用说了。我有一位朋友，曾觉得蜂蜜既然能够解酒，于是就自作聪明地与白酒一起服用，当天就出现了幻觉，好在这种类似于中毒的现象没有造成什么伤害。酒后两小时以上饮蜂蜜水才是比较适宜的（至少也要相隔半小时）。蜂蜜不仅能够解酒，还能保护肝脏，能为肝脏的代谢活动提供能量储备，能刺激肝组织再生，起到修复损伤的作用，所以慢性肝炎和肝功能不良的患者常喝蜂蜜水能够改善肝功能。要注意一岁以内的小孩不能服用蜂蜜，七岁以内的小孩不能经常服用蜂蜜。蜂蜜里面多少都含有微量花粉，对于花粉过敏的人要注意用量的把握。

最后说一下应用蜂毒来治病的蜂针疗法（蜂疗）。蜂针疗法是运用针灸原理，利用蜜蜂尾部螫针螫刺人体穴位的一种自然疗法。人类最初在获取蜂蜜时难免要被蜂螫，蜂螫会使人体出现局部或全身反应，有时甚至意外治愈了被螫者的关节炎。根据出土文献记载，古埃及、古印度、古罗马和中国古代的人们都曾经以蜂针治疗风湿病。我的堂兄是专业养蜂人，最近他教一位军人用蜂疗治愈了风湿病。这位患者因常年在海边站岗，患上了严重的风湿病，晚上关节痛得不能入睡，接受了蜂疗之后，他在短期内就完全康复了。堂兄对蜂疗的效果总结为：蜂疗对风湿病是特效疗法，对类风湿关节炎则属于有效疗法。

# 黄芪——小儿百病

【性味】味甘，性微温，归于肺、脾、肾经。

【功效】补气升阳，益卫固表，托毒生肌，利水消肿。

【药论】《本经》："黄芪，味甘，微温。主痈疽，久败疮，排脓，止痛，大风，癞疾，五痔，鼠瘘，补虚，小儿百病。"

周岩说："黄芪中央黄，次层白，外皮褐，北产体虚松而有孔，味甘微温，叶则状似羊齿，明系由胃达肺，向外而不中守。有外皮以格之，却又不泄出。独茎直上，根长二三尺，故能由极下以至极上。"

唐容川说："盖天地之阳气均由土下黄泉之水中透出于地面，上于天为云雾，着于物为雨露，交于人为呼吸，只此水中之气而已。人身之阳气刚由肾与膀胱气海之中发出，上循三焦油膜，以达于肺，万里为呼吸，布于皮毛而为卫气，亦只此水中之气而已矣。水在五行以北方为盛，故补气之药皆以北方产者为良。汉中甘肃所产黄芪根体多实，气不盛而孔道少，山西所产体略虚松，犹不及北口外所产者其体极松，以内中行水气之孔道更大，故知其气为更盛，盖黄芪根长数尺，深入土中，吸引土下黄泉之水以上生其苗叶，气即水也。引水即是引气，根中虚松窍大者所引水气极多，故气盛而补气。人身气生于肾，由气海上循油膜而达口鼻，与黄芪之气由松窍而上苗叶者无异，芪之松窍象人身油膜，中亦有通水之松窍油膜者，三焦也。故谓黄芪为三焦油膜中药，其能拓里达表，皆取黄芪从油膜中而上行外通之义也。且黄芪外皮紫黑，水火之间色也，惟其秉水中之阳气，故成此水火之间色。三焦相火水中之阳，名曰少阳，黄芪中通象三焦，引水泉之气以上生苗叶，是秉水中之阳而生者也，故有水火之间色，而为三焦之良药。其气类有如是者，芪之肉理色黄味甘，土之色味也，黄芪入土最深，又得土气之厚，所以黄芪又大补脾。今人不知身中网膜是三焦。又不知网膜上之膏油即是脾之物，不知膜与油相连，又安知黄芪补脾土达三焦之理哉！能知网膜是三焦，膏油属脾土，则和黄芪归脾经，达三焦之理矣。"

黄芪善于补气，气补则卫强，毒邪难于再进一步地侵害人体，又气能生血，血充则肉长，所以说此物善托毒生肌。但其实，此物善托毒生肌还有更深刻的含义在内，因为如果说到补气，人参比黄芪更厉害，但为什么不说人参也善于托毒生肌呢？如果你将人参与黄芪分别嚼几下试试，相信你会发现人参很快就变得稀烂而可以下咽，但黄芪却怎么也嚼不稀烂，不仅如此，即便将黄芪煲上两个小时，它的韧性还是这么强，从这里就可以看出，黄芪此物，致密性强，柔韧度高，所以最善固表，也善托毒生肌，这绝非偶然。也正因为这样，在《本经》里，黄芪才被用于治疗疮疡之类的疾病。《本经》中记载的"五痔"是肛门痔五种类型之合称，也就是痔疮，总体来说还是属于疮疡。黄芪15克与地龙10克配合使用，在治疗多种痔疮时常有很好的效果。

《伤寒论》中，伤寒重症内虚者不用黄芪，如四逆类为内阳虚弱就是如此，黄芪"向外而不中守"，能提气往肌表，故于中虚不宜。至若《金匮要略》黄芪建中汤者，为疗虚劳，小建中汤建立中气，黄芪只用一两半，取其补益肺气，则气不足之证得以渐愈。黄芪建中汤比较适用于胃溃疡，溃疡部分也属于疮家的范畴。以黄芪善固表，自然也善于巩固胃的表皮。当然，如果胃溃疡是疼痛有规律的，那么也可以用饮食疗法来摆平。即每在规律性疼痛发作前约半小时进一餐，以平素喜食、易消化而富有营养之食物为佳。宜温食不宜冷食，宜软食不宜硬食。须基本吃饱，至正餐时仍须随量而进。每日发作几次，即须进食几次，一次都不得间断，二三月后痛必不作，但仍须在原先每次食用之时间，继续进餐，吃至一年可断病根。

《本经》里面对黄芪的药用描述有"补虚，小儿百病"一语，这可是确确实实的话。比如说，小孩子很多莫名其妙的病，小柴胡汤其实都可以摆平（小儿体质属于少阳）；或者是小孩子各种身体的虚损，用一剂黄芪建中汤就统统都搞定。但你要治大人百病，它可没有这个办法！这是什么道理呢？以西医的观点来看，这与人体的免疫大王——胸腺有关，大概黄芪比较善于补益胸腺。而这个胸腺，一旦人类性功能发展全了，就逐渐退化掉了，所以《本经》就说黄芪主"补虚，小儿百病"，实在是太奇妙了。而中医的着眼点在三焦油膜这里，在取代脾经而成为"后天之本"的胰经这里。中医认为小儿的体质特征是"肝旺脾（胰）弱"，小儿的很多病证均源于"胰弱"，黄芪既然善于补胰，自然就能够治疗"小儿百病"。

黄芪补气，与大多数的补气药一样，都会碰到初作胀满而少顷安然之象。大抵补气之药一至胃中，若当胃虚而暂不受补之时，则胃必恐有夺其补者，乃闭关而不肯开放，所以才出现初作胀满的情况。如果要避免这种现象的发生，可增入陈皮一味，这样可以轻易解决。一般情况下，黄芪小量（20克）治疗虚劳；中量（40克）治疗风痹、身体不仁；大量（60克以上）治疗水气、黄汗、浮肿等，并且越是大量就越不需要担心这一点，但在应用大剂量的黄芪时，最好是从小慢慢地增加，以使病家有一个适应的过程，遇到胀满的情况，陈皮的剂量也应该有所增加。

黄芪性畏防风，而古人云黄芪得防风，其功愈大，谓是相畏而相使，这到底是什么道理呢？所谓相畏，即惧怕之意。黄芪既惧怕防风，故必屈服于防风并听任防风引导。防风乃肺部主药，黄芪受其所遣，必亦主入于肺并专于补益肺气。黄芪补气之力本是强劲，现又专心于此，故可与人参相媲美矣。在玉屏风散（黄芪3份，防风1份，白术1份）中，除了补气，固表是最重要的一环，所以这里是不可以用人参来代替的。

# 当归——血有所归

**【性味】**味甘而苦，性温，归于心、肝、脾经。

**【功效】**补血活血，温中止痛，润肠通便。

**【药论】**《本经》："当归，味苦，温。主咳逆上气，温疟寒热洗洗在皮肤中，妇人漏下，绝子，诸恶疮疡，金创，煮饮之。"

陈承说："当归治妊妇产后恶血上冲，仓猝取效。气血昏乱者，服之即定。能使气血各有所归，恐当归之名必因此出也。"陈承的说法很有道理。气血逆乱，那是因为脾虚而不能统血。当归善补益心脾，尤善治血病，它确实能起到使血循经的作用，所以说它能使血各有所归。当归之所以是伤科的常用药物，也是因为这样的道理。因此《本经》"金创"一语，后世医家有的改为"金疮"。"金创"原意为金属创伤，泛指伤科。"金疮"很容易误认为是"金疮痓"，也就是破伤风。当然，破伤风除了应用荆芥、防风这些治风之药，也还是会用到当归的，此时一般应用归尾，以合"治风先治血，血行风自灭"的道理。

唐容川说："盖人身之血是由胃中取汁，得心火化赤遂为血，既化为血乃溢于脉，转枢于胞宫，而肝司之。故凡入血分之药，皆得地火之气而兼入肝木，当归辛苦是得地火之味，其气微温得木之性，而质又油润得地之湿，故能化汁，助心生血以行于肝。别字本草有谓当归过于辛温，行血之功有馀，生血之功不足。不知人身之血是中焦受气取汁，上腾于肺部，入于心，奉心火之化乃变赤色而为血。西医言饮食之汁上肺至颈会管遂为红色，下入心房，合观此说总见奉心火之化而变为血。《内经》所谓心生血者此也。当归辛苦温烈之气正所以出心火之化，以其油润生汁，以其辛温助心火之化，其功专生血，更无别药可以比拟也。仲景和血之方无过于温经汤，生血之方无过于复脉汤。温经汤辛温降利，与川芎同功。复脉汤辛温滋润，与当归同功。知心火化液为血，则知复脉汤之生血，并知当归为生血之药也。川芎味更辛、苦，得木火之性尤烈，质不柔润，性专走窜，故专主行心肝之血。"

邹润安认为：凡用花卉草药，可观察其发芽放叶时的状态，这样就能悟其力之所始；同时也应该观察其吐花结实时的状态，这样就能知其力之所竟。以一岁配五脏，则冬肾，春肝，夏心，长夏脾，秋肺。以五脏配躯体，则肺皮毛，心血脉，脾肌肉，肝筋，肾骨。当归发芽于仲春，开花于仲秋，所以就说其功始于肝，终于肺。始于肝终于肺，按理当归应该性善升发才对，但实际却是不升反降，这是什么道理呢？是因为药物的外在体现代表的主要是它的性能，但其用就只有气味质地才能决定。当归体质滑腻，故不能升。气厚为阳，味薄为阴中之阳，阴足以挠阳，用不能违体，所以就出现这种展转牵率的现象来，只能上至于肺，外达于皮毛矣。其专入血分，则以肝藏血，脾统血，心主血，皆在所部之内。又其体滑润象血之质，花嫣红象血之色，故其为用，一句话就可以概括：治阳气踬于血分。

总而述之，当归可以说是气血通用的药物，且尤以血病为用。但此物尽管体质滑腻，却是气味甚为芳香之物。徐灵胎说："但香则无不辛燥。"所以当归难免有温燥之嫌，产妇血虚甚者，反而要慎用此物。"有形之血不能速生，无形之气必当急固"，即便要用，也是不能过于大量。吃当归会上火的人，是因为当归会释出肝中所藏之血，平常体质寒而脉管偏窄的人，一下子容不了血量暴增，就会因此而导致牙龈肿。这种人如果在当归剂中加一些白芍（可以比当归多一些，但不要多太多），再把部分血收回肝脏，就不会上火，这个道理亦可见于四物汤之中。

当归的气很是芳香，其味道也很浓烈，阴阳俱备，所以补血的同时又善益气。这种既属血药又属气药的复合型身份，使得当归于气血之中游刃有余，故善透发血分之邪至气分而解。如此由里达表，正合乎治病法门，前贤誉之为产后必备要药，那是表扬它善于调气和血而愈百病之功效啊！对于气血的用药法度，通常来说，气病则用气药，用血药反误其病；血病则兼用气药，不用反误其病；气血俱病则气血药并用，单用其一则反误其病。但以当归治血病，则常独此一味即可奏功。究其原因，皆由当归功专补血又善益气所致。

**发现本草**
——对中药药性的深度解读

当归若入于补气药中则行补气之功效，入于补血药中则行补血之本能，入于升提药中则助之提气，入于降逐药中则助之逐血。由此可知，当归之性甚为活跃。大抵血滞能通，血虚能补，血枯能润，血逆能安，但须多用方易成功，少用则难奏效。《本草新编》云："阳主升而阴主降；阳升，则少用阳药而气易升腾；阴降，少用阴药则味难下达。"当归性温，但终归为补阴生血之品，倘若少用，则偏于益气而难获治血之效。所以说，当归必宜多用方可成功。

最后就是，《本经》谓当归"主咳逆上气"，很多人都不甚理解，其实那主要是因为当归善于释放肝中所藏之血，能够削弱木火刑金的强度，使久咳之人虚弱的肺气无肝火之扰。当归从旁协助，虽非主力，但也至关重要。当然，这也有赖于当归润肠通便、肃降肺气以及补益心肺的能力。因此，当归对于久咳者多有效用，但对于初起的咳嗽，则未免会徒使肺气壅盛，而使其难以收敛。著名的"止咳十一味"（当归、川芎、法半夏、茯苓、陈皮、青皮、生甘草、桑白皮、杏仁、五味子、川贝母）里面就用到了当归，该方治疗虚寒久咳的效果很好。注意方中的五味子要捣碎用。

# 熟地黄——生者尤良

【性味】味甘，性微温，归于肝、脾、肾经。

【功效】养血滋阴，补精填髓。

【药论】邹孟城在《三十年临证经验集》说："打字员小施之弟，亦为电光刺激而羞明涩痛，目不能睁。急来电询问解救之法，因其家甚远，余一时间不能为之出诊。忆及某中医杂志曾载熟地黄敷贴一法，遂去药店拣得熟地黄四大片，嘱施持之回家依法使用。施让弟弟仰卧闭目，取熟地黄两片分置双侧眼皮上，两分钟后取下，另换两片。两分钟后又取下，复更换两片。四片熟地黄如此反复交替使用，治疗二十分钟。治毕目痛大减，当即自感两眼舒适多矣。次日已安然无事。"

据《乾隆医案》记载，注重养生的乾隆帝最爱喝的药酒为龟龄酒和松龄太平春酒。虽说两者药用似有不同，但巧的是这两种药酒所含的几十种中药成分中，都出现了熟地黄和当归。为什么会这么搭配呢？中医认为阴血同源，养血、滋阴应同步进行，当归与熟地黄搭配，有两大好处，一是通过补血达到养阴的目的，滋阴又是补血的有效方法之一。二是当归本身具有非常好的活血功能，补而不滞，熟地黄和当归结合在一块用远胜于一药单用。虽说当归因其补血功效也被称作女性要药，但活血、补血对男性同样重要。尤其是老年人随着年龄增长，肾阴匮乏，精血暗耗，应适时补充。

据《本草乘雅半偈》的记载，种地黄一年其土便苦，次年只可种牛膝，再二年可种山药，足十年土味方转甘始可复种地黄，否则味苦形瘦不堪入药。由此可知，地黄确实善吸土中精华以资己身，故其最善补土可知。这里所说的地黄就是生地黄，生地黄经过炮制之后变成黑色的熟地黄。生地黄会开出紫红色的花且味甘也能够补血，但为什么说当归是"妇科圣药"，而没有生地黄的份呢？这里面其实还大有文章。首先，我们不妨先看一下《本经》中是怎么描述这两味药的。

《本经》："当归，味甘，温。主咳逆上气，温疟，寒热洗洗在皮肤中，妇人漏下，绝子，诸恶疮疡，金创，煮饮之。"

《本经》："干地黄，味甘，寒。主折跌绝筋，伤中，逐血痹，填骨髓，长肌肉。作汤除寒热积聚，除痹。生者尤良。久服轻身不老。"

由此可知，在性味的区别上当归是苦温（实际上当归也有一定的甘味，可能是流传之误），而生地黄是甘寒（生地黄经炮制成熟后变成微温）。在用当归的时候，是用它的根部，根据"部位药性理论"的相关结论，这与它"由下而上→由阴出阳"的性质密切相关。同时，它的根内部是白色，而开的花是红色的，又可以知道，它是由"白（金）"（肺气系统）向上生出"红（火）"（心血系统）的结果。综合上面的线索，可以得知：当归作用的部位是血管之中的"含血红素、携带氧气与动能的血液"。

生地黄的颜色偏黄，而且又有黏稠的性质，同时会开出紫红色的花（最后

**发现本草**
——对中药药性的深度解读

从属血分）。综合以上的几个象，我们就知道生地黄善补益的部分，是在血分之中，偏向于黏稠的不含血红素而单纯含有养分的血液部分。我们知道，人体在消化吸收过程中最先碰到的关卡，就是由胃承接食物之后，由脾来负责运化水谷精微。其中，食物中纯粹的能量的部分，会在肝的清升判断中，通过脾而直接向上转输，送入心系统当中。这就是《黄帝内经》所说的"中焦受气取汁，变化而赤，是谓血"的部分，但西方医学在解剖时看不到这种物质与能量之间的交换机制。我们看到在生地黄的描述中有一句"填骨髓，长肌肉"，这些都是营养物质进入人体产生的结果。所以它能够"主折跌绝筋"，即直接解决物质层面的问题。

有人认为，地黄"主折跌筋骨，伤中，逐血痹，填骨髓，长肌肉"是言其外用以治疗筋骨肌肉损伤，是和后面"作汤"内用相对应的，所以《图经本草》据此称之"治伤折金疮为最要之药"。《肘后备急方》记载了治疗腕折骨破碎及筋伤蹉跌的方法，即"烂捣生地黄熬之裹所伤处，以竹简编夹之，遍急缚勿令转动"。这不能说没有道理，但很明显不是生地黄的全部内容，因为单纯的外用很难解释"填骨髓"这个事件。所以，"主折跌筋骨，伤中，逐血痹，填骨髓，长肌肉"此句除言其外用，还应当包括入丸散剂之类的内服作用。另外，我们对于"填骨髓"这件事需要特殊对待。因为生地黄是很纯粹的"物质血"的养分与精华，所以它能够直接帮助骨髓的生成，我们甚至可以说：生地黄才是解决各种骨质疏松问题或者白细胞生成问题的要药。又因为肾主骨，所以就把生地黄的作用，与补肾结合在一起。特别是"生者尤良"，这是因为生地黄含有的养分足够新鲜完整，一旦蒸熟之后，其实就没有那么好了，并且熟地黄所拥有的全部功能生地黄都拥有，但生地黄所拥有的功能熟地黄只占有一半，就是生地黄补中带消，而熟地黄则是纯粹滋养。只不过，一般担心生地黄甘寒，会损伤虚人老人的阳气，所以才炮制成温性的，而将生地黄炮制成黑色则是为了增强其补肾的效果。仲景制桂附地黄丸，已经有肉桂与附子在，根本就不需要担心这一点，所以在应用地黄的时候，我们只需加入肉桂、附子、砂仁、当归这一类辛温的药物来辅助就可以。

# 车前子——既补又泻

【**性味**】味甘，性寒，归于肝、肺、肾、膀胱经。

【**功效**】清热利水，明目化痰。

【**药论**】《本草纲目》里记载了这样一个真实的故事：宋代文学家欧阳修一日突患泻下病，很多医生都治不好。于是他的夫人买了一帖游医的药，他服后病就好了。其间所用的方子，就是车前子一味研末，米汤送服。有一种说法认为，车前子利小便而不伤正气，小便利则清浊分而泄泻止。

《本经》："车前子，味甘，寒。主气癃，止痛，利水道，小便，除湿痹，久服轻身耐老。"

车前子又有功同茯苓之说。本来，车前子其味甘胜于淡，故其补益之力强于茯苓，只是本品之质滑，其性更是过于滑利，补多利更多。所以，陈士铎谓之利水可以多用，以其不走正气。同道好友劳正高医师，就善于应用车前子来治疗肝硬化腹水，用量常在50克以上，最高的时候达到半斤，至今没有发现明显的不良反应。然而，车前子治疗泄泻时则宜少用，以其过于滑利的缘故，须佐以他药。欧阳修服车前子，以米汤送饮，这里的米汤就是佐药，因为米汤富含米中精华，其补益的功能也在上品之列。

我们接下来不妨讨论一下车前子的归经情况。

据部位归经理论，车前子作为子类药物自能归于肝经，其善潜热，又味甘以补，故必为明目的通用之品。此物质滑，其味甘中带淡，淡则自上入肺而自下走于膀胱，其性寒，故善泻膀胱之火，上窍既得启通，下窍又得清利，合则善于清热而利水。膀胱之火既随水而散，精门再无炎蒸之扇动，则肾中之精气自安。所以，此物虽能治精少、精亏所致腰膝酸软之证，其效主责于清利，次则清中有补也。问题是，车前子为什么又归于肾经呢？

徐灵胎说："凡多子之药皆属肾，故古方用入补肾药中。益肾者，人之子宫

**发现本草**
——对中药药性的深度解读

也。车前多子，亦肾经之药。然以其质滑而气薄，不能全补，则为肾腑膀胱之药。膀胱乃肾气输泄之道路也。"

综上所述，车前子归于肝、肺、肾、膀胱经，是不容置疑的。

《妇人良方》载滑胎易产方：车前子研末，酒送服方寸匕。不饮酒的人，用水调服。这里之所以不佐以他药，是因为其目的是使车前子专于滑利，当属权宜之计。倘若产妇气血旺健则无妨，如是气血虚弱者，用之则必有大碍。气血本虚，又用此滑利之物，唯恐胎胞干燥，非但滑胎，转易难产也。必须于补气、补血药中，方能齐奏其功。

药店里面有一很好用的中成药叫腹可安（扭肚藤、火炭母、车前草、救必应、石榴皮），主要用于湿热型的腹痛腹泻（虚寒型的用整肠丸）。腹可安的整个组方，腹痛、腹泻其实用其他四味药就基本可以，为什么会用到车前草？这里的组方思路是很妙的。一方面，车前草能够将水液从大肠那里往膀胱方向拉，从而帮忙止泻。另一方面，有些高明的中医，在处理这种火热的症状时，比如实热性质的喉咙痛，会考虑到患者的大小便情况，如果对方的大小便是正常的，就直接用板蓝根、山豆根这些清热解毒药来处理就可以。但是如果对方的大小便异常，就需要加大黄、车前草或者车前子。因为这些实热被清理之后，会经由二便而出。如果对方的二便异常，会导致这些实热在大肠或者膀胱处停留，于是旧的问题解决了，却又接着产生了新的问题，因自己的用药不当造成对方的大肠或者膀胱的进一步伤害。这里为什么不用车前子？其实也可以用车前子，但是在清利方面车前草要优胜一些。而车前子清中有补，如果病家有慢性肾病，用车前子就更加对证一些。


## 鸡内金——以脏补脏

【性味】味甘，性凉，归于脾、胃、大肠、小肠、膀胱经。

【功效】健脾消食，固精缩尿，消石化坚。

**【药论】**鸡内金其实就是鸡的胃的砂囊内膜，因其色纯黄似金，故得其名。中医学认为"脾胃为后天之本"，那么这个"后天之本"如果受到伤害了，岂不是连本都没有了？如果连本都没有了，那么纵使家有万贯千金也是索然无味。不过如果懂得利用这个鸡内金，那么这个"后天之本"就有得救了。大抵脾胃诸疾，食积瘀阻，糖尿诸病，甚至砂石淋证，皆可以此治疗，如此功效，真是千金难求啊！

问题是，鸡内金为什么会具有这样的功效，世上有那么多动物的胃可以用，为何中药独选此一味？鸡属风木，木能疏土，且其胃功效更善。又据进化论的观点可知：凡动物弱于齿者，必强于胃。鸡无齿而只能吞食，其胃必强于它物。并且，它的胃连瓷石铜铁之类的东西都能消化掉，其胃强而甚，即可知之。又本品味甘且兼具色黄，所有的现象都显示出鸡内金必是胃家良药，所以祖先们就唯独尊而奉之，并取之入药。现在有些药店竟然以鸭内金代替鸡内金，效果就差很多了。

用动物的内脏来治病，我们称之为：脏器疗法。中医素来有"以脏补脏"的习惯，不仅古代如此，现代医药亦开展有如此项工作的研究，都是取"以脏补脏"之原理。本品补中更善于消，不但能消脾胃之积，无论脏腑何处有积，皆能消之。凡男子胃痞、女子癥瘕，久服即愈。其味甘能补，用于虚证亦可，但配以白术或其他补益药则更好。

我们知道，蜈蚣有一定的毒性，很多动物都惧怕它，但鸡却喜啄而食之，由此易知鸡能克制蜈蚣之毒。并且，自古就有用鸡的各部位来治疗蜈蚣毒的习惯。用鸡的唾液、鸡冠血、鸡屎白等外涂都具有很好的疗效。鸡屎白的应用最早见于《黄帝内经》，主要用来治疗蛊胀之证。究其原因，大抵鸡屎白来自鸡的肠胃，当中富含鸡的胃液，故而其功与鸡内金之功基本上是相同的，都善于消积解毒，并且其清热润燥之功更胜一筹（张仲景的鸡屎白散即取其此功），所以鸡屎白亦是良药一味。

核桃枝是一种善于治疗脑肿瘤的药物，但是此物有毒，这个时候鸡蛋就可以大有用场了。一般情况下核桃枝须采集手指粗的枝条，以其药力最足，太粗

**发现本草**
——对中药药性的深度解读

或太细嫩都不合标准。每日以鲜枝半斤加水煮沸后文火煎熬四小时，同时加入原只鸡蛋九枚，蛋熟时取出去壳，蛋白不可破碎，于蛋上以竹针刺小洞十数个，再入原汁中烧煮，至液汁渗透蛋中而止。病情轻者每次只吃一只鸡蛋，病情重者加饮汁一杯，一日三次，饭后半小时食用，中病即止。不仅如此，大凡有毒药物，如想取其效用而同时想降低毒性，此法均可应用，皆因鸡蛋此物具有"生发"的特性。

　　大家真的不能小看这个鸡蛋啊，因为连张仲景也经常用到它。例如《伤寒论》里面的黄连阿胶汤就用到了鸡子黄，也就是蛋黄。并且，《辅行决》里面有大小朱鸟汤，是很经典的"表滋"之方，就是用鸡子黄来作君药的。我们再看看《长沙药解》对鸡子黄的药用解析："味甘微温，入足太阴脾、足阳明胃经。补脾经而益胃液，止泄利而断呕吐。温润醇浓，体备土德，滋脾胃之精液，泽中脘之枯槁。降浊阴而止呕吐，升清阳而断泄利。补中之良药也。煎油治小儿湿热诸疮甚效。"切记，鸡子黄煎油治疗诸疮的效果很好，并且这个"诸疮"包括的范围很广泛，不但包括一般意义上的湿热疱疹、皮肤溃疡之类的外疮，而且也包括肺结核之类的消耗性内疮！其具体做法是：取鲜鸡蛋数枚，以红皮者为佳，煮熟之后，去壳与蛋白，将蛋黄置金属勺内，以文火加热，并时时翻动勺内蛋黄。十分钟左右即可出油，注意要及时收储备用，否则煎着煎着连油也煎干了。然后继续煎熬，直至蛋黄焦枯。一枚蛋黄约可出油 2 毫升。

　　说完了蛋黄再说说蛋白。《伤寒论》里有苦酒汤，这里的苦酒就是我们平常用的醋。原文是这样的："半夏（洗，破如枣核十四枚），鸡子（一枚，去黄，内上苦酒，着鸡子壳中）。上二味，内半夏苦酒中，以鸡子壳置刀环中，安火上，令三沸，去滓，少少含咽之。不瘥，更作三剂。"这苦酒汤是治疗少阴咽喉溃烂化脓的方子，这类患者常表现为咽喉特别疼痛，甚至不敢咽口水。苦酒汤中的半夏可以消脓化痰，同时也能刺激咽喉，使其正气来复以驱邪外出，所以"令三沸"就可以了，不能久煮。然后用鸡蛋清来清热润喉，同时也用到它的凝固性，因为它的服用方法是"含咽"，所以用它可以使药物长时间地留在咽喉部位，从而获得最佳效果。药味就这么简单，但是组合起来很巧妙，况且鸡蛋的功用何止我们说的这些呢?

# 柏子仁——补心兴阳

【**性味**】味甘而辛,性微温,归于心、肝、肾、大肠经。

【**功效**】养心安神,润肠通便。

【**药论**】根据葛洪《抱朴子》一书的记载,原秦王宫内有一宫女,因有强盗闯入宫中而受惊吓逃入山中,正当饥寒交迫而无以充饥时,遇到一白发老翁,教她食用柏子仁。初时只觉苦涩难咽,日久则觉得满口香甜而舌上生津,以至于不饥不渴,身轻体健,夏不觉热,冬无寒意。到了汉成帝时期,有一位猎人在终南山中看见一个长发黑毛怪,跳坑跨树攀山越岭而灵如猿猴。于是就悄悄地包围上去将她捕获,竟然就是那个宫女,而这个时候离秦亡已经两百多年了。

《本经》:"柏实,味甘,平。主惊悸,安五脏,益气,除风湿痹。久服,令人润泽美色,耳目聪明,不饥,不老,轻身,延年。"

引用周岩的话,大凡植物皆喜阳光,故树木皆向东南,唯柏树之叶独指向西北。西北者金水合并之方也。且其果实成于秋而采于冬,饱经霜露,得金水之气尤多。柏子仁色黄白而味甘辛,气清香有脂而燥,虽润不腻,故肝得之而风虚能去;脾得之而湿痹能通;肺得之而大肠虚秘能已。《金匮要略》里面的竹皮大丸,其加减法有一条指出,烦喘者当加柏实,这是因为该病既属肺病也属肝病。妇人乳中烦吐,是肝气之逆,逆则不下归肾而上冲肺,柏实得西指之气能降肺以镇肝,喘哪有不止的道理呢? 喘证不同,故用药也应该有别。

张锡纯说:"肝脏属木,中寄相火,性甚暴烈,《内经》名为将军之官,如骄将悍卒,必恩威并用而后能统驭之。柏子仁既禀金水之气,水能滋木,如统师旅者之厚其饷也。金能镇木,如统师旅者之严其律也。滋之镇之,则肝木得其养兼得其严,将军之官安其职矣。《本经》谓柏实能安五脏,而实于肝脏尤宜也。"

**发现本草**
——对中药药性的深度解读

陈士铎说："夫心肾相通，心虚而命门之火不能久闭，所以跃跃欲走也。用柏子仁以安心君，心君不动，而相火惟谨，何敢轻泄乎。此补心之妙，胜于补肾也。世人但知补肾以兴阳，谁知补心以兴阳之更神哉。"

中药里面的仁类药物很多，其中以杏仁、桃仁、火麻仁、郁李仁、酸枣仁及柏子仁最为常见，它们的药用功效主要如下。

杏仁：止咳平喘，润肠通便；

桃仁：活血祛瘀，止咳平喘，润肠通便；

火麻仁：润肠通便；

郁李仁：润肠通便，利水消肿；

酸枣仁：养心安神，补虚敛汗；

柏子仁：养心安神，润肠通便。

通过比较与归纳，我们很容易知道，多数的仁类药物都具有润肠通便的功效，由此可得"以仁润肠"这一药性规律。仁者，润也。仁类药物，其质多润，故善润肠而通便。推而广知，凡仁类物质均有此能。松子仁有之，桃李仁有之，栀子仁亦有之。据此，酸枣仁除养心安神、补虚敛汗外，理应兼具润肠通便之能，只是其效不甚明显，功偏别用，故不用之。

徐灵胎说："柏得天地坚刚之性以生，不与物变迁，经冬弥翠，故能宁心安神，敛心气，而不为邪风游火所侵克也。人之生理谓之仁，仁藏于心。物之生机在于实，故实亦谓之仁。凡草木之仁，皆能养心气，以类相应也。"

也就是说，仁类药物如果具有补益功能的甘味的话，它就应该相应地具有养心安神的功能，酸枣仁、柏子仁之类就是这样。问题是，火麻仁亦具甘味，它为何不用以养心安神呢？我们认为，火麻仁也具有一定的养心安神的功效，只因其质地过于润滑，性趋于下，即使旁通于心系，势必不能久留于心内，其功主在滑肠益虚以通便。正由于此，火麻仁不能入安神药之列，却可作润下药之首。

# 肉桂——引火归原

**【性味】**味甘而辛，性大热，归于心、脾、肝、肾经。

**【功效】**温阳散寒，通脉止痛。

**【药论】**《本经》："牡桂，味辛，温。主上气，咳逆，结气，喉痹，吐吸，利关节，补中，益气。久服，通神，轻身，不老。"

《本经》对肉桂的描述有"喉痹"一语。有些医生在治疗某些喉痹（如咽喉发炎）的时候会用肉桂，这是因为这些都是虚寒阴火的喉疾，非用引火归原之法不能治疗。肉桂用于治喉间痈疮，属特殊情况。其中道理，实质就是肉桂一物能有效地补益肾阳，为肾脏提供足够能量以灌溉四方而已。然此物不外树皮罢了，其何德何能可以直达肾脏之中？我家中种有肉桂树一棵，也常切其皮自尝以明其药性，此物入口甘香，开始不觉热性多少，然其后劲甚大，服后良久，药力犹存。由此可知，肉桂确实能很好地维持药力，直到它被吸收至肾经之后，所以它在肾中还能有效地发挥其药效，并且能够把肾经的能量引到咽喉这个关口，或者说将咽喉部位的虚寒阴火引之归原。

《雷公炮炙论》说，将桂钉入别的树根，那树就会死。李时珍对此表示认同。清代的中医药理论家汪昂根据这个记载，便得出了桂能克木的结论。土为木克，则不能防水，故行水方中多用桂木，如五苓散、苓桂术甘汤之类。仲景在使用桂木的时候都注明要"去皮"，这不只在肉桂皮粗糙，其实肉桂的外皮致密性很好，如果连它这样的质地都要去皮，那么所有用到树皮的中药都应该要去皮了，但仲景却没有这样做，只是在桂木这里注明要去皮（所去的皮是最外层那薄薄的一层）。其中道理，主要还是大凡植物的外皮都有收敛的作用，为了更好地利用桂枝其味辛以开气结，同时作为动药的作用，所以要去皮。而肉桂去皮的原因就是，其最外层皮实在太燥了，如果不去掉，就会很容易引起燥热的症状来。

**发现本草**
——对中药药性的深度解读

肉桂或桂枝作为动药，它们所具有的通阳效果在临床配伍的时候就显得格外重要。一般情况下，属于肝经的问题就用桂枝，属于肾经的问题就用肉桂。比如治疗阴虚型肝硬化腹水，就常在养阴柔滋淡渗的基础上，略佐桂枝 5 克左右以阳行阴而利小便。若遇重症尿毒症患者，水肿、呕逆、小便不通，用西药无效者，如果用五苓散来治疗，就会考虑配合肉桂 15 克以使少火生气，从而获得更好的效果。

唐容川说："人身之气，生于肾中一阳，实则借鼻孔吸入之天阳，历心系，引心火下交于肾，然后蒸动肾水，化气上腾出于口鼻。仲景肾气丸多用地黄、山药、丹皮、茱萸以生水，用苓泽以利水，然后用桂导心火下交于水，用附子振肾阳以蒸动其气，肉桂之能此气者如化，乃仲景善用肉桂之妙，非肉桂自能化气也，若单用肉桂，及合血分药用，则多走血分，不是气分之药矣。又如桂枝，色赤味辛，亦是入心肝血分之药。而五苓散、桂苓甘草五味汤，均取其入膀胱化气，非桂枝自能化，实因苓泽利水，引桂枝入于水中，以化水为气。与肾气之用肉桂其义相近，不得单言桂枝，便谓其能化气也。至如黄芪五物汤治血痹，当归四逆汤治身痛，皆取桂枝温血脉，可知心火生血。而秉火气者入于血分，乃是一定之理。"

张仲景治伤寒，无汗用麻黄，有汗用桂枝。这是因为，汗在营为血，在卫即为汗，无汗则表实，故用麻黄发之；有汗则营虚，桂枝味甘能补，故用桂枝补之。毕竟，《本经》里面明言桂枝能够"补中，益气"。所以《伤寒论》的小建中汤也用桂枝。其实小建中汤本来就是以桂枝汤作为底方加减的，因为仲景很懂得"实人伤寒发其汗，虚人伤寒建其中"的道理。有汗用桂枝的另外一个层面是，心阳受损的患者，会特别容易见汗出，这是因为汗为心之液，如果心阳受损就会出现"阳不摄阴"，进而容易出汗，桂枝加炙甘草的组合，是修复心阳的最佳药对。

中国台湾的谭杰中说："就病理而言，一般说呼吸浅的人是肾不纳气，所以桂枝或肉桂通阳的药性，在这里也很有用。如果去翻翻《傅青主男女科》，就会发现，要直接补肾的药，傅青主多半会加一点炮附子，可是，放在大剂滋阴药队中用来引火归原的方，就一定是用肉桂。《本经》也说肉桂这味药是'为诸药先聘通使'，除了本身温补肾阳之力之外，它通阳的效果亦为其他药物形成了一种搭铁轨的效果。这个药性的特征在桂枝汤本方不显著，可是在桂枝龙牡汤、天雄散、桂甘龙牡汤、肾气丸之中，就成了相当重要的主结构之一。如果把桂枝通阳的性质也考虑进来，《本经》中，它主'上气、咳逆、结气、利关节'等效果，也就不难理解了。"

张锡纯说："药物之性原有一定，善升者不能下降，善降者不能上升，此为一定之理。何以桂枝之性既善上升，又善下降乎？凡树枝之形状，分鹿角、蟹爪两种。鹿角者属阳，蟹爪者属阴。桂枝原具其鹿角形状，且又性温，温为木气，为其得春木之气最厚，是以善升。而其味又甚辣，辣为金味，为其得秋金之味最厚，是以善降。"

此外，张锡纯还举例"桂枝加桂汤用之治奔豚，是取其能降也"，并进行一番解说，但不能令人信服。奔豚是古代中医的一个病名，豚是小猪的意思，由于此病的症状是有一小团气自下焦往上冲，就像一头小猪往上奔跑一样，所以就叫作奔豚。西医认为这就是一种神经症，因为到医院去做各种检查，并不能发现任何异常。中医认为伤寒发汗过多就容易伤心阳，心阳被伤，下焦寒气水邪之类上冲，就引发了奔豚。在《伤寒论》和《金匮要略》里，导致奔豚的病机，一个是心阳被伤，下焦寒气上冲；还有一个是心阳不足，水邪上冲；再有就是在《金匮要略》里提到的肝气郁结，郁火上冲。其中，水邪上冲的用苓桂剂；郁火上冲的用奔豚汤；而寒气上冲的用桂枝加桂汤。很明显，张锡纯在论述的过程中只提及了心阳被伤而寒气上冲的奔豚。所谓桂枝加桂汤，就是在桂枝汤中，把桂枝的量由三两加到五两，加重桂枝在这里的作用很明显就是为了治疗被伤之心阳，通过加强温补心阳的效果，以强心振阳来镇摄下焦寒气。所以，桂枝在这里尽管表现出降气的效果，但它的实际作用机理却并不是这样。

**发现本草**
——对中药药性的深度解读

# 滑石——先升后降

**【性味】**味甘淡，性寒，归于肺、胃、膀胱经。

**【功效】**清热解暑，利水通淋，渗湿敛疮。

**【药论】**《本经》："滑石，味甘，寒。主身热泄澼，女子乳难，癃闭，利小便，荡胃中积聚寒热，益精气。久服，轻身，耐饥，长年。"

徐灵胎说："此以质为治。凡石性多燥，而滑石体最滑润，得石中阴和之性以成，故通利肠胃，去积除水，解热降气。石中之最和平者也。"

滑石色白，所以入肺，其味甘入胃，味淡而行水道，所以善入膀胱。如此，则《本经》对滑石的描述里面，相信很多条文大家都容易理解，但对于"女子乳难"一句就有点难明白了，有些人望文生义地认为是主治妇女乳汁难出，这真是弄出笑话来了。其实，这里的乳难，按《说文》所载"人及鸟生子曰乳，兽曰产"，很明显指的是妇女生子困难的意思，当作"分娩困难"解。至于"益精气"一语，是指利小便以解肾热而言的，我们绝对不能由此而认为此物可以长久服用，毕竟《本经》里面也没有把这个功能归在"久服"后面。最后所谓"久服，轻身，耐饥，长年"，那是针对修道的人来说的。毕竟我们没有练气基础，自己不会牵引收敛肾气，所以久服恐防败坏下焦元气，不但不能"耐饥，长年"，反而会因其损人阴液而变生不测。

滑石因其质滑而更善利窍，其泄泻之力远甚于其补益之能，故滑石多以通利为用。正因为滑石功偏滑利，故临床上多配伍甘草共用。滑石与甘草相配有一个好处，就是既能清热利窍，使停留于体内的水湿排出体外，另外，由于加了小量的甘草，在利水祛湿同时又可以来个甘寒生津。这两个作用看起来是相反的，但实际上却是相互依存的。两药相合，既利尿，又顾护津液，不至于伤阴。一般情况下，滑石与甘草的用量比例为 6：1，取天一生水而地六成之的意义，故得名为六一散。并且，甘草的用量确实不宜大量，因为甘草有保钠保水的作用，与滑石的利水是相反的，所以甘草在这里可以说是反佐，因为担心滑石过于利水而导致伤阴。或许你会问，甘草味甘属土，土善克水，为什么会是保水呢？其实克水与利水是不同的，克水是制约水液在体内不要乱动而正常循环，利水却是将不正当的水湿排出体外，因此，甘草克水保水而不会利水。

李时珍认为：滑石能利窍，不独利小便。上能利毛发腠理之孔窍，下能利精、尿之孔窍。其味甘淡，先入于胃，渗走经络，游溢津气，上输于气，下通膀胱。肺主皮毛，为水之上源，膀胱主司津液，经气化可利出。所以滑石上能发表，下利水道，为荡热燥湿的药。发表是荡涤中上焦之热，利水道是荡涤中下焦之热；发表是燥中上焦之湿，利水道是燥中下焦之湿。热散后三焦安宁，表里调和；湿去后阑门（大小肠交界处）通，阴阳平利。刘河间用益元散，通治上下诸病，就是这个意思，只是没有说明而已。

滑石质重而滑，多被误认为其性专于下行而断无上行之理。殊不知，大凡淡味药皆升中带降，且总以先升而后降为顺序，滑石自然也不例外，故时珍之言，诚为确论矣。有人用滑石治疗肾结石，方法如下：取滑石兑水，然后静放一天，待其水石分离，则取在上之清水喝下，然后找一高楼来回跑楼梯，不久结石脱落，系我亲眼所见，实在惊奇。若寻其药理，则滑石、结石同是石类，滑石性滑善下，则结石也相随而下。但此法仅适合结石在肾中容易脱落的位置，并且不能久用，恐败坏下焦元气，长此以往，后果不堪设想。

肾结石所用到的常用基本药方就是仲景的猪苓汤（猪苓、茯苓、泽泻、阿胶、滑石）。应用的时候加一些化石的药物会更好，比如芒硝可以对付矿物类结石，鸡内金可以对付脂肪类结石，海金沙能使结石变得易碎，葶苈子可以促进排石，等等。临床观察发现，琥珀与土鳖虫在对付肾结石上面属于预备队，就是在一般药物治疗效果不理想的时候，可以加用琥珀与土鳖虫以增强药力。猪苓汤有利尿的作用，但为确保尿液增多，会加进金钱草、车前子或者王不留行来帮助一下。由于在排石的过程中难免会出现结石刮伤尿管的情况，因此需要考虑应用一些止血的药物，而猪苓汤方中的阿胶就是很好的止血药，它除了善于止血之外，也能防止因利尿过度而导致的阴伤。枳实或者枳壳也可以考虑应

**发现本草**
——对中药药性的深度解读

用，因为它们都有舒张平滑肌的作用，能够帮助结石更顺利地排出。最后就是要兼顾患者肾气虚的方面，李玉宾建议可以每天吃 200 克以上的糖炒核桃仁，可起到补肾与溶石的双重效果。

## 麦冬——阴中阳药

【性味】味甘、微苦，性凉，归于肺、心、胃经。

【功效】养阴润肺，益胃生津。

【药论】《本经》："麦门冬，味甘，平。主心腹结气，伤中，伤饱，胃络脉绝，羸瘦，短气。久服，轻身，不老，不饥。"

药王孙思邈曾创一方叫参麦散（人参、麦冬、五味子），后来张元素发现，有的患者脉象很微弱时，只要一服用这个参麦散，很快就出现明显的脉搏，所以这个方子后来又叫生脉散。从这里我们就可以知道，生脉散对心血区块的作用很是强劲，而老年痴呆主要就是心经出现问题（心主神明），所以临床会用生脉散作为底方来治疗。但是老年痴呆作为慢性退行性疾病，要处理起来还是比较复杂的，如果能及早提前预防的话，就能避免之后在治疗时处于一种被动的局面。注意应用生脉散的时候尽量不要吃白萝卜，因为生脉散里面有人参，中医有"萝卜反人参"的说法，因为萝卜是破气消滞的，它是人参的解药，会消除了人参的补益之气。

由于一般认为麦冬性大寒，担心对大虚之病家老人会有危害，其实这真是太不了解麦冬的本性了，它哪是什么大寒之物啊！《本经》言"平"者，要说也只能算是第一显性为凉而已啊！我曾跟随一名有经验的药师到河北兴隆山采药，就发现向阳山坡上有黄芩等一些清热药，而在山坡背阳的一面，则生长着麦冬等看似阴寒的药物，试想如果这些药物体内本性没有偏阳性质，怎么会在这个地方生存呢？又麦冬凌冬不凋，足以见此物绝非纯阴用事。

陈士铎说：肺之气，夜必归于肾；肾之气，昼必升于肺。大用麦冬而安肺，则肺气可交于肾，而肾无所补，则肾仍来取给于肺母，而肺仍不安矣。此所以补肺母者，必须补肾子也。麦冬只可益肺，不能益肾。古人之所以用麦冬每加入五味子，非取其敛肺，正取其补肾也。究其用量，须则大用麦冬方有功，少用五味最有效。

邹润安认为：麦冬质柔而韧，色兼黄白，里面有丝筋脉络贯通其心，刚好符合胃的形象，并且此物即便是一棵也是根株累累，多得向四旁横出，一般有十二至十六株这么多，从这里可以看出它有与其他脏腑脉络贯注的意义。其叶隆冬愈茂，青葱润泽，鉴之有光，从这里可以看出此物最善吸纳土中精气，而往上传送滋润梗叶，远远胜于其他药物。且其味甘中带苦，按照五行的脏腑对应，则又合从胃至心之妙，所以说，胃得麦冬之后便会消化它并将得到的精华物质往上输送，然后分散到各个脏腑里，自然不会与其他脏腑相绝，由于此物色黄带白，白即入肺，所以这些精华物质第一步最主要是进入肺脏，肺得麦冬的精华物质后就会在上面敷布四脏，灌溉洒陈五脏，五脏得到滋润而功能强大起来的时候，那些结气自己就会消融，脉络也自然联续，再加上饮食能养肌肤，谷神旺而气力也随之充沛了。

张山雷说："麦冬产于西北土脉深厚之地，入土深远。其味大甘，得坤土之正而膏脂浓郁，故专补胃阴，滋津液，本是甘药补益之上品。近人之用麦冬，皆去其心。盖此物以滋腻为用，其心乃干燥之筋，既无脂液，留之无益。且剖之则入煎剂而易得全味。又其说最古，始于陶弘景。甚谓不去其心，令人心烦，几有必不可用之意。然此物入土甚长，一茎数枚，连绵不绝，一线贯通，屈曲而达。《本经》谓主心腹结气，治胃络脉绝，即取此义。所以能贯通脉络，开达结气。凡通达脉络之药，如竹茹、丝瓜络等，皆是此意。而麦冬去心，则仅存黏腻之质，更何有通络宣络之力？此又物理之不可不知者。"

张山雷说得很有道理，若是纯粹补益，自当去心为妥，但若用来通达脉络，则应该保留其心。另外，麦冬之味甘中带苦，其功补中有清，其色黄而白，自然善于清胃热与肺火。"伤中，伤饱，胃络脉绝，羸瘦，短气"一句便是就其清胃热益胃生津而言的，这种情况与现代萎缩性胃炎类似，《金匮要略》麦门冬汤

**发现本草**
——对中药药性的深度解读

可参用。而治阴虚火旺型咳嗽，如玄麦甘桔汤就是，然其质黏腻，若用之于痰咳之证，则实属不宜，还不如用陈皮、半夏之类较为妥善。若是用于肺虚咳嗽，也应该配以半夏之辛燥开通，如此则不但治咳嗽很有效果，即使治疗痰喘病效果也不错。

# 天冬——三虫伏尸

**【性味】**味甘、微苦，性寒，归于肺、胃、肾经。

**【功效】**清肺降火，滋阴润燥。

**【药论】**《本经》："天冬，味苦，平。主诸暴风湿偏痹，强骨髓，杀三虫，去伏尸。久服，轻身，益气，延年。"

按照《太上灵宝五符序》卷中的记载：在秋天取用天冬的根，并将其绞烂取汁，多少自在，然后和着米曲一起如常酿法酿成酒。之后又采其根晒干，捣碎磨烂过滤之后，连同之前酿制的酒一起服用，每日三四次，每次一小口或者更多，只要不是喝到醉，就不用禁忌。如此服药三年，则能百病皆愈，头发秃眉也能重新生长，癞虫之类都穿皮从关节出去。

上面文中说到"癞虫之类都穿皮从关节出去"，相信只有修为很高且具有经络内视能力的真人才能看得到，平常人家自然是感觉不到，但若说到"头发秃眉也能重新生长"，则是显而易见的。现代人为了节省时间，常将天冬洗净去心切碎，然后就放入酒中泡酿，这样倒也无妨，只是效果差一点而已。但是，虚弱之人恐怕不能接受这种用简便制法制成的天冬，而如果按照道家所传的制法制作，那么这样制成的天冬虚人也能服用，因为和着米曲一起酿成酒的时候，天冬寒性尽失，但酒却是热性的，所以最后将天冬酒和天冬一起服用，就能使二者寒热调和而趋于平性。

天冬蔓生而茎叶有刺，若无逆刺者，则其皮必涩而戟手，又同于刺类之质也。刺乃金类，性善祛风，故《本经》谓之"主暴风湿偏痹"，此即其一原因。

但是天冬性质柔润，怎么可以治疗湿痹呢？

张锡纯说："愚尝嚼服天冬毫无渣滓，尽化津液，且觉有人参气味，盖其津浓液滑之中，原含有生生之气，犹人之积精以化气也。其气夹其浓滑之津液以流行于周身，而痹之偏于半身者可除，周身之骨得其濡养而骨髓可健。"

邹润安认为：植物枝叶这东西，是草木向我们展示它的技能的工具，我们要知道它们的特性，就一定要清楚枝叶的一些生理特征。其中，树枝是植物体内行气的通道，而叶子则是它的本性所最能体现的地方。所以凡物如果是性润的，那么它必定是枝滑泽而叶柔软的，从来没有植物的本根与枝叶的性质是相反的。如天冬的根比较柔润，则它的枝叶如果不生逆刺，就一定是皮涩而细散的。我们知道，刺这东西相当于根横于中，而涩就是皮干破裂于外，试问天冬任由自己皮干破裂于外，却一点也不妨碍自己内在那优游充沛的生气，并且也不乘自己那通畅的阳气来敷荣以成实，这是什么道理呢？从这里就可以看出天冬并非像芒硝、大黄那样是直接开破的，更不像甘遂、葶苈那样以泻下为用。但它偏偏能够使其滋柔滑泽之气流行条畅，以致无梗不拔，无塞不通，其中道理，就是因为它能够引它那纯粹清明的精华物质以积精化气，积气全生则人体就不会得病了。所以，无论是暴风湿偏痹热深深地伤害人体，还是"三虫伏尸"秘隐在我们看不见的地方，总之一旦遇到这个刺不能凝而涩不能阻的药物，它就会慢慢地导化它，使得这些不利于人体的东西远离自己。然后就是肢体百骸顺遂，津液也充盈，骨髓又怎能不强呢！

上述"三虫伏尸"在《本经》的原文是"杀三虫，去伏尸"。但这里的三虫千万不要想当然是蛔虫之类的东西，否则拿这个天冬去治疗蛔虫那真是对不起先圣了。这里说的三虫是人体里面的妨碍道家修身的更具微观意义的虫子，道家把脑、胸、腹三部分叫作"三尸"，三尸产生的虫就叫"三虫"。所以，天冬治疗三虫的作用相当于刚才所说的"癞虫之类都穿皮从关节出去"。

唐容川说："麦冬、天冬、忍冬、冬青皆凌冬不凋，感水津之气，故二冬能清肺金，忍冬能清风热，冬青子滋肾。其分别处，又以根白者入肺，藤蔓草走经络，冬青子色黑则入肾滋阴。"

**发现本草**
——对中药药性的深度解读

味甘而性寒的药物并不多见，天冬正是其中一味。这是因为它的根内结有较长的珠子的缘故。我们知道，根内之珠乃阴聚所生，其性必属寒凉，天冬所聚结之珠质最长，尽管内有味甘阳土之感化，亦终不及阴精所胜而性寒，且其多脂而性濡润，药力甚缓故下达肝肾之位尚能有效地发挥药理作用，其不走肝而入于肾，是由其取根部入药兼且性寒而决定的。天冬与麦冬虽然相类似，但还是有着一定的区别，若按归经来说，麦冬主要归于肺经，而天冬主要归于肾经。

# 蒲黄——凉血活血

【**性味**】味淡、微辛，性凉，归于心、肝、脾经。

【**功效**】凉血消肿，化瘀通淋，炒用止血。

【**药论**】据《芝隐方》一书记载："宋度宗欲赏花，一夜忽舌肿满口，蔡御医用蒲黄、干姜末等分，干掺而愈。盖舌乃心之外候，而手厥阴相火，乃心之臣使。蒲黄活血凉血，得干姜，是阴阳相济也。"

《本经》："蒲黄，味甘，平。主心腹膀胱寒热，利小便，止血，消瘀血。久服，轻身，益气力，延年，神仙。"

邹润安说："凡生水中之物，皆以水为父母，而听其消涨以为荣枯。矧蒲黄又生于四五月大火得令时，能吸火气以媾于水而成中五之色者，是能合水火之精以成土者也。人身惟水火不谐方小便不利，而为心腹膀胱寒热。蒲黄象土，本可防水，且又生于水中，用之使调和水火，则寒热于以解，小便遂自利，柔化之功反速于刚制也。若夫热傍水势而迫血逆行，热阻水行而停血成瘀，则亦行者能止，瘀者能消，而均可无虑。故《本经》谓其主心腹膀胱寒热，利小便，止血又消瘀血也。"

《本经》中具有"寒热"作用的药物总共106味，其"寒热"的指代意义是多方面的，总体以清热药和解表药为主，其"寒热"即以机能亢进的内热与外感发烧的外热为主。蒲黄属于清热药一类，然后联系下文"止血，消瘀血"，便知其善于进入血分而凉血。就色味而论，蒲黄未长出水面时呈红白色，本是气血之物，其泥中部分色纯白，颇有土生金之义，其味淡而微辛，且又是水中之物，故善利小便。血乃水类，本品既是善利水，自能行血，其性凉故而善于凉血消肿。蒲黄虽是质软，且气味俱淡，但其性原是善化瘀血，又是善止血妄行之物，故非炒至色黑始能止血。当然，即使欲炒用之以止血，亦只需炒熟即可，断不宜过炒之以失其本性。

陈士铎说："蒲黄治诸血症最效，而治血症中尤效者，咯血也。咯血者，肾火上冲，而肺金有燥。治肾以止咯血，则咯血不能止。蒲黄润肺经之燥，加入于六味地黄汤中，则一服可以奏效，非若他药如麦冬、五味，虽亦止咯，而功不能如是之捷。"

蒲黄乃清利之物，而陈士铎谓其能润肺经之燥，岂不是自相矛盾么？我们知道，淡味药皆补中带泻，且总以先补后泻为顺序。陈氏的论说，正是合乎本论的。现代研究已证实蒲黄内含脂肪油、氨基酸及微量元素等，可见其能补之性确有物质基础，并非随意捏造，只是蒲黄乃水中之物，总以清利为用。《普济本事方》《芝隐方》皆述其治舌胀神验，皆不出其善于清利之功能。此物治疗眼底出血诸症，包括西医所说的眼底血管破裂、糖尿病视网膜病变等，当以生品为用，随症加减效果极好。

《太平惠民和剂局方》是全世界第一部由官方主持编撰的成药标准，是举国家力量收集各类验方而编成的，著名的失笑散（由蒲黄、五灵脂各等分，共研为细末制成）就出自该书。五灵脂就是鼯鼠的粪便，是很"浊"的药，运用的时候也只需抓住"浊"这一药象。李时珍说，五灵脂属于足厥阴肝经的药。其气味俱厚，为阴中之阴，故能入血分。肝主藏血，各种痛证都与肝木有关，各种虫证都与肝风相关，所以此药能治血分病，散血和血，以及各种疼痛，治惊痫、除疟疾，消积化痰，疗疳杀虫，治疗血痹、眼底出血等，这些都是肝经的病。失笑散（古人谓用本方后，病者每于不觉之中诸证悉除，犹如一笑了然，故名失笑散）不仅能够治疗妇人心痛以及与瘀血相关的痛证，还能治疗男女老幼的一切心腹、胁肋、少腹、疝气疼痛，以及胎前产后血气作痛和血崩经溢之百药无效者，屡用屡验，可谓是近世神方。

# 大枣——脾胃之果

【性味】味甘，性平，归于脾、胃、心、肺、肝经。

【功效】补中益气，养血安神。

【药论】《本经》："大枣，味甘，平。主心腹邪气，安中养脾，助十二经。平胃气，通九窍，补少气，少津液，身中不足，大惊，四肢重，和百药。久服轻身长年。"

世有五果与五脏对应，它们分别是：肝果李、心果杏、脾果枣、肺果桃、肾果粟。大枣味正甘，属脾之果，故最善补益脾胃。大枣是果部药物，所以也能入于肝经之内。现代药理更证实了大枣具有保护肝脏的作用，使肝木康正而不犯中土，这赋予了大枣有益于脾胃这一功能更深的含义。在《本经》里面，大枣与蜂蜜的药性比较类似，特别是"和百药"，有鉴于此，在很难买到真正的上好蜂蜜的前提下，我经常建议用大枣来代替蜂蜜。一般情况下，是以大枣5～12个，生姜3～7片，红糖一汤勺泡水喝为基础方。胃寒严重的人加砂仁，胃热严重的人加蒲公英或麦冬。注意大枣的皮很厚，无论是泡水还是煎汤都要破皮，否则不出味。

周岩认为：大枣色赤味甘，根据五行的对应，色赤是火味甘为土，现在这里合在一起出现就可以说是火土合德。另外，此物甘中带辛，其木多刺，所以可以认为大枣亦微兼乎金的性质，所以能安中润液而通九窍。大枣通九窍的功效，并不像细辛、木通那样快速而易见，那是因为这种以火金之用被土德所掩盖了。

谭杰中说："大枣本身，还有另一种物性，就是榨不出汁。你看美国加州蜜枣之类的东西就晓得，汁和果肉融成黏糊糊的一团，捏一捏就变枣泥，不是果汁。而在桂枝汤的结构中，桂枝会助膀胱气化，生姜逐水气，芍药通阴以利尿，保湿的甘草只有二两，再多会拖住药性……从某个角度而言，保水的力道尚嫌不足。有了这榨不出汁的水果大枣坐镇，脾胃区块的水分就稳住了，营养也比较不会流失。黄芪建中汤'腹满者去大枣'亦同此理。这是大枣的另一层物性。"

仲景在十枣汤和葶苈大枣泻肺汤中只用大枣，不用甘草。甘草保钠保水，不利于逐水。大枣则是高钾低钠食物，而高钾食物又可促使钠盐排泄。排钠即有助于排水。再者，排水同时会有钾随同大小便同时丢失，用大枣可起到未雨绸缪作用。大凡患者，饮食大多减少乃至不能进食。古代又没有静脉输液，只能靠药物来补充营养素。尤其钾盐，最容易缺乏。大枣恰恰担当了补充钾盐的合适角色。虽然大枣所含的维生素很高，但维生素不耐热，在煎煮过程中大多被破坏，因此在临床上应用大枣最好选择体大肉肥的品种，这也许是张仲景写"大枣"而不写"红枣"的用心所在吧。

常言道，有齿病、疳病的人不宜食枣，小儿更不宜食用。这是什么道理呢？有齿病、疳病的人不宜食枣尚易理解，而小儿食枣可补益脾胃使其身体强壮，为什么反而更不宜食用了呢？首先，甘味的东西会令人生蛀虫而坏齿，这是第一层因素。而更重要的原因是：小儿之肾尚未作强，其骨齿尚未强健，食枣虽可补益脾胃，反而使中土过盛而克制肾水的发育，同时更容易破坏牙齿，故大枣虽为寻常食品，小儿却不能经常服用。

大枣常与生姜配伍，可以说是一对很经典的药对。后世医家把这个药对的作用总结为"调和营卫"，这是基于《伤寒论》里面第一方桂枝汤的应用。但是，小建中汤与黄芪建中汤也还是保留这对药，这是什么道理呢？其实都是为更好地化生气血，也就是"中焦受气取汁"。大枣与生姜的配伍，是在中焦部位一阴一阳的配伍，是为激活脾胃功能恢复正常，同时也为了更好地完成"中焦受气取汁"而建立的。特别地，在《伤寒论》的大青龙汤里面就更是这样。因为大青龙汤是发汗力最强的方剂，血汗同源，汗是心之液，如此发越病家的心液，难道仲景就没有考虑到要保护一下病家的心脏以免变生不测？这很明显是

**发现本草**
——对中药药性的深度解读

不可能的。大枣与生姜相配，就能激活脾胃功能，然后再加炙甘草一味，以使脾胃之中的精华物质更好地上奉于心，也就是加强"中焦受气取汁"的管道，如此才能更大程度地保证在强力发汗之余得以妥善处理。我们千万不要认为这些都是些食疗范畴的药物而轻视它，民国时期宋道援医生在应用大青龙汤的时候自作主张地去掉了这些药物，加之患者家属自行续药，最终导致患者不幸殒命。


# 朱砂——以藏为补

【**性味**】味甘，性微寒，归于心、肝经。

【**功效**】镇心安神，清热解毒。

【**药论**】《医说》中记载："钱不少卿忽夜多恶梦，但就枕便成辄，通夕不止。后因赴官经汉上，与邓州推官胡用之相遇。驿中同宿，遂说近日多梦，虑非吉兆。胡曰：昔尝如此，惊怕特甚，有道士教戴丹砂。初任辰州推官，求得灵砂双箭镞者戴之，不涉旬即验，四五年不复有梦，至今秘惜因解髻中一绛纱袋遗之。即夕无梦，神魂安静，《真诰》及他道书重载丹砂辟恶，岂不信然。"

《本经》："丹砂，味甘，微寒。主身体五脏百病，养精神，安魂魄，益气，明目，杀精魅邪恶鬼。久服，通神明，不老。能化为汞。"

朱砂又名丹砂，以其色红而得名。朱砂入心经，具有镇静安神之功效，故而善治失眠多梦，"戴朱砂"其实就是外治法。如果想再简单一点，则只需在额头前双眉之间，印堂之处（也就是民间所说的第三只眼处）点上一点朱砂也能立刻收到很好的效果。《本经》说朱砂可以"久服"，这个"服"字就很值得玩味。"服"字在早期的意义，更偏于佩戴、穿戴，我们至今所说的"衣服""服装"，仍保留着其早期意义。那么，这里的"久服"，也可以是"戴朱砂"这样的外治法。

李时珍认为：朱砂生于南方，禀受离火之特性而生成，形成体阳而性阴的性质，所以它的外部呈现出红色而内部含真汞。它的药性为寒性，这是因为离火之中有水的原因。它的药味不苦而甘，这是因为离火之中有土的原因。朱砂无毒，吃坏了是因为一般人不懂其中的玄妙，经是好的，只是被某些和尚念歪了。

陈士铎说："水银，即朱砂火煅而出之者也，止可为外科之用。轻粉，又从水银再变者也，亦外科所需。此三物，至毒者水银，其次轻粉，又其次则朱砂也。轻粉之毒，非服朱砂，则毒不能出。盖轻粉即朱砂之子也，子见母即出而化矣。"

朱砂其实并无毒性，它的主要成分为硫化汞，大概是因为汞虽有毒，但硫却是最善化毒之物，两者相合则性显无毒吧。并且，朱砂味甘，还具有一定的补益功效呢！《本经》推之为上品，并且是开篇第一味药。问题是，作为物质基础的硫化汞，又怎会起到补益正气的功能呢？这里面就颇有意味了。《本经》所谓朱砂"益气"，其实并非是指其以实质补益为主，而是针对它的药理功能而言的。

徐灵胎说："朱砂正赤，为纯阳之色。心属火，色赤。故能入于心，而统治心经之证。其质重，故又有镇坠气血之能也。凡石药皆能明目。石者金气所凝，目之能鉴物，亦金气所成也。又五脏之精皆上注于目，目大小眦属心，朱砂益目中心脏之精。"

邹润安认为：朱砂是取它的气与色作为药用的。朱砂体制刚硬是阳，内含汞则属于阴，它表现出来的药性属于寒是阴，而它的色纯赤则属于阳，所以此物的本性含义就是阳抱阴，阴承阳，一切禀自先天，没有再借用其他东西而有所作为。人在有生命以前，阴阳两精相搏即有神，神依附于精之后便产生了气，有气而后有生命，有生命之后则知识具以成其灵魂，鉴别昭以成其气魄。所以凡是精气失其所养，则其魂魄就会感到不安，如果想补养而使魂魄安定下来，那么如果舍弃这个最是阴阳紧相抱持、密相承接的朱砂，还能取什么药物来代替呢？

《灵枢·淫邪发梦》："正邪从外袭内，而未有定舍，反淫于脏，不得定处，

168 发现本草
——对中药药性的深度解读

与营卫俱行，而与魂魄飞扬，使人卧不得安而喜梦。"

从《黄帝内经》"肝藏魂""肺藏魄"到《本经》的"安魂魄"，传统中医对做梦的认识，总结来说比较指向肝与肺，而尤以肝为主。所以一般多梦的情况，都会用到龙骨、磁石、龙齿、珍珠母这些金属类的药物，后世医家总结为"重镇安神"。但是，在草本植物当中，也有善于处理多梦的药物，比如人参、钩藤之类，由此可以知道，真正的原理是"益气"，这里所说的主要是指益肝气，因为在《本经》对朱砂的主治描述中，益气是排在"安魂魄"与"明目"之间的，前后连贯起来就可以知道其真实意义。《金匮要略》提到："男子失精，女子梦交，桂枝龙骨牡蛎汤主之。"针对经常做春梦的患者，仲景给出的参考药方是桂枝龙骨牡蛎汤。

# 杜仲——阳虚腰痛

【性味】味甘、微辛，性温，归于肝、肾经。

【功效】补肝益肾，强筋健骨，固经安胎。

【药论】《本草从新》里面记载说："一少年新娶，得脚软病，且痛甚，作脚气治不效。孙琳曰：此肾虚也。用杜仲一两，半酒半水煎服，六日痊愈。按：腰痛不已者属肾虚，痛有定处属死血，往来走痛属痰积，腰冷身重，遇寒即发属寒湿，或痛或止属湿热，而其原无不有关于肾，以腰者肾之府也。"

《本经》："杜仲，味辛，平。主腰脊痛，补中，益精气，坚筋骨，强志，除阴下痒湿，小便余沥。久服轻身耐老。"

李时珍认为：古方书中只说杜仲能滋肾，只有王好古提出其归肝经气分，能补肝润燥，这是古人所没有认识到的。肝主筋，肾主骨。肾精充盛则骨骼强健，肝血充盛则筋脉强健。杜仲色紫而润泽，味甘而微辛，其性属温。甘温能补益，微辛能润燥，所能归肝经，又能补肾，此即所谓补子而实母。

《黄帝内经》："肝苦急，急食甘以缓之。""肾苦燥，急食辛以润之。"

就药物的味道而论，杜仲味甘微辛，正能解肝肾之所苦而补其不足。如此地巧妙配合，就好像大自然赋予它补益肝肾的神圣使命一样。有人认为：杜仲甘则益土以制水，辛则祛风以平木，温则助阳以通化，故杜仲可解水木之虚邪，能祛肝肾之寒湿。这种论说都很合乎道理，只是还没有解说到杜仲的药理本质的问题。反观桂枝、防风，此二者亦是辛甘温之品，其性味与杜仲大抵相同，却几乎没有补肝益肾的功效，由此可见，药物的性味虽然重要，但却并不能详尽事物的本质。正因为这样，我们才创立了"部位归经理论""药性综合理论"来修正与完善中医药理论。

徐灵胎说："杜仲木之皮，木皮之韧且厚者此为最，故能补人之皮。又其中有丝连属不断，有筋之象焉，故又能连续筋骨。因形以求理，则其效可知矣。"

张隐庵说："桑皮、桑叶有丝，蚕食桑而结茧，其色洁白，其质坚牢，禀金气也。藕于莲梗有丝，生于水中，得水精也。杜仲色黑味辛而多丝，故兼禀金水之气化。"

杜仲是我国特产，全世界仅有一种，是极为珍贵的保护植物。根据研究，它是数百万年前遭第四纪冰川摧残而幸存的植物之一，对于这种生命力如此顽强的植物难道我们就不想知道它有什么神奇功效吗？早在两千多年前，杜仲就被《本经》列为上品，至今已是名扬四海的贵重中药，功效很多，对常见的肝肾虚证，特别是因肝肾虚弱引起的腰痛，效果很好，这一切都是由于此物善于补肝益肾所致。就杜仲的质地而言，其质甚是坚韧，可推知其本身之精气必是充足，故以之入于人体之内，亦能补充精气以坚定人身之筋骨气血。杜仲里面的丝也比一般植物的丝坚韧，所以很有"连续筋骨"的象。这一类物质基本不溶于水，所以前面的例子要求"半酒半水煎服"是很有道理的。

还有更重要的就是杜仲善于收敛肾气这一特别功效。我们知道，大凡外皮都有收敛的作用，而杜仲还是"木皮之韧且厚者"呢，可见其收敛之力就更在他物之上了。一味药物想有效地补肾，仅有补肾的物质基础还不行，还得拥有与肾脏类似的功能：收藏。这比较符合《黄帝内经》"阴平阳秘"与"阳密乃固"的精神。只有把肾气收藏好了，才能得以补充精气，从而坚定人身之筋骨

**发现本草**
——对中药药性的深度解读

气血。在治疗虚证腰痛的时候，加续断来配合会更好。这是很经典的一对药对，最早见于《赤水玄珠》，原来是用来治疗妊娠腰背痛的。当然，用杜仲来治疗腰痛，虽然比较广谱，但还是偏向于肾阳虚的多，肾阴虚的类型，以下药方可以参考：芡实30克、玄参30克，煎汤，最后加冰糖少许。


## 泽泻——先泽后泻

【性味】味淡，性寒，归于肝、脾、肾、膀胱经。

【功效】利水渗湿，泄热消肿。

【药论】邹孟城在《三十年临证经验集》中记载说："余曾治一少年，遗精频作，诸药罔效，以致神思恍惚，记忆减退，读书成绩节节下降，其母深以为虑，央余设法治疗。余嘱每日以泽泻30克煎服，连服七天，从此不再遗泄。一周内服用泽泻200余克，未见任何不适。"

《本经》："泽泻，味甘，寒。主风寒湿痹，乳难，消水，养五脏，益气力，肥健。久服，耳目聪明，不饥，延年，轻身，面生光，能行水上。"

张隐庵认为：凡水草石草都属于肾，它们的本性都是主升的。这是因为天气的特性是下降，地水之气的特性上升，都在自然的道理里面。同样的道理，凡物如果喜欢向上爬而钟爱吸纳阳光天气的，其本性都主于升，而喜欢横向发展钟爱吸纳地气的，其本性都主于降。泽泻的叶子是圆形的，根据天圆地方的说法，则它就是主于升而无下行的特性。泽泻春时丛生于浅水之中，一株独茎直上，秋时白花作丛，很明显就是肾之肺药。《易经》里面说：山泽通气。此物能行在下之水，随泽气而上升，然后又能使在上之水，随气通调而下泻，故名泽泻。

邹润安认为：泽泻这种植物，它不生于深水里面，而生于浅水之中，从这里就可以推知它仅能引一般的水液上输，不能引肾中津液上朝。入药不用其苗而用其根，这是由于其力最原始最丰厚的地方，就是起于水中的那一段。其苗能出水面，上与天气相接，从这里就可以推知它的力量最终达到的地方，甚至可以到达人体极上的部位。

《本经》谓泽泻久服能"延年，轻身"，因其善利水祛邪，邪去则正气回复，故曰延年，水去则身轻，又谓之减肥。但这与此前的"肥健"有些出入。我们知道，肥人多湿，瘦人多火。泽泻善利水也善泻火，所以能"肥健"也能"轻身"，是一味具有双向作用的药物！倒是"能行水上"就真是令人费解了。有些严重风寒湿痹的人，确实不敢经常近水，甚至准备下雨了也会加重病情。这种在风寒湿痹中被称之为湿气重（游走性疼痛者风气重，遇寒加剧者寒气重，红肿性质的叫风湿化热），《本经》对泽泻的药用描述，一开始就说"主风寒湿痹"，按照其性能来划分，当然属于善于处理湿气重这一类，当完全处理好之后，患者就不怕经常近水了。

众所周知，酒后腠理开，身热汗出，容易伤风，有些人甚至酒后洗凉水澡，所以常患太阳中风证。《伤寒论》里面说："若酒客病，不可与桂枝汤，得之则呕，以酒客不喜甘故也。"那怎么办呢？《素问·病能论》里面就有对证的方子："以泽泻、术各十分，鹿衔五分，合以三指撮为后饭。"古代并没有白术与苍术的区别，这里所说的术，当以苍术为最佳。鹿衔这味药是清湿热的，我们平常比较少见一些，但有些大药房还是备有可买。这里用泽泻与术为主药，主要也是为了解决湿热的问题，既然酒客病不能再用桂枝汤发汗，那么就应该让那些湿热之邪随小便去。有人认为这个"为后饭"就是饭后服用的意思，其实不然，因为"酒客不喜甘"，而饭也是甘甜的呀，所以应当是饭前服用，之后再吃饭压一压，以防肝木犯胃。

李时珍认为：泽泻性平味甘而淡，淡能渗利，气味俱薄，所以利水而泄下。脾胃有湿热，则头重而目昏耳鸣，泽泻渗去其湿，则热亦随去。湿热既除，则脾胃健运，精微上布，所以有养五脏、益气力、聪明耳目之功，能够治疗头晕眼花之证。若久服则渗利太过，清气不升，真阴潜耗，就会出现视物昏花的症状。张仲景之地黄丸中，用茯苓与泽泻，是取其泻膀胱湿热作用，而不是作引经药物这么简单。古人用补药，必兼泻邪，邪去则补药得力，一补一泻之间就是用药奥妙所在，后世医家不知此理，专一用补药，所以久服必会导致至偏胜之害。

泽泻多生于沼泽湿地，由此可以推知它必定善于利水渗湿，否则，泽泻若无此本领，它又怎能于沼泽地而安存呢？泽泻善于泄热消肿的原因，主要还是由于它善于利水，水去则热也随之而散，肿也随之而消，并非只是以其性寒而胜热这么简单。由于泽泻本身含有一定的酸味，所以它本身也是入肝经的，所以在处理肝病（比如肝积水）的时候，就可以利用泽泻的通利之性。更有甚者，临床上有患者光吃一味泽泻就把脂肪肝治好了。但是还是要回到辨证体系上来，适合长期单独吃一味泽泻的人，一定是属于实热性体质的人，也应该是肥胖的人。

我们确实不能以其"能泻泽中之水"而肤浅地认为泽泻只是利水之品而已。殊不知，泽泻一名，正显其性，言先润泽而后泻下。如果我们只是到药房拿一小片泽泻来品尝，一般不会得出什么更深刻的结论，其味确实如前辈们所说，不外就是甘淡一类而已，但是我们如果用30克以上的泽泻煮水一碗来喝，将会明显地感觉到泽泻其实并非甘淡这么简单，它还存在明显的苦酸味道，并且其味苦胜于酸，所以它的实际情况是泄泻能力比收敛能力要大很多，不是可以长久服用的药物。考究泽泻的生物成分，我们可以知道其甘淡之味来源于淀粉以及蛋白质一类，其酸味来源于脂肪酸一类，其苦味来源于生物碱一类，此外还含有少量的锰、钙等，相信这些物质与其少益肝肾是分不开的。从这里我们也可以看出，泽泻此物，并不像一般医者认为的那么简单。


## 阿胶——补血原理

【**性味**】味甘，性平，归于肝、心、脾、肺、肾经。

【**功效**】补血止血，滋阴润肺。

【**药论**】此物是用驴皮和着山东阿井之水共熬成胶而得，故名之为阿胶。

唐容川说："生地质润，中含水液，阿胶济水煎成，性本水阴。二药皆能生血，何也？答曰：离卦中之阴爻即坎水也。阿胶、生地以水济火，正是以坎填离，有此阴汁，而后得心火化赤，即为血矣。正《内经》中焦取汁奉心火变赤为血之理。知血之生化，凡入血分之药从可知矣。"

徐灵胎说："阿井在陶邱北三百里，泉虽流而不上泛，犹为伏脉中之静而沉者，过此则其水皆上泛成川，且与他泉水乱而不纯矣。故阿井之水，较旁诸水重十之一二不等。人之血脉，宜伏而不宜见，宜沉而不宜浮。以之成胶，真止血调经之上品也。其必以驴皮煎者，驴肉能动风，肝为风脏而藏血，乃借风药以引入肝经也。又凡皮皆补脾，脾为后天生血之本而统血，故又为补血药中之圣品。"

《名医别录》："阿胶，微温，无毒。主丈夫小腹痛，虚劳羸瘦，阴气不足，脚酸不能久立，养肝气。"

不要认为阿胶是女性的专属药物，男子也有其效用。特将《名医别录》的论述记录于此。事实上，也不是只有驴皮才能制胶，水牛皮、猪皮等亦可以，只不过驴皮与水牛皮的颜色偏黑，善入肾经，其性也伏，所以效果最好。陈藏器认为：所有的胶都有除风止泻、补虚的作用，而驴皮胶除风的作用最好。其实，使阿胶具有补血良效的，是阿井之伏水。阿井之水源于济水，其水清澈而质重，那是因为它含微量元素较多的缘故，其中以铁含量为最高，而铁又为血液的重要组成物质之一，故阿胶善于补血之理亦多因于此。且阿胶为血肉有情之品，能直接而有效地填补人体不足之精血，故又常用以滋阴益精、坚骨补肾。

大抵骨之坚韧主责于钙质之多少。阿胶亦富含钙质，这大概是它坚骨滋肾的物质基础之一吧。不过，中药的作用机理除了实质性的，还有非实质性的功能在暗起作用，现代药理又怎能完全了解它呢！本品色黑以入肾，味甘以补益，肾主骨髓，肾有所补，则骨髓同时受益，肾气强则骨亦坚，其中关系，有物质基础的作用，更有功能调节的因素，虽说复杂却有规律可循，这就是本草药物理论的优势。阿胶补血的最大特点，除了有物质基础的作用，更有功能调节的因素，这个功能调节的因素就是此物通过驴皮的收敛功能使血暂时地汇聚起来

（无论是动物之皮肤还是植物之树皮都具有包裹收敛的特性），集中在一处发挥作用，从而使机体的状态暂时得到好转。

现在有的人用马皮代替驴皮制成阿胶，这会出很大的问题。驴皮的性质和马皮完全不同：马为火性，为散；驴为水土之性，为收。虽然都是皮，但是马的散性导致用马皮煮的阿胶越吃血越收不住。心主血脉，血脉要散到末梢，这个"散"的功能太过就会显出失血之象，所以需要用驴皮阿胶收一下，驴皮阿胶起到把散的血固摄住的作用，血自然就充足了。当然，如果不是必需，我们也不要随便食用。因阿胶是滋黏之物，机体很难将它运化开来。吃过阿胶的人都知道，吃阿胶一定要烊化，即放在碗里蒸，蒸完以后它还是黏腻的，还得再用药冲，搅开了才能喝。试想，连蒸都蒸不化的东西，我们人体需要调多少元气才能破解它，它的收敛的力量又有多大。所以过度服用阿胶也会有害，那就是此物会迫使人体多调动一份元气来消化它，从而暗耗了这一份元气。真正的补血，是首先要处理好"中焦受气取汁"，也就是要先处理好脾胃的功能，这才是根本之道啊！


## 薏苡仁——渗深处湿

【性味】味甘，性微寒，归于肺、脾、胃、肝、肾经。

【功效】利水渗湿，健脾除痹，清热排脓。

【药论】据张师正《倦游杂录》一书的记载，辛弃疾从北方回朝，在南宁做官，忽得疝气病，重坠大如杯。有一道人让他取叶珠（即薏苡仁），用东方壁土炒黄，然后用水煮烂，入沙盆内研成膏，每用无灰酒（上佳黄酒），调服二钱，即消。后来有一叫沙随的老人也患此疾，辛弃疾授此方服之，亦消。

《本经》："薏苡仁，味甘，微寒。主筋急拘挛不可屈伸，风湿痹，下气。久服轻身，益气。"

周岩说："薏苡仁之苗发于仲春且色青，得木气为多。实采于九秋且色白，得金气亦多。色青兼白，则为金木相媾。味甘而淡，则入胃不入脾。主疏泄者肝，司肃降者肺，胃亦传化下行之腑，是肺肝夹金木之威，直走而下，由胃而小肠而膀胱，皆其所顺由之路，且气寒复归于肾，湿何能不去？后人以利小便治疝，皆深得此意。"

陈士铎说："薏仁最善利水，又不损真阴之气。凡湿感在下身者，最宜用之。视病之轻重，准用药之多寡，则阴阳不伤，而湿病易去。人见用药之多，动生物议，原未知药性，无怪其然。余今特为阐明，原世人勿再疑也。凡利水之药，俱宜多用，但多用利水之药，必损真阴之气，水未利，而阴且虚矣，所以他利水之药，不敢多用。惟薏仁利水，而又不损真阴之气，诸利水药所不及者也。可以多用，而反不用，与不可多用，而反大用者，安得有利乎？故凡遇水湿之证，加薏仁一二两为君，而佐以健脾去湿之味，未有不速于奏效者也。倘薄其气味之平和而轻用之，无益也。"

徐灵胎说："薏苡仁甘淡冲和，质类米谷，又体重力厚，故能补益胃气，舒筋除湿中虚，故又能通降湿热使下行。盖凡筋急痹痛等疾，皆痿证之类。《内经》治痿独取阳明，薏苡为阳明之药，故能已诸疾也。"

阳明即指胃与大肠，倘若此二经湿热则成痿。痿病乃属难治之证，然湿去则热亦随解，故治痿者必去湿。但是要注意这个湿现在不是在表，而是在里，在表的话可以通过舌苔是否黏腻来确定，但是现在的湿气在里，所以这一类人的舌苔不一定表现黏腻，但我们不能断定对方没有湿气。若湿在阳明，那么我们可以通过大便是否黏腻来确定，但如果湿在血分，我们就需要把脉来确定。鉴于湿气在血中，那么就会与血相结合，使得血液也变得黏腻起来，行走起来就会不够畅顺，是属于涩脉这一范畴，但并不一定细，只是不滑，因为现在有湿在血中，撑开整个脉道，所以还有可能是大脉。湿在血分的情况，薏苡仁也能够处理，《金匮要略》里面的薏苡附子散就是用来治疗风湿性心脏病这一类疾病的方子。所以，我们真的不要因为薏苡仁的气味平淡而轻视它。

最后说说薏苡仁善于清热排脓的具体原理。我们知道，阳性的脓是湿与热共同作用的结果，薏苡仁善于渗湿与清热，那么它能够清热排脓，这本来就是

**发现本草**
——对中药药性的深度解读

很自然的事情，但善于渗湿与清热的药物不只此一味，它们都能够清热排脓，为什么就在其条下设定这项呢？最主要的还是薏苡仁属于子类药物，其开破力量比一般的药物强，所以其排脓的力量就更加明显，所以就会有此一着。而对于那些阴性的脓，薏苡仁其实也有一定的作用。但这当然远不及白术与附子等量同用来得优胜，因此我们在发痈脓，特别是发那些病位很深的肿瘤的时候，就会用到白术与附子，而薏苡仁则作为辅助药物来应用。


# 茯苓——药膳佳品

【性味】味淡，性平，归于肝、心、脾、肺、膀胱经。

【功效】利水渗湿，健脾补中，宁心安神。

【药论】《本经》："茯苓，味甘，平。主胸胁逆气，忧恚，惊邪恐悸，心下结痛，寒热烦满，咳逆，口焦，舌干，利小便。久服，安魂，养神，不饥，延年。"

从清宫已公开的慈禧太后十三个补益方来看，其中茯苓药膳使用频率最高，达78%以上。"茯苓饼"是慈禧太后经常食用的药膳。茯苓之所以能得到医家的格外垂青，是具有科学道理的。经典理论认为茯苓补中带泻且以补为主，但若纯补则有嫌滋腻，补中带泻才是王道。而现代药理研究则认为此物所含的茯苓多糖能增强人体的免疫功能。所以，无论从何种理论得出的结论都是一样的，茯苓是药膳佳品。但是要注意不能过量应用，否则它会把人体正常的津液也利掉。

唐容川说："茯苓乃松之精汁，流注于根而生，是得天之阳，以下返其宅者也，下有茯苓，其松颠上有茯苓苗，名威喜芝。苓在土中气自能上应于苗，得松之精则有木性，能疏土也。凝土之质味淡色白，功主渗利，能行水也。其气不相连接，自上应于苗，故能化气上行而益气。"

刘潜江认为：茯苓是本于古松灵气而结成实形的，卢子繇说它是松树的那些不发于枝叶的精华物质，通过某种途径重新返回树根之下而潜伏在那里聚集而成，就像那得道真人的胎息真气一样，如果只是将其认为是纯粹利湿的药物，那是未尽然其功效的。我们知道，松树是凌冬不凋的，难道这不正是说明它是内禀有真气么？这些真气入于土中之后，经过长久的时间演化逐渐结成了这可贵的茯苓，是其质成于地中的阴气而又禀于真阳之气的缘故啊！陶隐居说茯苓从来没有朽蛀，埋在地中三十年，犹色理无异，这不正说明它那坚贞的特性了吗？

张锡纯说："茯苓之性纯良，泻中有补，虽为渗利之品，实能培土生金，有益于脾胃及肺。且以其得松根有余之气，伏藏地中不外透生苗，故又善敛心气之浮越以安魂定魄，兼能泻心下之水饮以除惊悸，又为心经要药。且其伏藏之性，又能敛外越之水气转而下注，不使作汗透出，兼为止汗（汗为心之液）之要药也。其抱根而生者为茯神，养心之力，较胜于茯苓。"

"得松之精则有木性"，所以茯苓有归于肝经的作用，所以"胸胁逆气，忧恚惊恐"是应用茯苓的时机，乃至"久服，安魂"，也充分说明了这一点。徐灵胎说："古注茯苓，皆云松脂入地所结，无苗叶花实。今之茯苓，皆有蔓可种，疑古今有异同也。"今之茯苓有赤、白之分，赤茯苓优于入血分，白茯苓优于入气分。白茯苓微有补性，赤茯苓则止泻湿热。一气一血，自不容混。在利水方面，赤茯苓比较偏于利血分的水，与泽泻有点相似，而白茯苓则比较偏于利中焦的、半表半里的水。所以，通常在健脾的方中，除了用白术燥湿，还会加白茯苓来利水，因为白术在利水方面的能力其实是很弱的，但湿邪是不会凭空不见的，所以就要加白茯苓来帮忙利掉，兼且白茯苓有补性，能更快地让脾脏恢复功能。经方的思维里，桂枝与炙甘草的结合，是能够补益心阳的，而水湿的运化需要足够的阳气，所以在《伤寒论》里面，苓桂枣甘汤、苓桂术甘汤这一类的"苓桂剂"就这样被建立起来。

# 猪苓——通利水道

**【性味】**味甘而淡，性平，归于肺、脾、膀胱经。

**【功效】**利水渗湿。

**【药论】**《本经》："猪苓，味甘，平。主痎疟，解毒，蛊疰不祥，利水道。久服，轻身，耐老。"

"蛊"，以其带"虫"字，古时指的是由虫毒结聚而致的痞块肿毒一类疾患。《本经》里面提到"蛊毒"的地方很多，可见这种病在当时是很常见的。《金匮要略》："食生肉，饱饮乳，变成白虫。一作血蛊。"可知血蛊的其中一种是由于"食生肉"导致的。当时卫生条件没有今天这么讲究，所以经常食生肉的人很容易感染血吸虫一类寄生虫，导致肝脾肿大这种水蛊、血蛊的出现。在猪苓条下，《本经》"蛊疰"后面再加"不祥"一语，往往这种情况预后不良。类似现在的肿瘤、癌症就属于这一类，因为肿瘤细胞这种非正常的细胞在古人眼中也是属于"毒"，所以要"解毒"。

现代药理也认为猪苓有抗癌的作用，并得到了临床的证实。作为干燥的菌核类药物，猪苓之为乌黑色，其形有瘤状突起，故以此有益于人体的菌核而对抗癌变之细胞，确实是较为合拍的。目前，猪苓常用于治疗肿瘤、癌症晚期。而猪苓具有这样的作用的最主要原因，与它善于"利水道"的功效是分不开的。因为患上癌症，除了与诸如吃了某些致癌物质这些外在因素有关之外，与人体循环系统的功能受到破坏这个内因更是密不可分。只有循环系统中出现停职了，才有可能变生肿瘤（无积则不癌）。循环系统中血液的循环尤其重要，所以一般的治癌方中会用到川芎、三七这些使血液通畅的药物。而循环系统中的水液循环也很重要，于是这个时候猪苓那"利水道"的功能就变得很重要了。

邹润安认为：凡草木所生的一般生物，入土就会发芽放叶，其中有些发芽放叶的，则一碰到地下的阴湿，很快就会溃烂得无影无踪。只有像茯苓、猪苓这样的东西，得木气而生于地下，既不发芽放叶而挺茎生长，又不溃腐消败，可想而知它们去湿的能力有多大。并且它们还很久都不会变，因为它们并非只是去湿这么简单，还能化湿气为生气呢！虽然，茯苓可利水道，猪苓亦利水道，其实凡木之苓都能利水道，是猪苓不必定以生在枫树下，且茯苓、猪苓亦可相互混用。所以仲景书中茯苓、猪苓，各自都有自己的不同功效，但又每相连为用，很难分辨开来，这是什么道理呢？凡是这些问题我们都可以通过深察物理而得知。相比之下，松树是多么挺拔劲正，枫树是何等柔弱易摇。另外就是松树的纹理粗疏，而枫树的纹理坚细，松叶至冬始终苍翠而不会凋谢，枫叶至冬很快就变成鲜红色而落得个精光。此二物很明显就一柔一刚，完全不同，所以我们就可以得出这样的结论：茯苓属阳，治停蓄之水不从阳化者；猪苓属阴，治鼓汤之水不从阴化者。

在《本经》里，说茯苓"利小便"而猪苓"利水道"。在现代文言里，这两种说法所表达的意思其实差不多，但在文字刚出现不久的时代，这可就不能等同而论了。猪苓与茯苓的共同点是都是在树根附近生长的菌类。但是，如果是生长在桦树或枫树底下的，就叫作猪苓；而生长在松树底下的，才叫作茯苓。因为它们同样具有"从阴湿的树根下所生长出来"的特性，所以在"把水抽出来"的效果上，是一致的。松树是一种具有特别性格的树种。松树虽然叶如针细，但是却是能够经冬不凋，永保一丝生气，生长在这样子的树底下的茯苓，在"保存生气"方面，自然就有超越猪苓之处了。正因为这样，茯苓就具有一定的补性，不但能"把水抽出来"，更重要的是能够"保存生气"，也就是说，被带出来的水，只是身体中没有生命力的水而已。而主要负责排出没有生命力的水的器官，就是膀胱。这两个性质一起加在茯苓身上，就得出它那被描述为"利小便"的作用来。我们也知道，膀胱经是全身冷却水的通道，能让全身的器官系统调节运作温度。身体的各个系统如果正常运作，自然就不会有什么病痛发生。所谓心藏神，肝藏魂，有稳定运作的冷却水，有像火一样的心，就能稳定工作，有像木一样的肝，就能顺利疏泄。所以《本经》说茯苓"安魂，养神"，就是特别指出它能让心和肝系统顺利运作的特性。

**发现本草**
——对中药药性的深度解读

与松树不同的是，桦树或枫树都是一种四季节奏很分明的树种。它们春天的时候抽芽发叶，夏天就一片绿油油的，入秋之后叶子就整片枯凋，冬天则是只有光秃秃的树干。我国台湾有研究人员说，这种树很具有顺其自然的那种"该怎么办就怎么办"的个性。猪苓既然是这种树的余气结成的，那么它也具有这种"该怎么办就怎么办"的特性。将"把水抽出来"和"该怎么办就怎么办"这两句话组合在一起，就刚好是"让整个水循环的管道都通畅"，也就是"利水道"的意思。它让水该怎么走就怎么走，所以这些水就会在应该循环的管道中流通，因此水就不会在管道中的任何一个角落停滞，全部顺利被排出。因此，无论是疟疾，或是蛊毒，都自然而然地被循环的水给一起带出体外。既然猪苓有"该怎么办就怎么办"的性格，在"把水抽出来"这件事上，它所表现出的效果，比茯苓还要好很多，也就是说它利水渗湿的功能比茯苓要好。综上，两物在功能上各有千秋，不相上下。

## 酸枣仁——烦心失眠

【**性味**】味甘，性平，归于肝、胆、心、脾经。

【**功效**】养心安神，益胆敛汗。

【**药论**】《本经》："酸枣，味酸，平。主心腹寒热，邪结气聚，四肢酸疼，湿痹。久服，安五脏，轻身延年。"

《名医别录》："主烦心不得眠，脐上下痛，血转，久泄，虚汗，烦渴，补中，益肝气，坚筋骨，助阴气，令人肥健。"

要注意《本经》说的是酸枣树的药性，《名医别录》说的才是酸枣仁的药性，其中首先便说"主烦心不得眠"。这里的"烦心"是指虚火导致的，而不是舌红苔黄的那种实热证，所以在《金匮要略》里酸枣仁汤（酸枣仁、川芎、知母、茯苓、炙甘草）就加了川芎与知母，并特别说明"虚劳虚烦不得眠，酸枣仁汤主之"。如果不是这种情况的失眠，效果是不理想的。

周岩说："酸枣丛生而气薄，气薄则发泄，味酸亦泄，啖之使阳不得入于阴，故醒睡。仁则甘平，甘平由酸而来，性故微敛而微守。酸枣肝药，仁不能大庚乎枣，亦必入肝。皮赤则入心，内黄则入脾。酸枣仁自当为心肝脾三经之药。心得之则神安，肝得之则魂藏，脾得之则思靖，其治不得眠，尚有何疑？独是酸枣仁汤治虚劳虚烦不得眠，则更有进焉。栀子豉汤证，亦为虚烦不得眠，而彼为有伤寒余邪，此由于虚劳，故加虚劳字以别之。劳之为病，其脉浮大，手足烦，阴寒，精自出，酸削不能行。此云虚烦不得眠，脉必浮而微数。盖阳上淫而不下则烦，阴下亏而不上则不得眠，其责在肾。非酸枣仁收摄浮阳，不能使心肝脾咸循其职。故推酸枣仁为君，而臣以知母滋肾之液，茯苓泄肾之邪，扰心之烦可不作矣。而心肾不交，犹未足以成寐。后世医者，必将以远志配枣仁，为一降一升之法。不知远志乃阴中升阳之药，此非阳不升而实阴不升，既以枣仁摄之，知母滋之，茯苓泄之，阴中之阴，自有能升之理。特三物皆下行，而肾阴向上之机不能无滞，故又加芎劳通阴阳以利之，甘草居中宫以和之，标之曰酸枣仁汤者，以酸枣仁为首功也。"

我们知道，人的睡眠实际就是一种归根，一种复命，即恢复生命的活力，是人体阳气得到收藏、得以蓄养的过程，没有复命，生命就难以延续。中医将失眠说是"不寐"，为什么叫不寐呢？你看"寐"字里面那个"未"就知道了，未指的就是未时，在午时之后，相当于现在 13 至 15 点。"不寐"的意思是说天上的太阳保留在正午那里，没有按照规律运行到未时所对应的地方去，炎阳高挂，当然就不会下山，也就是整天都是白天。对应到人体上就是我们的眼睛一整天都像白天那样睁着，合不起来睡不着觉。所以失眠的象就类似于"太阳不下山"，也就是体内阳气虚浮在上没有敛藏。另外，我们把人体内的心比喻成天上的太阳，所以这里说的主要是这个心阳没有落到肾阴那个山下去，所以后世医家总结为"心肾不交"。

失眠真正的本质是"阳不入阴"。我们进入睡眠状态之后，就会觉得身体的温度都会低一些，本来不是很凉的天气也需要盖一张被单，否则容易"着凉"，这是由于人体阳气往回收敛的缘故。所以"心肾不交"的表述还是比较局限了

发现本草
——对中药药性的深度解读

些。站在脏腑的角度，失眠确实与心、肾相交的关系很大，同时也与血归于肝有直接联系。我们知道，肝开窍于目，按照这个经络的思路我们就容易知道问题所在，现代人经常上网熬夜，整天对着电脑，最先受伤的就是这个眼睛，也是肝经，所以这种情况的失眠都先从肝开始论治，同时配合心肾的调理。应用酸枣仁汤的时候，现实情况还是不理想的，或者需要守方的时间比较长，或者需要配合山茱萸、浮小麦之类的药物来帮助收敛这些浮阳之气。注意《金匮要略》里酸枣仁汤的熬药方法是"以水八升，煮酸枣仁，得六升，内诸药，煮取三升，分温三服"。那到底酸枣仁是生用还是炒用？后世医家的总结是："生用泻胆热多眠，熟用补胆虚不寐。"但是在《金匮要略》里，酸枣仁并没有说到要炒用。药物生用与炒用的区别，大都生者性急，炒用性缓，生用多偏于攻，炒用多偏于补。这需要根据实际的应用而定，有的医生认为生炒各半的效果最佳。

## 芡实——东坡秘法

【**性味**】味甘而涩，性平，归于肺、脾、肾经。

【**功效**】补脾去湿，益肾固精。

【**药论**】《本经》："芡实，味甘，平。主湿痹，腰脊膝痛，补中，除暴疾，益精气，强志，令耳目聪明。久服，轻身，不饥，耐老，神仙。"

芡实和莲子有些相似，但其收敛、镇静作用比莲子强。古药书中说它是"婴儿食之不老，老人食之延年"的粮菜佳品。宋代大文豪苏东坡到老年仍然身健体壮，面色红润，才思敏捷。据他在书中自述，主要得益于数十年如一日地坚持天天食用煮熟的芡实。他的食用方法是，一粒一粒细嚼芡实，直到津液满口时，才缓缓咽下。一般每日嚼咽十五粒左右。由于是用牙齿反复咀嚼，因此一来能使牙齿坚固，二来能促进口腔唾液腺分泌更多唾液，再加上芡实又是补脾止泻、固肾涩精的保健佳品，所以综合起来就能收到很好的养生效果。

李时珍说："芡茎三月生叶贴水，大如荷叶……五六月生紫花，花开向阳结苞，外有青刺。"

邹润安认为：芡茎并不弱于荷茎，并且一般比荷茎长很多倍，但都顺其自然地屈于水中，而叶却是终于离开水面的。地之气能隔水而上交于天，但天之气不能超越水而下交于地，所以，承接于天地的之间物质，终究在水而不在于土。芡实开花向日结苞，吸纳着来自上天的阳气而结成果实，它很明显就是禀于阳气而生的。自然界的水中之气不能出水，这不正像人体腰脊与膝为湿所闭而不得交于阳吗？而芡这种植物偏能于水中生长且又能吸纳水外之阳，所以它正能够解决这个问题而主于湿痹以及腰脊膝痛。

唐容川说："鸡头芡实，叶面有刺，亦感风气，根生水中，亦感水气，与浮萍同一风水涣，而有不同者，芡实是秉涣中爻互卦之气。涣卦下互震，芡之根自下而生上，是涣之震；上互艮，芡叶止于水上而不迁，是涣之艮。并涣卦互体，一一胥合，为治风利水之良药。"

徐灵胎说："鸡头（即芡）生于水中，而其实甘淡，得土之正味，乃脾肾之药也。脾恶湿而肾恶燥，鸡头虽生水中，而淡渗甘者，则不伤于湿，质黏味涩，而又滑泽肥润，则不伤于燥。凡脾肾之药，往往相反，而此则相成，故尤足贵也。"

徐灵胎的论说，甚是有理。大凡补肾之药，多属润泽之味，润泽者则未免少湿，而芡实补中又兼去湿之效能，确是天地造化之完美药物啊！一般认为芡实主要归于脾、肾二经，但其实也偏归于肺经，此物以色白为其最大特色。如果说到味甘的话，那么我们也可以认为它主要补的是肺中之土。肺得所补，则肾亦有所养，综合起来，芡实还是以补肾见长，怪不得苏东坡晚年越吃越精神。


# 蝉蜕——轻浮退热

【性味】味甘，性凉，归于肺、肝、胃经。

【功效】疏风除热，透疹退翳，利咽解痉。

**发现本草**
——对中药药性的深度解读

【药论】蝉，俗称的知了。蝉蜕是黑知了羽化后的蜕壳。因此，我们如果要研究蝉蜕的药性，就要从研究蝉的生活习性开始。蝉的卵常产在木质组织内，若虫一孵出即钻入地下，吸食多年生植物根中的汁液。一般经五次蜕皮，需几年才能成熟。其中四次在地下进行，而最后一次，是钻出土壤爬到树上蜕去干枯的浅黄色的壳（蝉蜕）才成为成虫。蝉的食物，主要是树木的汁液。蝉的嘴像一只硬管，它把嘴插入树干，一天到晚地吮吸汁液，把大量营养和水分吸到体内，用来延长寿命。当遇到攻击时，它便急促地把贮存在体内的废液排到体外，用来减轻体重以便起飞，以及起到自卫的作用。

很明显，蝉的生活习性很特别，吸风饮露，只排尿不排便，其性清虚，而味甘凉，所以善除风热。此物在地下生活多年，得土气甚厚，所以五行属土，其味甘即是明证，但其性质轻扬偏走阳分，所以我们就说它归于胃经。至于归于肝经，那是因为此物必于木下土中而出，是感土木之气而生的，而且只以树木的汁液为食物，得木气甚多，它当然善于归于肝经而泻其热并善治破伤风之抽搐痉挛等。又因肝主风，开窍于目，再加上蝉蜕拥有"退"这一象义的层面，所以我们就说它善于退翳。

至于蝉蜕与肺金之间的关系，徐灵胎说："蚱蝉感凉风清露之气以生，身轻而声嘹亮，得金气之发扬者也。又脱落皮壳，亦属人身肺经之位，故其性能清火祛风，而散肺经之郁气。若其质轻虚，尤与小儿柔弱之体为宜也。蚱蝉日出有声，日入无声，止夜啼，取其意也。"

张锡纯说："蝉蜕，无气味，性微凉。能发汗，善解外感风热，为温病初得之要药。又善托隐疹外出，有皮以达皮之力，故又为治隐疹要药。与蛇蜕并用，善治周身癞癣瘙痒。若研末单服，又善治疮中生蛆，连服数次其蛆自化。为其不饮食而时有小便，故又善利小便；为其为蝉之蜕，故又能脱目翳也。"

张氏的这番说法是很有见地的。伤寒与温病的区别，是伤寒者其邪从体表入，温病者其邪从口鼻入。从口入者到胃，从鼻入者达肺。由于蝉蜕善入肺胃二经，且性凉能够清热，质轻能够透表，所以温病初得无论在肺还是在胃，它都善于应对，实在是一味难得的要药。

张锡纯还说："蝉蜕之能发汗，非仅以其皮以达皮也。如谓以皮达皮即能发汗，何以蛇蜕不能发汗？盖此物体质轻而且松，其肉多风眼，中含氢气，与空气中氧气化合，自能生水。不待饮水而有小便，是以古人用蚱蝉亦能表发，以其所含之氢气多也。其蜕之发汗，亦以其有氢气耳。"

我们知道，蝉蜕之内并不可能含有氢气，又氢气与氧气结合须以点燃为条件，纵然蝉蜕内含有氢元素的成分，亦需有非一般的化学反应条件才能得以分离出来，又怎能说蝉蜕之发汗多赖以其有氢气呢？所以我认为张氏在这里的解说欠妥。至于"不待饮水而有小便"一句，就更是与事实不符。其实我们不妨这样来思考，大凡中空之物，其卦象离，都有升发之性而能使人发汗的功效。蝉蜕中空，自能发汗，但其味甘而不辛，无辛味助之以散，故其发汗之力一般，只适合风邪初起的时候以疏风为用，否则常需佐以辛味药物方显发汗解表功效。


# 鹿茸——奇妙归经

【性味】味甘，性温，归于肝、肾、督脉经。

【功效】生精补阳，强筋健骨，补益血脉。

【药论】张锡纯在《医学衷中参西录》中记载说："友人李景南，左腿疼痛，亦自服鹿角胶而愈。隔数年，右腿又疼，再服鹿角胶，分毫无效。适有自京都来者，赠以同仁堂药坊虎骨酒，饮之而愈。愈后不知系何故，后见愚所治高鲁轩医案，不觉抚掌称快。"

张锡纯说："人之一身，左阳右阴。鹿名斑龙，乃纯阳之物，故其胶入左不入右。《礼》有之，'左青龙，右白虎'，用药本此，即建奇功。"

可见，中医用药是多么的深奥美妙。在现代实证科学看来，药物自被人体吸收后即随血液散布周身，断无鹿角治左脚、虎骨疗右腿之理。但事实上，药物却存在一定的选择性，或者说是疾病选择了药物，这都是归经理论的一种体现，我们又怎能忽略它甚至弃除它呢？

我们知道，大凡含血之物最容易生长，肌肉次之，筋脉再次之，骨骼最难长成，所以人自胚胎到成人，须历经二十年才得以骨骼充实而骨骼坚硬。只有像鹿这样的动物，才能在不到两个月的时间里，其头角、骨骼就能从出生到坚实。很明显，一般生物的骨骼的生长速度没有这么快，尽管是最容易生长的草木也赶不上。头为诸阳之会，上聚合于茸角，凡血都不能够与鹿茸相比。此情肉之物最善补血，又冲为血海，则其大补冲脉可知。

天地之道，阴阳两相为根，阳得阴而阳生，阴得阳而阴长。鹿之性情淫荡，出游山林，夏至时节，得阴气而角分解，从阳退之象，所以说它是阳兽，其物不仅善于补血，更善于补阳。又其卧则首还向尾，口鼻对尾以通督脉。督脉为阳气之总督，而鹿茸是头上所生的药物（头为诸阳之会，终于其角），所以无论从象形还是从象义的角度来看，鹿茸善于归经并且补益督脉是无从再疑的。再者，督脉为通身骨节所主，而考虑到肾主骨这一层关系，所以我们就说鹿茸善于补肾。肾得所养，则大气升举，恶血不漏。

还有一个层面，就是督脉贯脑，所以鹿茸又善补脑。我们知道，人的脑髓属阴，脑神属阳。鹿茸善补脑中之阳，其胶即能补脑中之阴（鹿茸初生，原系血胞，后渐成茸，成茸之后，犹含血液，其兼能滋阴则又可知），所以说鹿茸补脑比核桃仁还要好。但毕竟鹿为阳兽，其补阴即以补阳作根，这就是所谓阴阳互为根生的道理。于是陈士铎就说阳痿而不坚者，必得茸而始能坚，非草木兴阳之药可比，这是很有道理的。


# 红花——内伤出血

【性味】味甘微苦，性凉，归于心、肝、脾、肺经。

【功效】活血化瘀，散郁开结。

【药论】李时珍认为：藏红花即番红花，产于天方国，就是当地的红蓝花。元朝时，用它入药食用。按张华《博物志》说，张骞在西域得红蓝花种，这就是其中的一种，只是方域、地气稍有不同而已。此物甘平，无毒。能够活血，主忧心郁积，气闷不散，又治惊悸，久服令人心喜。

红花主要有两个品种，一个是味辛性温的草红花，另一个是味甘微苦而性凉的藏红花，它们的功效相似，但以藏红花更为优胜。而我们这里论述的是藏红花。伊朗是藏红花生产出口大国，同时伊朗红花以品质优良、药用食用价值高享誉世界。据伊朗医药古籍记载，红花可治疗头痛、牙痛，有利尿、养神、美容、壮阳、解毒、降压、活血等功效。

事实上，红花并没有什么明显的壮阳功效，但伊朗古籍却如是记载，而很多壮阳的代表类方中也确实常见此物，这是什么道理呢？我们知道，男子阴器的勃起离不开有效的充血，而有效的充血则离不开血管的疏通，于是就会经常用到红花。也就是说，红花能够壮阳属于间接作用，所以我们在功效处就没有将壮阳这一点列入。同时，我们认为红花是通过肝经的通道进入男子阴器的，所以就没有把红花归于肾经。

红花色红而最善入于心血之间，其产于西地，更是禀金气甚重，故其性显于凉，大用不会上火，使得其活血化瘀、调经止痛之功能更胜一筹。其味甘则具补益之能，故朱丹溪谓少用则养血，多用则破瘀，诚是至理，又因为其去瘀又生新，所以被誉为内伤出血第一品药。此外，红花也广泛应用于美容，印度自古就将红花用于女性的养颜美容、延缓衰老。例如，有些妇女过早地出现色斑，这些都是属于瘀血一类的东西，所以我们就可以应用此物加以调理，在温经汤或血府逐瘀汤的基础上加入白芷、百合、红花、玫瑰花等。白芷、百合这些色白的药物能润泽皮肤、疏通经络以及淡化色斑而使皮肤变白，而用红花、玫瑰花等色红的药物则能够养血，并寓白里透红于药方之中。不过，此类证候毕竟是属于先天体质方面的问题，最为难于调理，往往百剂之内难以显效。

不仅如此，大凡肝郁气结、瘀血经闭等证，我们都能够加以使用，并且在月经期间使用则更好。我们发现在月经期间给女性应用了活血化瘀的药物以后，不但月经通畅了，以前由于瘀血导致的一些问题也随之消失了，相信这是由于妇女的身体在月经期间会处于一种自我调节的状态，此时如果稍微用些药物，则可以同时排出其体内的瘀血，许多平时用药效果不好的病证也会在此时产生良好的效果。但是，如果辨证不精，用药不当，反而会对患者造成更大的伤害。子宫出血民间的急救方法是用冷水湿头；子宫脱出阴道外，用蓖麻子仁捣烂如泥敷贴在百会穴处；妇女崩漏，用红麻子捣烂如泥敷贴在百会穴处。头顶百会穴与子宫的关系是通过肝经连接在一起的。所以，月经期间女性不宜洗头，如果洗头的话一定要用热水洗，并且洗完要尽快地吹干头发，否则容易伤害到子宫。

# 穿山甲——已溃忌用

【性味】味淡，性平，归于心、肝、肺经。

【功效】散结溃坚，通经下乳。

【药论】穿山甲可以说是龟与兔的混合体，头部三角而尖尖的，腹部胖乎乎的，如果卷起来像个球一样。它全身被一层盔甲覆盖，拖在身后的一条爬行动物的尾巴十分醒目。它常用那比头部还长的能伸缩的舌头来吞食从蚂蚁到小昆虫等的各类动物。穿山甲的食量很大，一只成年穿山甲的胃，最多可以容纳一斤白蚁。

穿山甲善于走窜，性专行散，能通经络而达病所，又其游走于山间阴湿之地，全靠其甲保护，故此物功擅祛风除湿可知。又因穿山甲穴山寓水，故能出入于阴阳之间，性善贯穿经络，达于营血。因其具有穿山之本领，故而存其性以攻坚积，通经络，破郁结，消包块。常用以治疗血滞经闭、癥瘕痞块等病证。于是在需要攻坚的时候，比如严重的乳腺增生，或者肝硬化甚至是肿瘤、癌症的时候，就会考虑到用穿山甲。

由于穿山甲之性善通，故而善通经以下乳。民谚曰："穿山甲、王不留，妇人吃了乳长流。"但这确实有点大材小用了，仅仅用通草或者路路通配合王不留就可以通经下乳，没有必要用到这昂贵的穿山甲。并且穿山甲现在是保护动物，非必要的话请用其他药物替代。要注意这仅仅是肝经的疏泄功能出现问题，而乳汁本来就是丰盛的，只是暂时不通而已。如果妇人本来就没有乳汁的话，则需要补益气血才可以。

张锡纯说："穿山甲味淡性平，气腥而窜，其走窜之性无微不至，故能宣通脏腑，贯彻经络，透达关窍，凡血凝血聚为病皆能开之。以治疗痈，放胆用之，立见功效。并能治：癥瘕积聚，周身麻痹，二便闭塞，心腹疼痛。若但知其长于治疮而忘其他长，犹浅之乎视山甲也。"

另一方面，穿山甲虽善于通利，但亦治蚁漏之疾，这是因为穿山甲喜食蚁而最善克制它的缘故。此物可使痈肿未成脓者消退，已成脓者速溃，全赖其善于出入阴阳而贯穿经络之能。但痈疡已溃者当忌用之，这是什么道理呢？

有些本草书籍的解说是："为其食蚁，蚁能渗漏，若见脓者已溃，则发同类相感，越发溃漏，无益反害也。"这里面的意思是说，穿山甲比较喜欢食蚁，它身上或多或少都保存一些蚂蚁的性能。由于"千里之堤，溃于蚁穴"呀，所以说蚁能渗漏，现在如果见脓者已溃，那么就会引发同类相感，使得留存在穿山甲身上的蚁性被激发出来，再次重演"千里之堤，溃于蚁穴"，这样就真是无益反害了。这样的解说刚听起来似乎很有道理，但其实只是纯属想当然的说法罢了。穿山甲是动物，不像植物那么容易受外界影响，它本身具有很强的排外性。即便穿山甲比较喜欢食蚁，但蚂蚁的性能在它身上不会长久留存。痈疡已溃者当忌用穿山甲，这还是与其善于通的特性有关，因为痈疡已溃，就要着重排脓，而再用此穿通的药物，除了会扩大其溃脓面积、加重其害之外，还真是没有什么益处。

**发现本草**
——对中药药性的深度解读

# 第五章　咸味药物

## 芒硝——推陈致新

【性味】味咸，性寒，归于肾、胃、大肠经。

【功效】清热泻下，软坚润燥。

【药论】据《史记·扁鹊仓公列传》的记载，王美人孕产后没有奶水，便召来淳于意，很快就治好了。后来淳于意在复诊的时候发觉其脉躁，这说明王美人还有其他的病，于是嘱咐王美人饮用芒硝一剂，随后出血块如同豆粒大小，接连下了五六枚才觉得体安。这是芒硝去除血结的经验。

《本经》："消石，味苦，寒。主五脏积热，胃胀闭，涤去蓄结饮食，推陈致新，除邪气。炼之如膏，久服轻身。"

芒硝其实就是硫酸钠，因其结晶体有锋芒，并且水溶性极强，给人一种遇水即消的错觉，所以自古就称之为"芒消"，后世因以其为矿石类药物而改用芒硝这一称谓。虽然硫酸钠的真实味道是咸味，但由于不纯净的芒硝里面经常含有味苦的硫酸镁，所以自《本经》开始，一般都认为此物味苦，现在我们修正过来。另外还需注意，硝石的化学成分为硝酸钾，它是有别于芒硝的另一种不同的药物。

唐容川说："芒硝本得水气，然得水中阴凝之性而味咸能软坚，下气分之热。以其得水之阴味而未得水中之阴气，故降而不升。且水究属气分，故芒硝凝水之味，纯得水之阴性而清降气分之热，与大黄之入血分究不同也。"

由于芒硝以味咸为其主要特征，而"咸能软坚"，所以它很顺理成章地拥有软坚散结的功效。但一般人可能会由此认为芒硝是一味以通便为主的药物，因为一般的便秘其大便都是很干燥坚硬的，既然芒硝能够软化它，那么芒硝当然就是善于通便的了。但实际上并不是这样，即便芒硝也是一味泻下类药物，但它只有通过与大黄的配合才能显出其通便的功效。《本经》对芒硝的药用描述一开始就以"主五脏积热"为提纲，从这里我们也可以看出，芒硝的主要功效是清热而不是通便。

接下来的问题是，味苦的药物善于清热我们早已知晓，但现在芒硝是味咸的呀，它是通过什么药理方式来达到清热效果的呢？其实，芒硝在进入人体之后，并不易被肠壁吸收，而是留在肠内成为高渗溶液，阻止肠内水分吸收，使得肠内容积增大，从而引起机械刺激，促进肠壁的分泌水液，进而把体内的热邪毒素排泻出体外。而这些水液，正是其软坚润燥的物质基础。同时，由于味咸入肾，而肾主二阴，因此芒硝不但能够疏达大便，而且也善于通利小便，这一点《名医别录》里面早已有记载，我们就不多说了。

清楚了芒硝的药理本质，对我们学习《伤寒论》很有帮助。我们知道，调胃承气汤的组成药物是大黄、芒硝与甘草，而小承气汤的组成药物是大黄、厚朴与枳实，比较两组药物的构成我们可以推断，调胃承气汤是一剂以泻热为主的基本方，而小承气汤则是一剂以通便为主的基本方。所以仲景在组建用于热结下焦的桃核承气汤的时候就是以调胃承气汤为底方加合桃仁与桂枝组建而成的，而在组建用于虚人便秘的麻子仁丸的时候就是用小承气汤为底方加桃仁、火麻仁与芍药组建而成的。

## 牡蛎——重镇安神

【性味】味咸而涩，性微寒，归于肝、肾、胆经。

【功效】平肝潜阳，软坚散结，收敛固涩。

【药论】牡蛎肉是爱情食物，男性只需每天食用几只牡蛎就可以满足一天的锌需求量。锌除了用于制造精子外，还可以促进细胞再生和修复，防止男性出现性功能下降和前列腺肥大。由于此物主要补充的是肾中物质所需，所以我们就说它善滋肾阴。牡蛎肉内黑外白，实质是肺肾兼补，因此具有很好的滋阴壮阳的功效。但牡蛎与其他壮阳物不同的是它主要是以滋阴为基础，把肾中的阴补足了，然后再点火一把，就表现出壮阳的效果来。但严格来说，牡蛎肉滋阴而不壮阳，并且，牡蛎肉那黏腻而滑的体质，是属于湿气很重的物品，对于本来就阳气不足的人来说，这恐怕在饮鸩止渴。需要特别注意的是，男性如果经常食用牡蛎肉，就会产生阴盛阳衰的症状，甚至连胡子也长不出来。

《本经》："牡蛎，味咸，平。主伤寒寒热，温疟洒洒，惊恚怒气，除拘缓，鼠瘘，女子带下赤白。久服强骨节，杀邪鬼，延年。"

张锡纯说："牡蛎之生，背西向东，为足少阳对宫之药，有自然感应之理，故能入其经而祛其外来之邪。主惊恚怒气者，因惊则由于胆，怒则由于肝。牡蛎咸寒属水，以水滋木，则肝胆自得其养。且其性善收敛有保合之力，则胆得其助而惊恐自除，其质类金石有镇安之力，则肝得其平而恚怒自息矣。至于筋骨原属肝，肝不病而筋之或拘或缓者自愈，故《本经》又谓其除拘缓也。"

就现代药理看来，牡蛎壳中的钙盐能减低血管的渗透性；入胃后，与胃酸作用形成可溶性钙盐，其钙离子的吸收，能调节电解质的平衡，抑制神经、肌肉的兴奋，因而牡蛎可用于治疗胃及十二指肠溃疡、盗汗、失眠、眩晕等。而在中药理论的认识里面，牡蛎壳因其质重，故常常被医者用来安宁心神，若谓其中道理，则可用"重镇安神"四字完全概括，但这样的思路显然是不妥的，或者说这样的解说比较容易误导人。因为如果按照这样的理论推导，那么是否所有质量比较重的药物都可以安神呢？很明显不是这样。并且所谓的"重镇安神"给人的感觉就是这个东西的药理作用是通过其自身重力将人体虚扰之心神给镇住，这样的说明并不符合科学道理。其实，大凡"重镇安神"之类的药物都是通过调动肾水以上资心火，或者降心火下交于肾，从而使得心肾交通以宁心安神的，其"重镇"是指能直达下焦肝肾之间。

大抵贝壳类药物因其贝壳乃属金石质地，其性类于金可想而知。又因金善制木，所以贝壳类药物多具有平肝潜阳的药理特点。再者，大凡海中贝壳类药物，因深受海水的影响，禀受水气甚厚，故其味多咸而能软坚散结。它们因所含的化学成分大多数都相同，都富含碳酸钙等物质，所以它们的药用功效多有相同之处。倘若煅烧，则火能反胜于水，可使其水气全失而咸味不再，软坚散结之能自然就不再显达，转而收敛固涩之力尤胜。在现代药理看来，之所以能产生这样的效果，是因为碳酸钙等钙盐物质受热分解生成了氧化钙。

虽说涩味附属于酸味，二者同有收敛之性，但却同中有异。酸味之收，是直接而快速的；而涩味之收，则是通过疏利的方式而间接地获得的，所以就不能责之以近功。陈士铎说："牡蛎涩精，而精愈遗，虽非牡蛎之故，殊不知牡蛎涩精，而精必利而后可止，非涩精可止也。"其中道理，尽在"涩"之妙义。涩味附于酸味，是酸与辛的变味，所以能入于肝经，也能入于肺经，由于肺为水之上源，而肝主疏泄，故涩味是通过调动肝、肺的功能而实现疏利水道以达收敛固涩功效的。所以，涩味类药物的药理本质其实就是肝与肺功能的改善与发挥。而牡蛎则主要改善的是肝的疏泄功能，从而达到涩精与治疗"女子带下赤白"的目的。


# 僵蚕——祛风止痛

【性味】味咸而辛，性平，归于肝、肺、胃经。

【功效】息风止痉，祛风止痛，解毒散结。

【药论】《本经》："白僵蚕，味咸，平。主小儿惊痫，夜啼，去三虫，灭黑䵟，令人面色好，男子阴疡病。"

白僵蚕，说白了就是蚕蛾的幼虫感染白僵菌而僵死的虫体。很多初学者一听到菌字就害怕。其实，菌也有好坏之分。正因为白僵蚕是由于感染到白僵菌而死的，所以它具有与一般药物不同的抗菌功效，同时也具有一定的抗癌作用。当然，僵蚕能够抗癌，更主要是由于它善于散结，因为癌的成因在中医看来就是阴结。同时，由于僵蚕有僵而不腐的特性，所以凡人有肿痛的地方，恐其会变为腐烂，就会经常用到它，此为气化相感之妙，自然而然之理。

那么，中医的前辈们是怎样发现它的药用功效的呢？首先，蚕得桑而生，且只吃不喝。这种奇特的现象引起了人们的注意。桑叶本来是有药用的，蚕竟纯禀桑之性气，想必它亦具有桑叶之性。桑叶主治风证，而白僵蚕又最善息风，其因即在于此。另外，此物虽由菌致死，但却僵而不朽，与一般腐尸不同。问题是，白僵蚕虽禀桑叶之性，为何竟较桑叶更善治风？

徐灵胎说："僵蚕感风而僵，故凡风气之疾，皆能治之，乃借其气以相感也。邪之中人，有气而无形，穿经透络，愈久愈深。若以气类相反之药投入，则拒而不入，必与之同类者和入诸药，使为向导，则药力至于病所，而邪与药相从，则药性渐发，或从毛孔出，或从二便出，不能复留矣。此即从治之法也。风寒暑湿，莫不皆然。"

由于此物善于对付风证，并且也善于止咽喉疼痛，无论风寒还是风热，都可以考虑应用。《本经》所记载的"夜啼"，大概也是因为小儿咽喉疼痛所导致的。需要特别说明的是，白僵蚕虽性平且功效颇多，但不宜长服，否则令人遗溺，又致小腹冷痛。究其原因，此物性通而利，通利得多了就积聚而成寒，于是就出现寒证来。但我们为什么说白僵蚕之性通而利呢？这是因它味咸而能入肾，味辛又善开通，合则有走肾而利水之能，倘若少为佐使则无碍，如是多服，则必致通利肾中真水，肾水若衰，则虚火上越，以致出现上热而下寒之象，尤为害矣。

《本经》在僵蚕条下竟然记载有"减黑皯，令人面色好"这样关于美容的功效，并且还不止这一次出现，比如在菟丝子条下也记载"去面黑皯"。爱美之心自古就有，所以后世医家，便在此基础上组成七子白散（白术、白芷、白及、白蔹、白芍、白茯苓、白僵蚕，各等分）。其中白及有天然的黏性，能让皮肤滋润起来，并且能够补充与锁定皮肤的水分。黄褐斑可以内服活血药物加外用七子白散做成的面膜就可以。自己磨粉做的话，一定要磨得很细，就像面粉那样才可以，否则皮肤的有效吸收就会降低很多。如果过敏，就不合适你的皮肤。

其化简方以白茯苓、白及、白芷按3：2：1配比来做面膜，这样子刺激会小很多。用蜂蜜来调成膏状会减少刺激系数。加一点点的白醋也行，用醋能软化角质，防止蜕皮。如果你嫌上述方法麻烦，那么你在早上打豆浆喝之后，留一点豆浆与豆渣，然后加上蜂蜜调一调做成面膜外敷也具有不错的效果。

# 鳖甲——清热软坚

【性味】味咸，性微寒，归于肺、肝、肾经。

【功效】滋阴潜阳，软坚散结。

【药论】鳖最怕蚊子叮咬，被叮则早死。然而，用鳖甲烧烟，蚊子便会吓得逃之夭夭。鳖最怕蚊子，那是它的肉怕，而蚊子怕鳖烟，那是怕它的甲，从而可知鳖的肉和甲之间也是相反相成的，这里面的道理就像果子的外皮与其内肉一样，鳖甲是保护其内肉的，如果禀性一样，那怎么个保护法啊？

蚊子怎么会如此喜欢去叮咬甲鱼这种动物呢？其实是这样的，真正吸血的是雌蚊子，因为它们要怀孕，要为自己的胎儿补充营养，所以才会在这个时候叮咬我们。所以蚊子一般找体味比较浓的人来叮咬，因为这种人的分泌比较旺盛，体内富含更多的营养物质。而蚊子之所以也喜欢叮咬甲鱼，那是因为它们的体味也比较重并且也富含营养物质。一般药书谓其"补劳伤，壮阳气，大补阴之不足"。需要特别提醒的是，肝炎等患者经常食用甲鱼容易诱发癌症，这是由于甲鱼本来就属于"发物"，能够诱发体内邪气作祟，而且甲鱼之性阴寒，容易使本来就肝功能不好的人进展成为阴实性质的癌症。

《本经》："鳖甲，味咸，平。主心腹癥瘕，坚积，寒热，去痞，息肉，阴蚀，痔，恶肉。"

《本经》里面记载能够治疗痔疮的药物有很多，比如黄芪、槐角、文蛤、龟甲、刺猬皮等，均明显记载主治"五痔"。而漏芦、雄黄、硫黄等记载主"疽痔"，黄柏、蛇蜕、露蜂房等记载主"肠痔"。但在鳖甲这里，仅有一"痔"字。

那鳖甲应该用于治疗痔疮的哪种情况呢？鉴于鳖甲的攻坚特性，应当在痔疮后期，其痔核已经变成葡萄状暗紫色肿物时应用。

鳖甲与龟甲自有相同之处，都能滋阴潜阳，但亦存在明显区别。鳖属甲虫，水陆两栖，背脊与胁相连，四边有肉裙，与龟同类。常讲龟的肉在甲壳里，鳖的甲壳在肉里。鳖性颇具攻击性，凡小有空隙的地方，鳖必用甲以钻入之，是其力全在于甲，故用亦主在于甲以攻坚。龟性守静善藏，其类属于阴而滋阴的功效比鳖甲强很多倍。又因为龟的首尾相连，用耳呼吸，而肾开窍于耳，所以可以推知龟是用肾来交通天地的，它善益肾健骨的能力是不喻而明的。再者，龟首常藏向腹，能通任脉，故取其甲以补精、益肾、养血、滋阴，总以补益作用。

陈士铎说："龟性喜出，而鳖性喜入。龟性静而不动，而鳖性动而不静，故龟长于补而鳖长于攻。龟可为膏以滋阴，而鳖可为末以攻坚也。滋阴者，可以久服受益；攻坚者，可以暂用成功。虽鳖甲入之补阴之中、攻坚之内，未尝不可久以滋阴，而终不可如龟之煎膏单用之而常服，此古人所以取龟作膏，而独弃鳖也。"

周岩说："甲介属金，金主攻利，气味咸寒则入阴，此鳖甲与牡蛎之所同，清热软坚之所以并擅。而其理各具，其用亦因而分。鳖有雌无雄，其甲四围有肉裙，以肉裹甲，是为柔中有刚，阴中有阳。鳖介属而卵生色青，则入肝而气沉向里。蛎介属而化生色白，且南生东向，得春木之气，则入肝而气浮向外。向里则下连肾，向外则上连胆。所谓向里连肾、向外连胆者，正即此可推其软坚不能无铦钝之差，清热亦大有深浅之别也。由斯以观，凡鳖甲之主阴蚀、痔核、骨蒸者，岂能代以牡蛎。牡蛎之主盗汗、消渴、瘰疬、颈核者，岂能代以鳖甲。鳖甲去恶肉而亦敛溃痈者，以阴既益而阳遂和也。牡蛎治惊恚而又止遗泄者，以阳既戢而阴即固也。"

# 海藻——破散结气

**【性味】** 味咸而苦，性寒，归于肾、胃经。

**【功效】** 软坚化痰，利水消肿。

**【药论】**《本经》："海藻，味苦，寒。主瘿瘤气，颈下核，破散结气，痈肿，癥瘕，坚气，腹中上下鸣，下十二水肿。"

邹润安说："凡水草皆钟生气于水中，特菖、斛之属托根于水底之碎石，藻则托根于水底之泥，蒲、荷之属，托根于泥矣。其枝叶能出水面，藻则摇曳水中，纵能及水面而不能出水，且藻之为物，其枝叶非两两对生，则节节连生，其茎柔而不脆，其叶碎而不乱。夫水者象人之血及津液涕唾。水之中象身，水之上象头，石象骨，泥象肉。能出水者，其义为从血液涕唾而出于清空；不能出水者，其义为仅通行血液涕唾中，而不能及头。至于两两相生，节节相连，柔而韧，碎而整，其义舍人身之经脉而谁拟哉。此犹凡藻皆同者也。若夫海藻则魄力更大，气味更雄，且其气寒，寒则胜热，其味苦咸，苦则降泄，咸则涌泄，降而涌者，行水之术也。苦为火味，咸为水味，水火相结最难解者无如痰，是以为治经脉间热痰郁结最宜之物也。"

海藻自《本经》起就有"痈肿，癥瘕，坚气"的记载。若按经典理论来论述，则海藻味咸而苦，咸软坚而苦破结，合则最善散痈肿之坚结。故但此物须以散剂生服才能见效，否则一经水煮就什么有效成分都被破坏掉了。制作时还必须注意，不能与甘草同用，否则会出现土克水的现象，以致其咸味直奔肾经而无暇顾及病灶，甚至会出现中毒这种强烈的副作用。

现代人与古代有一个很不同的地方，就是可以看电视，聊手机以及上网，这种对人体的危害情况是古代没有的。首先是辐射，其次是"久视伤血"。这两个危害经历长久的积累，都会产生阴虚而有火的证候，使人处于一种明显的亚健康状态。所以对证的食疗原则就是清其虚火，补其正气。问题是怎么个补法

**发现本草**
——对中药药性的深度解读

呢？有些人动不动就吃地黄丸之类，其实这只会管用一时，并不能标本兼治。现在我们提供一个食疗原则就是：清补。说到清补，自然就要说到南方的一个食疗甜品——清补凉。

材料：海带，银耳，莲子，百合，薏苡仁，红枣，枸杞，芡实。当然，你自己再加点玉竹与龙眼肉之类进去也可以。至于用量多少，视食用的人数而定，总之这个清补凉我们可以当甜品吃。

做法：先放入材料与水，武火煮开后改文火熬煮半小时，最后加入冰糖搅匀即可。如果你不喜欢吃得太甜或者有糖尿病之类，则这个冰糖可以不加，因为上述都是些甜味的药物，已经很有味道了，但如果要加糖的话最好就加冰糖而不要用其他糖来代替。

大凡水草皆能利水消肿。大地之水，莫过于海，海水之味，莫过于咸，咸味本来就是水的味道。海藻、海带生于海水之中，又得咸味之用，故入于人体之中，自善入于水湿之内，以咸之润下，兼苦之降热，合则善利水消肿矣。但凡利水之物，必有伤阴之弊。所以在某种程度上，如果单用海带也会出现这样的情况，所以清补凉后面跟着一大队的滋阴物品是很有必要的，也因为这样，清补凉是可以长期食用的。总之，清补凉清中带补，补中兼清，实在是现代第一品的食疗品种。


## 水蛭——消瘀破血

【性味】味咸，性平，归于肝经、血分。

【功效】消瘀血，化顽痰，通经络。

【药论】《本经》："水蛭，味咸，平。主逐恶血，瘀血，月闭，破血瘕积聚，无子，利水道。"

徐灵胎说："凡人身瘀血方阻，尚有生气者易治，阻之久则生气全消而难治。盖血既离经，与正气全不相属，投之轻药则拒而不纳，药过峻又转能伤未败之血，故治之极难。水蛭最善食人之血，而性又迟缓善入。迟缓则生血不伤，善入则坚积易破，借其力以消既久之滞，自有利无害也。"

水蛭之性"迟缓善入"，这是什么意思呢？参照上述前后文义，这里的"迟缓"是与"过峻"相对应的。所以，这里的"迟缓"是指水蛭的药理作用并非一步到位，而是一步一步地完成的。也就是说，水蛭的药力持缓的过程相对于大黄之类的药物来说是比较长的，它并不是开破式的化瘀，而是一步一步地吸食瘀血，使之逐步消化至清光。说水蛭"善入"，那是因为水蛭本无牙齿，却能不露声色地开破人体的皮肤肌肉而吸血，所以说它善于开破而入。同样的道理，水蛭若进入体内，如遇到坚积之处，亦发挥其本性而开破之，使瘀积消于无形，实在是一味不可多得的良药。

张锡纯说："凡食血之物，皆能破血。然他食血之物，皆以嘴食血，而水蛭以其身与他物紧贴，即能吮取他物之血，故其破瘀血之力独优也。至方书多谓必须用炙透方可用，不然则在人腹中，能生殖若干水蛭害人，诚属无稽之谈。水蛭味咸，色黑，气腐，性平。为其味咸，故善入血分；为其原为噬血之物，故善破血；为其气腐，其气味与瘀血相感召，故但破瘀血而不伤新血；且其色黑下趋，又善破冲任中之瘀。盖其破瘀血者乃此物之良能，非其性之猛烈也。"

张氏在理冲丸条下再次论道："《本经》水蛭文中'无子'二字，原接上文主字，一气读下，言能治妇人无子也。盖无子之病，多因血瘀冲中，水蛭善消冲中瘀血，故能治之。而不善读《本经》者，恒多误解。友人韩厘延治一少妇，月信不通，曾用水蛭。后有医者谓，妇人服过水蛭，即终身不育，病家甚是懊悔。后厘延闻知，向愚述之。愚曰：水蛭主妇人无子，《本经》原有明文，何医者之昧昧也。后其妇数月即孕，至期举一男，甚胖壮。"

水蛭纯属水合土德而化生之物，大抵有黄、黑二种，黄者禀土气多，黑色禀水气多。黄色而显金边者药用最佳。药房现多备黑色者，难以对付疑难病。生水蛭至难死，其两头皆通，又善变化，能一身而化为千万，故世人多有惧怕。但水蛭生用比炙用其效更佳，故血蓄之证，癥瘕之疾，当生用为宜。倘若制之得法，亦不必顾虑太多，如是误吞生者而入腹生子，呕血肠痛瘦黄，民间偏方急以黄土或田泥调水，饮数杯必下。这是取水土为水蛭之母，儿见生母，必跟而随之从大便而出的道理。另外，由于水蛭一物最怕烟油，如此物吸附在动物身上而难脱，只需往其处点烟草之油汁一下，它就急急的活脱了，所以我们也可用龙眼肉包厚烟油吞之，其物即死并随于大便而出。因而对此良药我们无须忌之，然须慎之。

# 地龙——风调雨顺

【**性味**】味咸，性寒，归于肝、脾、肺经。

【**功效**】清热息风，平喘利水，通络止痹。

【**药论**】《本经》："白颈蚯蚓，味咸，寒。主蛇瘕，去三虫伏尸，鬼疰，蛊毒。杀长虫，仍自化作水。"

地龙也就是蚯蚓。李时珍认为：蚓的行走姿势是先引而后伸，它的屎堆像山丘，所以得名蚯蚓。因为它的生活习性有一个特点，就是每临下雨之前都会从洞里爬出来，就像龙一样能预知阴雨晴天，所以又被称为地龙。

在《本经》中，当表达"杀三虫"的时候，这里的"三虫"是指肉眼就可以看到的诸如蛔虫、蛲虫这一类虫子。如雷丸、贯众条下均如是记载。当仅仅表达"去三虫"的时候，指代的是癣虫这一类。当文中"三虫"与"伏尸"排列在一起的时候，我们前面有说过，那是更具无形意义的虫子，深深地"伏"在人体脑、胸、腹三处。而当提到"蛊毒"的时候就属于痞块肿毒、肿瘤细胞（包括白血病造成的肝脾肿大）这一类。而肺结核、病毒性肝炎等慢性细菌、病毒类型的虫子，以其通过人传人的方式，但又来无影去无踪，就叫作"鬼疰"。而这里更有"杀长虫，仍自化作水"一语，实在难解。首先确定这里并非指代蛇类，《本经》里面需要表达蛇的时候会直接用"蛇"字。那么，在人体内能够比蛔虫长的虫子，就应该是绦虫这一类了，是否如此就留待后人验证吧。

地龙是地中之生物，以取土中精华而生，虽无爪牙，但却善于取洞以通，总是以通为用，其清热如是，利水如是。再者，地龙曲直形如蛇类，是得木气之故，所以其又善归于肝经以平肝息风。另一方面，临床上广泛地使用平肝息风类药物来治疗高血压，但预后效果却往往不尽如人意，而地龙却例外，现代药理更是证实了本品具有良好的降压作用，这里面的意义是微妙却又不深奥的。

总体来说，西方医学所说的收缩压在中医的思维中被定义为阳，舒张压被定义为阴，这在中医的舌象与脉象里面其实也是有相应显示的。为方便论述，在这里将收缩压叫阳压，舒张压叫阴压。一般阳压出现问题用阴药，阴压出现问题用阳药。

当两种压都高且以阳压比较高时，脉象是比较强劲的，搏指特别有力，这种情况属于肝阳上亢类。肝为将军之官，也只有肝阳被调到出来才会产生这样的脉象。这种情况张锡纯的镇肝熄风汤可参用，如果没有那么严重的话，天麻钩藤饮就可以。

当仅仅是阴压高而阳压正常或者稍微有点高的时候，脉象一般是重按无力的情况，左部可见弦脉，很多时候也可见齿痕舌与水饮舌（舌面水润），这种以肥人多见，瘦人也不少，是属水饮湿一类，用药根据情况选用真武汤、五苓散、苓桂术甘汤等。当阴压高到与阳压太过于接近时，属于阴寒比较严重的情况，这个时候多数是理中丸或桂枝汤再加其他药物来治疗，比如已经伤到元气的加人参、冬虫夏草一类，已经寒达少阴的加肉桂、附子一类。

如果阴压偏低，就是一般说的低血压，脉象就会比较细弱，且右部脉一般比左部脉大，这个时候补中益气汤可参用，痰水重的用提垂汤（黄芪，枳实，升麻，柴胡，益母草）加减。有的人阴压与阳压相差很大，甚至是阴压偏低而阳压较高，这种情况仍用补中益气汤加减，比如加人参、益母草。人参是具有双向调节作用的一味特色药物，少用则能补益心气而升高血压，多用则能宣通血道而具有降压的功效。至于是应该少用还是多用，还是要根据实际情况而定，患者的元气伤一分便用一分，元气伤十分便用十分。如果血压忽高忽低，变化太大，就像过山车一样，就有可能兼见颈椎问题。这种情况多兼见眩晕、恶心、呕吐等症状。同道好友江其霖医师，常用半夏白术天麻汤加葛根、鸡血藤等药物来处理。

还有一种是血道里面含有血脂、血糖杂质比较多的情况，也就是"三高"，可以说是比较特殊的情况。这种情况的血压没有规律可循，脉象自然也没有定论。这种情况以"三高"者多见，相对复杂一些，往往患者阳虚阴实，一般是真武汤或肾气丸的基础上加减，血糖高的加苍术、厚朴、陈皮、半夏之类，血脂高的加地龙、三七、川芎、山楂之类。对于血道有杂质阻滞而致高血压的这种情况，只有用通达的思路来处理，才能从根本上解决问题。地龙味咸而善内走血道，又是最以通达为用之品，故其善降血压之良能显然不是偶然的。

根据"治风先治血，血行风自灭"的道理，对于脑梗偏瘫后期的康复调理，我们常常选用地龙、水蛭这些药物打粉装胶囊服用来治疗。其中道理，除了使血道通达气血畅行，从根本上解决血管障碍问题，还需考虑疏通经络的问题。之所以选用动物类药物，是基于"久病入络"与"虫药通络"的观点，在实际应用的时候，即便需要很长的时间，效果还是比较理想的。

## 旋覆花——此花独降

【性味】味咸而辛，性微温，归于肺、脾、胃经。

【功效】降气散结，行痰除水。

【药论】《本经》："旋覆花，味咸，温。主结气，胁下满，惊悸，除水，去五脏间寒热，补中，下气。"

《医学衷中参西录》："王姓童子，十二三岁，于晨起忽左半身手足不遂，知其为痰瘀经络，致气血不能流通也。时蓄有自制半夏若干，及所采武帝台旋覆花若干，先与以自制半夏，俾为末徐徐服之，服尽六两病愈弱半，继与以武帝台旋覆花，俾其每用二钱半，煎汤服之，日两次，旬日全愈。盖因其味咸而兼辛，则其利痰开瘀之力当益大，是以用之有捷效也。"

张锡纯认为："《本经》载旋覆花，未言苦亦未言辛。药坊之苦者，既与《本经》之气味不合，岂武帝台之辛者，独与《本经》之气味合乎？答曰：古人立言尚简，多有互文以见义者。《本经》为有文字后第一书，其简之又简可知。故读《本经》之法，其主治未全者，当于气味中求之；其气味未全者，即可与主治中求之。旋覆花《本经》载其‘主结气，胁下满，惊悸，除水，去五脏间寒热，补中下气’。三复《本经》主治之文，则覆花当为平肝降气之要药，应籍金之辛味，以镇肝木，其味宜咸而兼辛明矣。至于苦味，性多令人涌吐，是以旋覆花不宜兼此味也。且其花开于六月，而能预得七月庚金之气，故《尔雅》又名之曰‘盗庚’。庚者金也，其味辛也，顾其名而思其义，则旋覆花宜咸而兼辛尤明矣。”

从《本经》“主结气，胁下满”这一提纲，我们不难理解旋覆花“当为平肝降气之要药”。所以一般的气逆，如胸满呃气、儿童善太息等证，它都善于应对。并且，就现代药理看来，旋覆花内亦含有挥发油等生物成分，所以它的味道确实像张锡纯所说的那样，“宜咸而兼辛”。俗传旋覆花随露水滴下就能够生长，这是在称赞它的生命力强。而大凡生命力强的物种，其祛邪往往远胜于补益，如水蛭、芦荟之类就是。

徐灵胎说：“此以味为治。凡草木之味，咸者绝少。咸皆治下，咸而能治上焦者尤少。惟此味咸而治上，为中上二焦之药。咸能软坚，故凡上中二焦凝滞坚结之疾，皆能除之。凡体轻气芳之药，往往能消寒热。盖寒热之疾，无不因郁遏而成。《内经》云：火郁则发之。轻芬之体能发散，故寒热除也。”

《名医别录》对旋覆花的药用描述，一开始就是“消胸上结痰，唾如胶漆，心胁痰水，膀胱留饮”，从这里我们可以知道，它的另一个主要功效就是“行痰除水”，但因其物性属温类，于风热燥咳、阴虚劳嗽等因热痰引起的疾病就不相宜。痰的化生，主要与肺、脾、肾三脏有关。其中，肺部所生的痰（胸上结痰）多稠浊，以金性收凝的缘故；脾脏所生的痰常量大，以脾中多湿的缘故；而肾中所生的痰，因火不制水，水泛而成，略带咸味，“唾如胶漆”者就是。再按其味咸而辛，对应肺与肾，所以《名医别录》就以“消胸上结痰，唾如胶漆”为主句，其下所接“心胁痰水，膀胱留饮”一句，虽有“痰”字，实则以除水为

发现本草
——对中药药性的深度解读

主。并且，《本经》中也有"除水"一句，可见它确有一定的除水能力，这也可以从旋覆花多生长在水旁的自然习性中推知。


# 蕲蛇——祛风良物

【**性味**】味咸而甘，性温，归于肝、肺、肾经。

【**功效**】祛风通络，镇惊解痉。

【**药论**】唐容川说："巽卦在东南，分野当湖北、江西、广东、琼州、广西、西贡、越南等处。巽为风，主春温之气。湖北蕲州当巽下爻，风气柔和，温而不烈，故产蕲艾，又产蕲蛇，为治风妙药。蛇在十二辰属巳，巳在巽位，故巽之分野多产蛇。蕲蛇、蕲艾独得风气之和，故善治风。"

虽然白花蛇善治风，但凡服蛇酒药，切忌见风。因为酒气辛散，善开皮肤开腠理，唯恐贼风此时乘虚而入。又按记载，凡疠风（麻风病的一种）曾服过大枫子仁者，服白花蛇无效，大概是此二物相互克制的缘故。

大抵虫类之品，多能搜风解痉，如蜈蚣、全蝎、地龙、白花蛇之类。又蛇性善走能通，数行蜕变，且白花蛇多食治风之石南等物，故其尤善内走脏腑，外彻皮肤，透骨搜风，通络定搐。蛇乃木水合德而相生之物，所以它能够轻易地进入肝肾之内。不仅如此，大多数的虫类药物都善于归肝经。

陈士铎说："白花蛇性窜，上行而不下走，解上焦之风而不解下焦之风，解阳风之毒而不解阴分之毒。"

陈士铎之言，虽有一定的道理，但其说法并不全面。白花蛇之色乃黑白相间，白则入肺、黑则归肾，兼其味又甘中带咸，咸则润下而归于肾，以定惊恐，疗痿弱，治脚弱不能久立等。究其主要原因，并非取其味甘以补，而是取其"以通为补"。

苏颂说：白花蛇治疗风证，比其他各种蛇的见效要快，贵州地方的医者用它治疗各种药物都不能取效的疥疮、癫疮，取新鲜白花蛇的中间部分，将砖烧红，把醋浇在砖上产生蒸气，再把蛇放在上面，用盆扣压一夜，如此反复三次，去骨取肉，择用五味煮烂，一顿吃完，昏昏沉睡一晚，次日疮疾随皮肤去而病愈。

问题是，上述用法为什么只取蛇的中间部分，为什么要用醋蒸且去骨取肉呢？答案只有一个，就是这些部分的毒性较大，唯其肉之五行属土，其性偏于中和而更有益于人体。上述用醋蒸的目的是制约蛇皮的毒性，同时也能够令那柔韧度极高的蛇皮容易煮烂一些。那为什么不干脆把蛇皮除掉呢？盖疥疮、癞疮毕竟属皮肤疾病，倘若除掉蛇皮，就失去了以皮行皮而治皮的意义，收到的效果就会相差甚远，故保留有一定毒性的蛇皮并设法制之，使护正与祛邪两不相误，这才是两全之策。

# 第六章　苦味药物

## 白术——同性相斥

【性味】味苦而甘，性温，归于脾、胃经。

【功效】健脾，益胃，燥湿，和中，安胎。。

【药论】据清代纪昀《阅微草堂笔记》一书记载，作者在景州的朋友方夔典，少年的时候患心气不宁的病证，稍加劳作就头晕如簸簸动，服用酸枣仁、远志之类，时作时止，并没有什么实际效果。偶遇友人家扶乩，说是纯阳真人，因拜乞方，乩于是判断说：此证现于心，而其原于脾，脾虚则子食母气故也。可炒白术常服之。试之果然得到很好的效果。

《本经》："术，味苦，温。主湿痹，死肌，痉疸，止汗，除热，消食，化煎饵。久服，轻身，延年，不饥。"

古无白术、苍术之分，自宋以后，才开始认为苍术味苦辛、性燥烈，白术味苦甘、性和缓，各自分用。尽管苍、白二术的形态相似，主治也相似，苍术能除湿，白术可祛湿，但二物性味不同，更有发汗与止汗之别，上古的圣人们不可能会没有注意到，更不可能会不懂得区分，唯一的解析就是：上古时候，术有且只有一个品种，后来的苍、白二术是从那个唯一的术分支出来的不同的品种。苍、白二术就像一对孪生兄妹，源于同一个母亲，却又有着各自不同的品性。《本草纲目》中说，苍术禁忌同白术共用。二术虽是同源药物，但一发汗一止汗，如此相反相对，当然禁忌同用。

另外，同源药物而忌同用的情况还不止这一处。例如，《雷公炮炙论》中说:"凡使,勿用御风草,缘与天麻相似,只是叶、茎不同。其御风草根茎斑,叶皆白、有青点。使御风草根,勿使天麻。二件若同用,即令人有肠结之患。"。

那么我们是否有一个技术可以解决这种同性相斥现象呢?答案是肯定的。试想,水与火更是相克的啊,但只要我们用瓦煲装着水再架在火上烧,不但没事还能使阴阳交泰呢,这就说明土可以解决这个问题,应用到中药上来,则此重任非甘草莫属,只要加上甘草作为调和药物就可以了,如《傅青主女科》里面的完带汤就是。

当然,同性相斥现象一般不会在非同源演化的同类药物中出现。例如,茯苓与猪苓都是感树木的余气所结成的,其中茯苓是寄生于松树根下的一种菌类植物,而猪苓是生于枫根下的一种菌类植物,所以它们的功效相似。二药同用不仅不会相斥,反而会因二药的同类相感而增强药效。

考究术的生活习性,我们知道它开花于初夏,结实于伏时,偏于湿热弥漫之际,故可推知它能内固中气,外御湿邪所侵。而且白术味甘,所以善补。脾得其补则强健,脾健则能制水。这里有两个含义:其一是脾健则运化得力,湿邪从水而化,前贤谓白术最善利腰脐之水,亦即此义;其二是脾土强健,则可节制肾水之外溢,时珍谓本品煎汤漱服能治髓溢而齿长之证,也就是这个意思。或许你会问,如果说到利水与健脾,大枣也具有这种功效呀,为什么用白术而不用大枣呢?因为《黄帝内经》的药味"五过"里面说:过食甘味的东西,会使骨骼发生疼痛而头发脱落,这是由于土(甘)克水(肾)之故。试想,白术是节制肾气,大枣却是克制肾气,当然是取用白术而弃用大枣。

刘力红在他的《思考中医》一书中记载说:"有一位患者的双足跟都有骨刺,疼痛厉害,以致足跟不敢落地,要踮起脚来走路,所以生活感到很困难。我按常规的思路,用了补肾的方法,也用了活血、除痛、蠲痹的其他方法,但都没有获得明显的疗效。正在我感到进退两难的时候,突然想到了上面的这个实例。骨刺病也叫骨质增生,是由于骨钙流失到骨面,形成骨性赘生物所致。骨钙流失形成骨性赘生物,这与髓溢有什么差别呢?应该没有差别。于是我如法炮制,用白术煎汤,让患者浸泡足跟,每日二三次,每次二十分钟。出乎意料,不数

**发现本草**
——对中药药性的深度解读

日，痛即大减，足跟能够落地，坚持数日，病即痊愈。"

如果你正在研习中药，建议你最好亲自接触一下各味中药的生长环境及其状态，如果没有这样的条件，那么至少我们要亲自品尝一下各味中药的气味，这样我们才会对这些中药有一个很好的了解。就我个人感觉来说，白术之所以善于健脾，先撇开其物质基础不说，它那浓郁的香气正是其中最重要的一个因素。我们知道，大凡气香者都善于醒脾，但很多药物所具有的香气没有延续性，给人的感觉是燥热的，而类似于白术这样浓郁的香气的药物明显不多，这种香气的散发力度虽然不强但却很是持久，所以能有效持续地醒脾，这正是脾脏所真正需要的，因为脾属于太阴，属于土类，土的特性就是平和延续，所以它不喜欢没有延续性的东西。

白术能够有效持续地醒脾，而且其味甘又能补益脾气，所以其善于健脾。《本经》里说术"久服，轻身，延年"，这里的"轻身"是指白术的健脾而祛"湿痹"。湿气重的人会觉得整个身体都很重，当健康恢复的时候，就会觉得"轻身"。脾胃强健之后，会得到另一个作用，就是"不饥"，也就是道家所说的"气满不思食"的状态，但前提一定要"久服"。刚刚开始服用的时候，反而是"消食，化煎饵"，这是脾胃正气刚刚复苏的表现。

张仲景有一个用药习惯，就是凡是见到脐下悸动的，或者脐上悸动的，他都不用白术。比如："发汗后，其人脐下悸者，欲作奔豚，茯苓桂枝甘草大枣汤主之。"因为有脐下悸，所以他不用苓桂术甘汤，而是把苓桂术甘汤中的白术去掉，换成了大枣，用苓桂枣甘汤。有的注家认为，白术有补气的作用，补气容易导致腹满，也容易壅滞气机，所以把白术去掉。如果是这样，那么大枣也有补气容易导致腹满的弊端呀，怎么会换成了大枣呢？有的注家则认为白术有升提的作用，容易引发奔豚的发生，所以不用白术。这种说法比较有道理。我们知道，肝肾之气随脾气上升，心肺之气随胃气下降。脾喜燥恶湿，白术性燥而且气味芳香，所以最为脾脏所喜欢。脾得其健，则肝肾之气随其上升更捷，如此还不帮了奔豚一把？所以白术是不能取用的。

或许你会问，那桂枝也是性升的呀，怎么它就不会引发奔豚的发生呢？因为桂枝用的是枝条，具有向四周发散的作用，这一方面可为已被寒邪所闭的肾气打开四周的通道，如此就不会使得肾气只顾往上冲了，再者桂枝温补心阳，如此又能威镇下焦寒气，所以桂枝是非选不可的。至于大枣，其属脾果不错，但严格来说，大枣主要归入的还是胃经。为其味甘，自然脾胃都喜欢，但大枣的濡润质地，却是正合胃口而颇为脾脏所恶。因此大枣善补益胃气，自然能助人体气机下降，更能节制奔豚的发生。

如果你注意观察归纳补气类药物的药性及其功效，你会发现，这些药物当中几乎是温凉各半而不偏倚。无论是补气药还是补阳药，其性属温热尚易理解，毕竟气属阳类，其药性自当属阳。但是，那性属寒凉的另一半当作何解，难道它们补的是阴气不成？如果你再仔细归纳这些药物的功效，你将会发现，它们除了补气之外，还有一个共同的特点，那就是它们都有生津或益阴的功效。生津与益阴是属于同一层面的功效，且有别于补气这一层面。正所谓"甘寒生津"或"甘凉生津"，大凡补益类药物都以甘味为胜，倘若兼具寒凉之性，则自能生津或益阴。这一点还是容易理解的。问题是，气不是属于阳类吗？性属寒凉之物不败气就已经很不错了，为什么它们还能补气呢？道理其实很简单。气虽属于阳类，但阳亦有阳中之阳与阳中之阴的区分。同样的道理，气也有阳气与阴气之分，这些药物补的正是阴气。正因为这样，它们才具有明显的生津或益阴的功效。

# 牛黄——结石定神

【性味】味苦，性凉，归于肝、胆、心经。

【功效】清热解毒，化痰息风。

【药论】《本经》："牛黄，味苦，平。主惊痫，寒热，热盛狂痉，除邪逐鬼。"
唐容川说："牛黄系牛之病多生肝胆中，或生心膈间，或生角中，能自行吐出。盖火发于肝胆而走于膜膈以达周身，故牛黄生无定处，皆是其膜膈中之火所生也。因火生痰结而为黄，是盖牛之痰积也。以牛之痰积治人之痰积，为同气相求，以敌诱敌之妙剂。其黄由火而生，故成为火味而苦，火之所生者土也，痰亦脾土所化，故结为黄，且气香。以其成于土，故色黄气香。土成则火退，故用以退泻人身中之火气。香善走，故透达经络脏腑而无所不到。其去痰者，火降则痰顺也。问曰：何以知牛黄是秉火之性而生？答曰：牛有黄，用火烘之，牛前置水一盆，欲饮不得，则黄自吐出，因火之逼，思水而吐出，则知黄是火所生。"

说得确切一点，牛黄是因火而生。牛内有郁火之疾，则牛自然调节全身的机能去和解它，这些对付火郁的功能性物质，自然就是性属寒凉而善清热解毒的良药，其长而久之地聚积成块，也就是良药牛黄。现在所说的牛黄，主要是指牛科动物黄牛干燥的胆结石。因牛黄比较难得而价格昂贵，河北孟宪文与康恩普研究了代替"牛黄"的方法，参录如下："牛苦胆70%，冰片、朱砂、甘草各10%。制法：将牛苦胆用微火熬开，入其他药物，搅成块状。用量：成人3～4分，小儿1～2分。"

李时珍认为：牛黄就是牛患了病之后的产物。牛属土，故其色黄也。因为病变部位在肝胆之间，所以善治心和肝胆的疾病。这正像人的淋石，又用来治疗淋证一样。这大概也是同类相感的道理吧。

不仅如此，马的肠道或膀胱中所生的结石，狗胃中所生的结石，等等，这些由于病变聚集在一块不能消除的部分，都具有很好的药效。再往大的方面想，其实珍珠、麝香之类也属于动物的非病毒性病态产物，它们都具有一般药物不可替代的良效，这难道还不应该引起我们的深思吗？

《本经》对牛黄记载的文字虽然不多，但从"热盛，狂痉"中我们可知其善清热解毒，而"主惊痫"以及"除邪，逐鬼"这里提示我们牛黄善于治疗神志疾病。这里的意思是说有些人患神志病出现幻觉，患者大概"看见"了一些所谓的鬼怪，然后用牛黄给治好了，再也没有幻觉没有鬼怪出现了，于是《本经》就说牛黄能够"除邪，逐鬼"。

什么叫作"热盛狂痉"？《金匮要略》："脊强者，五痉之总名。其证卒口噤，背反张，而瘛疭。"主要表现就是"卒口噤，背反张"，现在常见的中风闭证也属于这一类。所以说，中风闭证可用安宫牛黄丸，或小续命汤加减，《千金要方·治诸风方》里面记载的续命煮散，就是药王孙思邈在得了中风之后，通过小续命汤加减来治疗自己中风的药方。脱证才用到参附汤。闭证也可以通过十指放血或耳垂放血的方法急救，但脱证就不可以。中风偏瘫的后期调理，以"左血右气"的划分原则。左偏瘫主治血，以丹参、鸡血藤一类为主。右偏瘫主治气，以黄芪、白术为主。上半身偏瘫者，加羌活、桂枝；下半身偏瘫者，加独活、牛膝；上下身都偏瘫的，就综合在一起应用。痰塞严重的加半夏、胆南星一类，口眼㖞斜的加全蝎、僵蚕一类。

# 三七——通治血证

【性味】味苦而甘，性平，归于心、肝、胃经。

【功效】止血化瘀，生肌止痛。

【药论】三七有两个主产地，一是广西原来的田州府（今田东、田阳县一带），所以三七又叫田七。二是云南的云山地区。《马关县志》记载，三七必定要种后三年始成药，七年乃完气，即此药种后约三年才能入药使用，若种植年限过短，药效和药用价值较低。

唐容川认为：三七叶青而有红筋，根据五行的对应，青色就是对应于肝木，红色就是对应于心火，所以说三七颇得木火之色，所以它的根能化瘀行血，这只不过是完成其心火生血，肝木统血的使命而已。我们如果能知道三七的名义，那么它的本性也就清楚了。

陈士铎说："三七根，止血神药也，无论上、中、下之血，凡是外越者，一味独用亦效，加入于补血补气之中则更神。盖止药得补，而无沸腾之患；补药得止，而有安静之休也。其味初上口时，绝似人参，少顷味则异于人参耳，故止血而又兼补。他处味不能如此，然以治止血，正无不宜也。"

由于三七是一茎有七片叶子的，因它是以左三右四的方式生长叶子的，故而得名三七。据此可知，三七的象数为七，其五行属性是火，入于心经而主血病。事实上，三七之形态、性味大体上与人参有相似，所以二者在性能上也具有相似性。现代研究更是证实了三七所含的生物成分之中确实含有人参的成分，所以陈士铎说三七"绝似人参""止血而又兼补"是很正确的。总体来说，三七生用通的力量大，炒用更具有补性。

李时珍认为：三七为金疮要药。凡跌打损伤、瘀血淋漓者，立即将本品嚼烂外敷，则血止而瘀肿散。若挨打前服用一二钱，则出血不冲心，挨打后更宜服用，产后服用效果较佳。其味甘微苦，为阳明、厥阴经的血分药，能治一切血病。

李时珍并无夸大其实，三七确实能治疗一切血证，无论寒、热、虚、实，均可与他药合而治之。或许你会说，如果是这样，那么药房备三七一物足已，还要那么多的止血药物来干什么呢？三七能治疗一切血证不错，但具有广谱性的药物往往就没有自己的专长。例如大便出血，虽然用三七也不能说是错的，但未必会收到理想效果，这种情况还是用地榆好一点，因为在治疗下焦血证的时候，它比三七更"专业"一些。三七能治疗一切血证的道理，尽在其不仅止中带补，其性平亦属原因。现代科技的药理研究证实三七是预防和治疗心脑血管病的高效药材。但是有些人只晓得三七"通血管"，而不晓得三七的药性，便自己长期服用，以致有些甚至已经产生了浮肿等虚证还没有认识到滥用三七的危害性。

以往辨别三七的真假，有人认为将药末掺在猪血中，血能化成水的是真三七。由此可知，三七化瘀之力非一般温通之物可比。现代药理认为，三七既能促进血凝，又能使血块溶解，故其具有止血而不留瘀的特点。所以，三七去瘀，并非如秋风扫叶之清理，而是如开水化雪之溶解，其去瘀而不伤新血，更有化腐生新之能，所以能够统治一切血病！不仅如此，三七还是活血兼止血集于一身的特别药物，其活血而又止血之所以不会冲突矛盾，那是因为其生用则止血功效大于活血而显止血作用，熟用则活血功效大于止血而显活血作用。但是，三七的这种化瘀具有"散"的力量，短期的服用因其虽然兼有补性而无事，倘若单品长期服用，就会表现出"散"的现象来，主要表现就是耗散心气而出现浮肿之类的虚证。三七是偏于苦味的药物，"心德在耎，故经云，以咸补之，苦泻之"，长久的服用会泻心气，所以即便是药食两用的物品，也是要辨证使用的。

# 大黄——主攻血证

【性味】味苦，性寒，归于脾、胃、心、肝、大肠、小肠经。

【功效】清热泻火，通肠攻积，凉血解毒，逐瘀通经。

【药论】根据《周书》的记载："梁元帝尝有心腹疾，乃召诸医议治疗之方，咸谓至尊至贵，不可轻脱，宜用平药，可渐宣通。姚僧垣曰：'脉洪而实，此有宿食。非用大黄，必无差理。'梁元帝从之，进汤讫，果下宿食，因而疾愈。"

在清宫医案中，大黄应用之广泛，配伍之精当，堪称之最。光绪三十三年，慈禧太后已经年逾古稀，御医们仍照用大黄不误。在清宫医案的脉案医方中，还记载清朝末代皇帝溥仪六岁时因病用过大黄；道光皇帝的七公主，五岁时发高烧血热未清，处方中的大黄用量竟达一两。

《本经》："大黄，味苦，寒。主下瘀血，血闭，寒热，破癥瘕积聚，留饮宿食，荡涤肠胃，推陈致新，通利水谷，调中化食，安和五脏。"

大黄在《本经》中被列为下品，李时珍亦以为它有毒而将其放在毒草之列。经现代药理证实，大黄非但无毒，且清泻之中略带补性，其当属中品以上药物无疑。而大黄的药性在《本经》里，首先是"主下瘀血，血闭"，是处理血证而不是"荡涤肠胃"，这也是《金匮要略》中用大黄黄连泻心汤治疗吐血、衄血的要义所在，也是那善于处理严重瘀血的大黄䗪虫丸的主要组方思路。

大黄味苦相信大家早已知晓，但如果你亲自闻一闻大黄，你就知道它的气味还挺香的，所以说此物气味俱全，而气偏于能量而味偏于物质，合则其气血而分均为其所主，而且色黄正是土的颜色，所以著中土而平四方。但凡香者则无不燥而上升，唯大黄极滋润达下，所以有是良效。人们常说中医不传之秘在于剂量，剂量大小应依证施量，因人而不同。许多人只知道大黄具有泻下作用，其实用量得当，大黄还可以起到补益作用，这里不但是以通为补这么简单，大黄还真是略具补性呢！一般来说，内服小剂量（3克以内）大黄时，主要是它的苦味在起健胃作用，可以刺激唾液和胃液分泌增加，提高食欲。张子和曰："阴虚则补之以大黄。"看来此话一点不假，真是从经验中总结出来的金玉良言啊！

邹润安说："大黄之用，人概知其能启脾滞通闭寒荡积聚而已。予以谓卢芷园行火用一语，实得火能生土之机括，何者？大黄色黄气香，固为脾药，然黄中通理，状如绵纹，质色深紫，非火之贯于土中耶？"

大黄善推荡陈积，这一点多数人都很清楚，但对于大黄的"致新"，似乎为常人所遗忘。并且，《本经》谓其"推陈致新"，这绝非"以通为补"这么简单，否则，以通为用的药物这么多，为什么它只针对那么三味药物（大黄、芒硝与柴胡）明言是推陈致新呢？大黄既是"火之贯于土中"，自有生土之理。就现代药理看来，大黄之用，是先泻下而后收敛的，具有明显的双向性，其收敛止泻的成分为鞣酸。很明显，大黄在药理作用上除了善于"推陈"外，确实又具有"生新"之能，故《本经》才载有此等语言。

李时珍认为：大黄是足太阳、手足阳明、手足厥阴五经血分的药物。凡是病在五经血分宜酌用，如果在气分的病证，用了它就是诛伐无过。

世人因之亦多谨守大黄纯属血分药物之教言，唯张锡纯辨而谓其气香故兼入气分，少用之亦能调气，治气郁作痛。如果是多用则下达血分专于通滞。由此看来，李时珍对大黄的药性还是不甚了解。而且他将大黄列于毒草类中也不应该。这大概是李时珍认为大黄之性情峻烈，有碍于人体平和之气，这才认为大黄在广义上属有毒之物的吧。此外，同样质量的大黄，如果只是稍微地用开水煮一下（十分钟以内），则其功效主于调气，以薄其厚味的缘故；如果后下煮十五分钟左右，则其功效主于泻下，以其苦味之泻下成分已经有效析出的缘故；如果是长时间的煮制，则其功效主于收敛，以其收敛之鞣酸成分已经有效析出，而且其泻下成分同时被破坏一部分的缘故。

张锡纯说："一妇人，年近三旬，咳嗽痰中带血，剧时更大口吐血，常觉心中发热。其脉一分钟九十至，按之不实。投以滋阴宁嗽降火之药数剂无效。因思此证，若用药专止其嗽，嗽愈其吐血亦当愈。遂用川贝九钱，煎取清汤四茶盅，调入生山药细末一两，煮作稀粥。俾于一日连进二剂，其咳顿止（此方可为治虚嗽良方），吐血证亦遂愈。数日后，觉血气上潮，肺复作痒而嗽，因此又复吐血。自言夜间睡时，常作生气恼怒之梦，怒极或梦中哭泣，醒后必然吐血。据所云云，其肝气必然郁遏，遂改用疏肝（连翘、薄荷不可多用）、泻肝（龙胆、楝子）之品，而以养肝（柏子仁、生阿胶）、镇肝（生龙骨、生牡蛎）之药辅之，数剂病稍轻减，而犹间作恼怒之梦，梦后仍复吐血。欲辞不治，病家又信服难却，再四踌躇，恍悟平肝之药，以桂为最要，肝属木，木得桂则枯也（以桂作钉钉树，其树立枯），而单用之则失于热；降胃止血之药，以大黄为最要（观《金匮》治吐衄有泻心汤重用大黄可知），胃气不上逆，血即不逆行也，而单用之又失于寒，若二药并用，则寒热相济，性归和平，降胃平肝，兼顾无遗。况俗传方，原有用此二药为散，治吐血者，用于此证当有捷效，而再以重坠之药辅之，则力专下行，其效当更捷也。遂用大黄、肉桂细末各一钱和匀，更用生赭石细末煎汤送下，吐血顿愈，怒之梦，亦从此不作。后又遇吐血者数人，投以此方，皆随手奏效。至其人身体壮实而暴得吐血者，又少变通其方，大黄、肉桂细末各用钱半，将生赭石细末六钱与之和匀，分三次服，白开水送下，约点半钟服一次（生赭石可以研末服之）。"


## 益母草——利水消肿

【性味】味苦而辛，性微温，归于肝、心、肾、肺经。

【功效】活血调经，利水消肿。

【药论】按《新唐书》的记载，"太后虽春秋高，善自涂泽，虽左右不悟其衰"，武则天高龄时依然色如少妇，用的就是益母草类药物来驻颜。据说以前，南方一带特别是潮汕人把益母草做菜吃，只是吃的都是益母草幼苗，鲜嫩无涩，但现在似乎已经不是这样了。益母草为什么会有美容的功效呢？你看脸上的黑斑等不都是类似于瘀血的实证吗？此物最善活血祛瘀，进而开血脉通经络，新鲜气血上润肌肤腠理，哪里还怕青春不常驻于面容？那益母草在什么时候服用？来经期前三天服用会比较安全，但在经期已来的前三天效果最佳。但益母草比较偏于泻，所以常与红糖配合，并且后期还需要补一下气血。

益母草，其象坤，坤为母也，所以益母草又叫坤草，坤中有申，申居西南坤位。因此，益母草对妇人身体特别有益。观益母草之生长形态，其方茎直上，一寸左右长一节，每节有二叶对生，节节生穗，围茎长满一圈。所谓"对枝对叶可除红"，益母草之形态最符合此等物种，故最善疗理妇人之疾。益母草不仅善于活血祛瘀，而且能够收摄胞宫，所以更常用于妇科胎前产后之诸病证，诚为经带胎产要药。

李时珍谓其一梗上有三叶，其实那只是一片叶子的三个分支部分。益母草对生二叶，其象数为二，其性属火而味苦。但是，益母草的每两个节才算一个完整的周期，因为它虽每节均有两叶对生，但其相邻两节之间的对生方向不同，且两节的四片叶子的指向恰能组成一个十字形的直角坐标式的完美结构，所以它的确切象数应为四，其性属金而味辛。

关于益母的性属问题，《本经》已明言为微温之物，但《名医别录》却由其能疗血逆大热而谓其性寒，陈藏器等人亦附和同之。益母草的枝叶扶疏，生长极易，故其性迅速，为活血捷利之品。其气烈而味苦，方茎而开红花，究是温中之物，观于产后连服三日，必口燥咽干，尤其确据啊！综上所述，益母草之味辛而苦，其味辛则温散，味苦则寒泄，合则性微温为其第一显性，而后再显除热之寒性为其第二药性。问题是，我们是如何知道其辛温胜出而显微温之性呢？苦味本胜辛味，但如今却是苦辛之味共显而存，即知其辛味反胜于苦味。

关于益母草利水消肿这个功效，其关键处就是用量的问题。按照朱良春的验证，当须以大剂量为宜。若每日用30～45克时，利尿作用尚不明显，用至

60～120 克时（儿童酌减），始见佳效。鉴于其具有活血、利水之双重作用，故对于水血同病，或血瘀水阻所致之肿胀，如肝硬化腹水、急慢性肾炎之类，堪称对证佳品。益母草也是一味降压佳品，在水湿偏重的这种高血压时，仅仅用此一味也能达到效果，其用量当然也需要在 30 克之上。

李时珍认为：益母草的根、茎、叶、花、实均可入药，亦可同用。但若治手、足厥阴血分风热，明目益精，调妇人经脉，则单用其子为好。若治肿毒疮疡、消水行血、妇人胎产诸疾，则应并用为好。这是因为本品的根茎花叶专于行，而子则行中有补的缘故。

李时珍的话说得很有道理，益母草主含生物碱，而其子则又含维生素等营养物质，故谓之行中有补。但益母草之花色白兼红紫，其亦含补性则又易知，非类其根茎叶之专于行也。时珍又谓其子不能用于瞳孔散大之证，那是因为目得血而能视，其子虽行中又补，但行多于补，瞳孔散大是血不足，所以禁用之。


# 牛膝——引血下行

【**性味**】味苦酸，性平，归于肝、肾经。

【**功效**】活血逐瘀，补益肝肾，利尿通淋。

【**药论**】《本经》："牛膝，味苦（平）。主寒湿痿痹，四肢拘挛，膝痛不可屈伸，逐血气，伤热，火烂，堕胎。久服，轻身，耐老。"

《名医别录》："牛膝，味酸，平，无毒。主伤中少气，男子阴消，老人失溺，补中续绝，填骨髓，除脑中痛，腰脊痛，妇人月水不通，血结，益精，利阴气，止发白。"

牛膝的茎有节，像牛的膝关节，故叫牛膝。在古时牛膝没有严格的分类，在唐代以后才开始分为川牛膝、怀牛膝。总体来说，川牛膝得金气者多，偏于活血化瘀；怀牛膝得土气者多，偏于补益筋骨。如此就可以知道，《本经》论述的是川牛膝，《名医别录》论述的则是怀牛膝。《本经》中无牛膝性平的记载，

**发现本草**
——对中药药性的深度解读

然据《名医别录》及后世医家的记载，以及自己的临床体会，结合《本经》的行文规律，我认为牛膝性平，故予以补充，以括号标示。

徐灵胎说："凡物之根皆横生，而牛膝独直下，其长细而韧，酷似人筋，所以能舒筋通脉，下血降气，为诸下达药之先导也。筋属肝，肝藏血，能舒筋之药，俱能治血，故又为通利血脉之品。"

陈士铎说："凡足之所以能步者，气充之也。不补气以运足，而徒用牛膝以健膝，膝且不能健，又何以健足哉？膝之所以健者，由于骨中之髓满，髓空斯足弱矣。故欲健膝，必须补髓，然髓之所以满者，又由于肾水之足，肾水不足，则骨中之髓何满？故欲补骨中之髓者，又须补肾中之精液。虽牛膝亦补精之味，而终不能大补其精，则单用牛膝以治肾虚之膝，又何易奏效哉。"

所谓："节大跌打驳骨雄。"因此，前人多以此物为骨伤科的要药。但其性走而不守，只能行血于断续之间，"虽牛膝亦补精之味，而终不能大补其精"，所以在用牛膝的时候必须与补气补血的药物同用，这样才能收到更好的续绝效果。

对牛膝的药性体会，大抵"以通为补，引血下行"八字就可以概括。尽管此物本身也具有一定的补益作用，但其苦则更为优胜而以开通为其主要应用。由于其性善于下行且入血分，所以牛膝最善开通的是下焦血分。你的肾中有结石阻碍是吧？那牛膝路过必帮你开路一番。有的妇人乳汁不下，我们就用路路通、王不留来帮她开通，但如果嫌乳汁过多呢？那就应该用牛膝帮她开通下焦。乳汁是肝血所化，现在引血下行，则乳汁自然减少而转为它物。"引血下行"也可应用在高血压方面，镇肝熄风汤中用牛膝便是此意。

张锡纯说："牛膝味甘微酸，性微温，原为补益之品，而善引气血下注，是以用药欲其下行者，恒以之为引经。故善治肾虚腰疼腿疼，或膝疼不能屈伸，或腿痿不能任地。兼治女子月闭血枯，催生下胎。又善治淋疼，通利小便，此皆其力善下行之效也。然《别录》又谓其除脑中痛，时珍又谓其治口疮齿痛者何也？盖此等证，皆因其气血随火热上升所致，重用牛膝引其气血下行，并能引其浮越之火下行，是以能愈也。愚因悟得此理，用以治脑充血证，伍以赭石、龙骨、牡蛎诸重坠收敛之品，莫不随手奏效，治愈者不胜纪矣。为其性专下注，凡下焦气化不固，一切滑脱诸证皆忌之。"

李时珍认为：牛膝是足厥阴、少阴的药物，酒制就能补益肝肾，生用就能祛除恶血。治疗腰膝骨痛、下肢痿弱无力、小便失禁、中气受损、久疟或气短等多种疾病，取它补肝肾的作用；治疗腹部肿块、心腹各种疼痛、痛中恶疮、跌打刀伤、损伤喉齿、淋证或尿血、月经胎产等各种疾病，取它祛恶血的作用。根据九州守备王南强的信讲，一老年人久患淋证，各种药物均不效，用了酒煮牛膝后就病愈了。查找中药书，见《肘后方》治疗小便不利，痛得要死，用牛膝的根叶加酒煮服。我现在再将此方在这里介绍一下，以展示它的特殊功效。再根据杨士瀛《直指方》的介绍，小便淋沥涩痛，或尿血，或小便有砂石痛，用川牛膝一两，水二盏，煎剩一盏，温热服。一女子患这种病达十年，服牛膝获效，加入麝香、乳香则效果更好。

邹孟城说："二十年前，余适在一病家出诊。正值该处房屋大修，有一年过半百而身材魁梧之建筑工人进屋与余坐谈。言语之间，余觉其颇谙医药，于是谈兴渐浓。彼则健谈而直率，曾谓余曰：其原籍在安徽，其母于当地最大之中药铺做保姆数十载，因此略知药理。该工因职业故，患腰肌劳损，腰痛常作，时感牵强不适，俯仰维艰。虽时常服药扎针，而终乏效机。及至中年，病渐加重，不仅影响工作，即生活起居亦受限制，颇以为苦。由是寻索家中备药，惟得淮牛膝一包，重约半斤许，倾入锅内，加水煎熬后，于晚间连饮四大碗，随即就寝。睡中渐觉腰部重着，疼痛阵阵加剧，直至剧痛难忍。因而内心极感惶恐而不知所措，但事已至此，不得已只能咬牙隐忍，听天由命。痛极则人倦，倦极则熟寐。及至醋睡初醒，天已大明，不但疼痛全消，且腰间倍觉轻松舒适。从此以后，无论天阴天雨，或是重力劳苦，从不再觉腰有病痛，多年宿恙消于一旦，真可谓其效若神矣。然如此过量进服。虽然覆杯即安，而终非稳妥之法，宜师其意，慎始而谨终之可也。彼虽粗工而颇有慈悲济世之心。愿将家中秘守之治梅毒方公诸于余，以拯失足之人。其胞兄曾于孤岛时期涉足花柳身染梅毒。经其母之店主用秘方治之得愈。解放之后曾一度复发，其母又往求药。店主曰：'我已退休，子孙不业药，祖传秘方当行诸于世矣。'遂告之曰：'采鲜淮牛膝全

**发现本草**
——对中药药性的深度解读

草一大捆，洗净后揩去水，打取自然汁，每日饮服一大碗，直至痊愈而止。'其兄如法服之，加以善自珍摄，竟得根治焉。"


# 桑寄生——巧滋肝木

【性味】味苦而甘，性平，归于肝、肾经。

【功效】祛风逐湿，补肝益肾，理血安胎。

【药论】《本经》："桑上寄生，味苦，平。主腰痛，小儿背强，痈肿，安胎，充肌肤，坚发齿，长须眉。其实，明目，轻身，通神。"

朱震亨认为：桑寄生为药中之要品，而人们往往对它不作深入研究，真是可惜。靠海边的地区和海外一些地方，气候温和，但那里的人又不养蚕，桑叶未曾采摘，其气浓烈，所以会长出寄生来。

张隐庵说："寄生感桑气而寄生枝节间，生长无时，不假土力，夺天地造化之神功，故能资养血脉于空虚之地，而取效倍于他药也。主治腰痛者，腰乃肾之外候，男以藏精，女以系胞。寄生得桑精之气，虚系而生，故治腰痛。"

桑寄生是感桑之余气而生的，有生于桑枝间者，有寄于槐节间者，取别体之精华而长。桑枝、槐节本能祛风通络，故其受此母枝的影响而亦能祛风，其味苦，故能燥湿，合则善祛风逐湿矣。桑寄生之所以能安胎，那是因为桑寄生根不着土，寄生树上，又复隆冬茂盛，雪地冰天之际，叶翠子红，亦善吸空中气化之物，且寄生树上，亦犹胎之寄腹母中，故大能吸纳母气以使胎气强壮，这是取同类相感的道理。但如果单用寄生，则只可感于一时，并不是长久之计，所以须配伍其他药物以善其后。《太平圣惠方》取桑寄生合阿胶、艾叶，加水一盏，去渣温服。

昔日乡间则用桑寄生煮鸡蛋糖水为体弱孕妇补身安胎。每次用桑寄生十克左右，新鲜鸡蛋（鸡蛋有健脾滋阴的功效，其实是用来代替阿胶的）两只，一齐冻水下锅，待水沸二十分钟左右，将鸡蛋取出，打裂蛋壳，又放回锅里慢火煎一小时左右，再将蛋取出，剥清蛋壳，又放回锅里，加入一些冰糖或红片糖，再煎十五分钟，然后鸡蛋糖水一起食用，效果也很好。

大抵而言，桑寄生所治之证以肝经之疾见长，谓其益肾气，那是因为其味苦能坚骨，又善治腰疾，故而言之。但若认为本品味甘而能补，入肾则可滋阴养精的话，那是很片面的见解。此物之味以苦为主，细嚼慢品方略显甘味，所以具有一定补益性能。不仅是桑寄生这样，所有的寄生都有微微的甘味，所以凡是有寄生的地方，都有蚂蚁，以蚂蚁喜甘的缘故。但这微微的甘味，虽然具有一定的补益作用，但谓之滋阴养精就不适宜。所以，我们谓其益肾气尤可，谓其补肾精则不宜。桑寄生一般寄生在木气比较充盛的树上，得木气甚厚，所以我们吃了它之后就会把它吸纳的木气全部拿来养肝，这种以木养木的技巧比起很多移用他物来峻补肝脏的方法来说要高明得多。


# 蛇床子——令人有子

【**性味**】味苦而辛，性温，归于肾、肝经。

【**功效**】燥湿杀虫，散寒除痹。

【**药论**】《本经》："蛇床子，味苦，平。主妇人阴中肿痛，男子阴痿，湿痒，除痹气，利关节，癫痫，恶疮。久服，轻身。"

《名医别录》："蛇床子，味辛甘，无毒。主温中，下气，令妇人子脏热，男子阴强，好颜色，令人有子。"

蛇床子是一味很燥烈的药物，若将少量的蛇床子放入口中咀嚼，那种感觉是非常不好受的。这么燥烈的物品，它的药性一定是温热的，不知道《本经》为什么说是"平"，只要参看《名医别录》的"温中""令妇人子脏热"便可知其真实药性。并且，蛇床子这种吃多了都想吐的药物，《本经》将其列为上品，也很难理解，可能是错简导致的。

李时珍说："蛇虺喜卧其下，食其子，故有蛇床、蛇粟之名。"

**发现本草**
——对中药药性的深度解读

蛇为什么喜欢吃蛇床子呢？蛇乃阴物，其居于阴湿洞间，全赖其外皮才得以保全其身，倘若其皮初换，御湿之能尚微，蛇身难以忍受内外湿邪合侵之苦，故需食蛇床子以去湿。蛇最喜肉食，对植物多不理会，却对蛇床子钟爱有加，其中原因，尽在于此。所以，寒湿之人适合用蛇床子治疗。蛇床子既是燥湿佳品，即知其燥性亦非同一般。观雷氏制法，以浓蓝汁同浸，再以生地黄汁拌蒸，无非是监制其燥烈之性。由于妇人阴湿较多，绝类于蛇物，所以蛇床子对妇人却是对证，此非"补女子阴气"，实质是破妇人阴湿，助阳气生发，所以对于一些虚寒之不育不孕患者确有效用，确实能够"令人有子"。

在孙思邈的《千金要方·膀胱腑方·杂补第七》里面，辑录了大量应用蛇床子的药方，著名的"秃鸡散（蛇床子、菟丝子、五味子、远志、防风、巴戟、杜仲、苁蓉等分，上八味治下筛，酒服方寸匕，日二）"便在其中，更强调"无室勿服"，可知这是一首壮阳类的药方。在"治阴痿精薄而冷方（苁蓉、钟乳、蛇床子、远志、续断、薯蓣、鹿茸各三两，上七味治下筛，酒服方寸匕，日二）"条下，更是指出："欲多房室倍蛇床，欲坚倍远志，欲大倍鹿茸，欲多精倍钟乳。"

肾火易动，得此燥烈之品，自然火势愈旺而令人性欲旺盛。倘若肾阳强健，用之亦能助兴。可惜病家求医，自是阳痿之人为多，如用蛇床子，则使病家火燃一时，而终将阳绝而危及生命，皆因此物非补阳之物，它只不过是性情燥烈的点火之味而已啊！反其道而行之，还有什么比这更有害的吗？以上组方，已经与《黄帝内经》"阴平阳秘"宗旨相违背，用了这么多的兴阳药物，而没有足够考虑阴精的因素，实在是不应该，难道他们都忘记桂附地黄丸的示例了吗？陈士铎对阳事类药物研究颇为精深，他屡用本品，必加熟地黄、菟丝子之类，其用意显而易见。蛇床子外用甚良，如若善加使用，则内治亦佳，可惜世人多不知其深意，以致每用误人。药本无过，全在医者是否驾驭得法矣！

# 菊花——祛病延年

**【性味】**味苦或甘，性平，归于肺、肾、肝、胃经。

**【功效】**疏风清热，明目解毒。

**【药论】**《本经》："菊花，味苦，平。主诸风头眩，肿痛，目欲脱，泪出，皮肤死饥，恶风湿痹。久服，利血气，轻身，耐老，延年。"

邹润安认为：菊古作鞠。鞠就是无穷的意思。菊的意义既然为无穷，那就不能单是用花来尽显其义了，也就是不能与木芙蓉、款冬等花来相提并论了。又因为菊并不会结出果实来，所以也不能以宿根繁生这些理论来解析菊的含义了。那么这里的无穷是什么意思呢？根据物极必反的道理，穷于上者必反下，剥固然就是九月的卦象，菊刚好也是在九月开花，九九重阳已是极点，过了就又开始回复到一个新的开始了。而这个在婆娑剥尽的时候开花在上的物种，纵然其他万物已经枯萎，它仍然还是没有零落并且还争着开花。所以我们就说此物能使穷极于上之风，就像火自己熄灭一样而停息，而反其胁从之津液于根底，这难道不可以吗？这就是《本经》说此物"主诸风，头眩，肿痛，目欲脱，泪出"的要义所在。菊虽宿根重生，然至三月以后，新根既成，旧根遂烂，则谓其因新根坚固枯萎自脱应该也可以吧？这就是《本经》说它主皮肤死肌的要义所在。菊的苗叶，太阳晒的厉害则枯萎，用比较多的水来淋它也枯萎，最是喜欢凉风疏荡，湿润滋养，则谓能使风与湿这些相侵的邪气反而成为其营养食物也没问题吧？这就是《本经》说它主"恶风湿痹"的要义所在。菊之气无间茎叶根花，菊之津尤能上通下达，此久服之所以能利血气的道理啊！

"但香则无不辛燥"，芳香之物最善醒脾，而脾最恶湿，脾醒则竭力化湿，故凡芳香之物皆能化湿。很明显，它们其实是通过增强脾气的方式来达到目的的。另一方面，脾最恶湿则必定会造成水湿宣化太过而使体液偏于干燥，所以就出现芳香之物的相对弊端——"但香则无不辛燥"来。又凡芳香之物，因其芳香之性善于升发，故都能治头目肌表之疾。然而，正如上述所论，"但香则无不辛燥"，唯菊花于秋深而始着花，不畏霜露，得水气甚多而质润，故其性平和而尤宜于头目风火诸疾。

李时珍认为：菊花秋天开花，饱经露霜，花萎而不凋零，得金水之精英尤多，能补金水二脏。补水用来制火，益金用来平木，木气平和则风自息，火气降下则热自除，用菊花治疗诸风头目，其意义是深奥微妙的。

由此可知，菊花并不能直入肝经，而是通过心、肾二经间接地治疗肝经诸病的。虽然菊花是广义上归经于肝，但它毕竟是肝经的专药，所以还是把肝经列为菊花的归经范围之内。菊花的种类很多，从味道上立论，大抵可分为苦与甘二种。倘若以甘菊花入药，那它又善于平胃中之火，又不伤胃中正气。如用苦菊花入药，因其无甘以补益，故其泻多于补。欲益精以平肝，当用甘菊花；若实火炽盛，热极而生风，则宜用苦菊花以泻火息风。倘若是阳明虚热所致之痿病，用白虎汤治之，恐非所宜。不如用甘菊花煎汤以代茶饮，既退阳明之火，而又补阳明之气，久服则痿病自愈。菊花质轻而药力微薄，用其治病，多是取效迟缓。并且，菊花之用量，常少用以作茶饮，久服自然见效。但亦有例外，倘若是目痛之疾，可大用而速效。菊花虽亦可祛外来风邪，但其最善疏在内之肝风，这是取其秉秋金之气以平木而为用的。


## 茜草——引血归经

【性味】味微苦酸，性微寒，归于心、肝、脾经。

【功效】活血化瘀，引经止血。

【药论】按照《本草纲目》的记载，茜草十二月长苗，蔓延数尺，方茎中空，外有细刺，数寸一节，每节有五叶，叶如乌药叶而糙涩，叶片正面青色而背面绿色，七八月开花，结果实如小椒大，里面有细子。茜草所主多属血热失血之证，故诸书多言其性寒，但我并不是这么认为的，或者说是茜草的药性并没有这么简单。茜草于十二月天寒之时长苗，那是因为它的本质属温，此时正合阴阳平衡之际，故化生而长苗。试问，若其纯属寒凉之辈，又怎么会出现迎寒长苗的可能呢？我们知道，植物的茎部主其阴液，茎方的为其阴不足而阳有余之象。茜草茎方而且色赤，其卦乃离火之象，所以我们如果绝对地说它性寒，很多地方是说不过去的。

李时珍认为：茜草赤色而性温，味微酸而带咸，色赤入营血，性温而行瘀滞，味酸入肝而咸走血分，是手足厥阴血分的药，专于行血活血。俗方用治女子经水不通，以一两茜草根煎酒服，一日即通，作用很好。

茜草茎方但没有开红花（反而开的是白花），所以一下子很难确定其寒热属性。若细究茜草之生物成分，其主含蒽醌类物质，因为此类除含酚羟基和羧基外，其所含的羟基上尚有氧原子的存在，故常酸碱之性同时存在，谁胜则显谁之药理性质：若碱性胜则显苦味而现阴性故属寒凉，若酸性胜则显酸味而现阳性故属温热。所以，李时珍认为茜草微酸带咸而性温，他这种说法并没有脱离事实。但我每每品尝茜草，都觉得先是微微的苦甘同存，然后才略显酸涩性味，所以说，茜草此物的药性又与物种及地理环境有关，故茜草之第一显性是不能一概定论的，即便是性属寒凉一类，我们也不能像一些本草书籍记载的那样说它性寒，因为它的气味并不强烈，最多也只能认为是微寒之辈。但其入于血分之后，其羟基上的氧原子便与之脱离而与血液共行，其行血活血之力有一部分即源于此。氧若脱离，则茜草之性定是酸胜而显温性，并且这才是它的本性，所以我们就说茜草之显性为微寒而本性属微温。

茜草的应用最早见于《黄帝内经》十三方中，治女子血枯，经水不利。卵巢早衰属闭经范畴。《素问·腹中论》："有病胸胁支满者，妨于食，病至则先闻腥臊臭，出清液，先唾血，四肢清，目眩，时时前后血……病名血枯，此得之年少时，有所大脱血。若醉入房，中气竭，肝伤，故月事衰少不来也。"药用乌贼骨与茜草，按 4：1 的比例，结合雀卵做成丸剂，"大如小豆，以五丸为后饭，饮以鲍鱼汁，利肠中及伤肝也"。

陈士铎说："茜草本行血之药，行血而反能止血者，引血归经耳。当血之逆行也，少拂其性，而其势更逆。茜草之色与血色相同，入之血中，与血相合而同行，遂能引之归经，而相忘其非类，此治法之功也。"

茜草主要是通过引血归经的方式而收止血功效的。其味微苦酸，味苦则善入血分，味酸则善收那离经之血，以使其归于常道经脉。但这样还未能完全做到止血，它只不过算是将离经之血暂时控制住而已，所以，陈士铎接着又说："但既引入于各经，即当以补阴之药继之，则血安而不再沸。否则，血证未尝有不再发者也。"《唐瑶经验方》谓妇人五十后，经水不止，作败血论，唯以茜草合地黄等药才能治之，这可以说是茜草引血归经以止血的一个特殊案例。所以说，茜草善入于血分而治血，酒制则善行，醋制则善止，行止血而不外溢，止行血而引归经，其本性虽温，亦不失为血证之要药。正因为这样，茜草生用亦有显著止血的作用，不必炒炭，唯止血当用小剂量（6克左右），行血则须大剂量（20克以上）。

# 柴胡——寒热往来

【性味】味苦，性平，归于肝、胆、胰经。

【功效】解表和里，退热散郁，升举阳气。

【药论】《本经》："柴胡，味苦，平。主心腹（去）肠胃中结气，饮食积聚，寒热邪气，推陈致新。久服轻身明目，益精。"

唐容川说："柴胡色青，一茎直上，生于春而采于夏，得木火之气味，从中土以达木火之气，使不侮肺者也，故功能透胸前之结。夫仲景用柴胡以治少阳，其义尤精。少阳者水中之阳，发于三焦，以行腠理。寄居胆中，以化水谷，必三焦之膜网通畅，肝胆之木火清和，而水中之阳乃能由内达外。柴胡茎中虚松，有白瓤通气，象人身三焦膜网。膜网有纹理，与肌肤筋骨相凑，故名腠理。少阳木火郁于腠理而不达者，则作寒热。柴胡能达之，以其中松虚象腠理，能达阳气，且味清苦，能清三焦之火。"

张锡纯说："柴胡味微苦而性平，禀少阳生发之气，其气于时为春，于五行为木，故柴胡为足少阳主药，而兼治足厥阴。肝气不舒畅者，此能舒之；胆火甚炽盛者，此能散之；至外感在少阳者，又能助其枢转以透膈升出之。故《本经》谓其主寒热，寒热者少阳外感之邪也。又谓其主心腹肠胃中结气、饮食积聚，诚以五行之理，木能疏土，为柴胡善达少阳之木气，则少阳之气自能疏通胃土之郁，而其结气饮食积聚自消化也。用柴胡以治少阳外感之邪，不必其寒热往来也。但知其人纯系外感，而有恶心呕吐之现象，是即病在少阳，欲藉少阳枢转之机透膈上达也，又有其人不见寒热往来，病不喜呕，惟频频多吐黏涎，斯亦可断为少阳病，而与以小柴胡汤。盖少阳之去路为太阴湿土，因包脾之脂膜原与板油相近，而板油亦脂膜，又有同类相招之义，此少阳欲传太阴，而太阴湿土之气经少阳之火铄炼，遂凝为黏涎频频吐出。投以小柴胡汤，可断其入太阴之路，俾少阳而解矣。又柴胡为疟疾之主药，而小心过甚者，谓其人若或阴虚燥热，可以青蒿代之。不知疟邪伏于胁下两板油中，乃足少阳经之大都会，柴胡能入其中，升提疟邪透膈上出，而青蒿无斯力也。"

张氏还认为："柴胡升提肝气之力甚大，用之失宜，恒并将胃气之下行者提之上逆。曾有患阳明厥逆吐血者（《内经》谓阳明厥逆衄血，此阳明指胃腑而言也，论六经不言足经手经者，皆指足经而言），初不甚剧。医者误用柴胡数钱即大吐不止，须臾一痰盂，有危在顷刻之惧。取药无及，适备有生赭石细末若干，俾急用温开水送下，约尽两半，其血始止。此柴胡并能提胃气上逆之明征也。至生麦芽虽能升肝，实无妨胃气之下降。盖其萌牙发生之性，与肝木同气相求，能宣通肝气之郁结，使之开解而自然上升，非若柴胡之纯于升提也。"

柴胡性善升发，这一点相信大家都已经很熟悉了，但此物其实是能升能降的。朱良春认为，柴胡的能升能降作用，并不在东垣所说的生用制用与用根用梢的区别上（何况现时药房已无根梢之分），唯在其用量之大小上。用于升阳，一般用量为 5 克左右；用于疏肝，一般用量为 10 克左右；用于解热，一般用量为 20 克以上，少了没有什么效果；用于下降，一般用量为 20～30 克。以上均指汤剂用量。这一点很是重要，假如我们用柴胡配伍龙胆草来泻肝热，则这个

**发现本草**
——对中药药性的深度解读

时候柴胡还有引经的作用，所以如果热显在上而出现目赤口苦之类者，则柴胡的用量就要小一点，如果热显在下而出现阴痒筋痿湿热带下之类者，则柴胡就应该多用。

柴胡给我的感觉是这样，其内白而外青，先是入于肺经调动其能量，然后止于肝胆之中，把守在少阳经这个关口门前，合肝胆正气共同御敌，所以柴胡本来就能升能降，并以先升后降为顺序。为什么不是先降后升呢？柴胡味苦性平，味厚气薄，理当沉而降，为其苦味不甚，下降力弱，所以在其强大的升提力量之下，最终表现为先升后降。最后的问题是，关于柴胡用于下降竟然是大剂量这一点，相信多数的人会认为这是由于：量大则质重，质重则下降。但是细想一下好像不对呀，柴胡的本性不是主升的吗？其用量越大则其性就越是上升得厉害才对，怎么会是下降了呢？鉴于柴胡的药性总的来说是先升而后降的，由于其性先升，所以在用于升阳的时候就不必用得太多。但用于下降就不同了，必须要大剂量才行。否则其有效作用就会在上升通道的时候被消耗得精光，哪里还有什么药力可以支撑它在最后下降到病所的时候还能够发挥有效的药理作用呢？


## 升麻——和解百毒

【性味】味苦而甘，性平，归于肺、脾、胃经。

【功效】升举阳气，解毒透疹。

【药论】据《范石湖文集》的记载，李焘在狱中得到治疗蛊毒的秘方，毒在上者用升麻吐之，在下者用郁金泻下，在腹中则二药同时服用，不吐则下，救活了很多人。

《本经》："升麻，味甘，平。解百毒，杀百精老物殃鬼，辟温疫、瘴气、邪气、蛊毒。久服不夭。"

在《本经》里，升麻是以解毒为用的，且一开始就谓其"解百毒"。若论甘草与蜂蜜的"解毒"，其味大甘而为土之正味，凡毒得土则化，故其最善解毒，如此尚好理解。但是，升麻虽亦味甘，但远不能与甘草之大甘味可比，且天下味甘之物多如牛毛，升麻何德何能，竟得古代的圣哲们如此推崇？张山雷认为，升麻体质甚轻，空松透彻，气味又淡，轻清上升，禀天地纯阳之气，而最能化解百邪阴毒。如此说法，虽亦解说得通，但颇有形而上学的感觉，并不能彻底地说明事实，更不符合确切实际的科学态度。在现代研究看来，升麻确实有一定的抗菌作用，临床亦常用以治疗细菌性、病毒性疾病。但在中医药的概念里，这种所谓的病毒性疾病，只不过是"百毒"的一个很小部分的内容而已。现代科技只不过在印证升麻的实际药理作用，对于解析它解百毒的真正机理却显得苍白无力。现在，我们利用中医药的经典理论来探讨它。

升麻与柴胡一样，同禀少阳生发之气，其气于时为春，于五行属木，所以它们的药理作用亦甚是相似。时珍谓升麻引阳明清气上升，柴胡引少阳清气上升。那是因为升麻得其味甘而善入于阳明胃经，其性升发故谓之引阳明清气上升。但实际上，升麻既禀少阳生发之气，它又何尝不能引少阳之气上升呢？只不过它的功能更偏于引阳明的清气上升而已。升麻既然善引阳明与少阳的清气上升，就能调动人体正气以抗击毒邪，使其不能更进一步地侵害人体，这是升麻"解百毒"的原因之一。又升麻兼具甘味，甘则能缓急而解毒，倘若是小毒，如此即能克制，如果是大毒，则只能缓解于一时，那么，升麻是通过怎样的药理方式解决如此大毒的呢？

升麻并非有毒物质，自然就不会选择以毒攻毒这种方式进行解毒。在它稳住整个局面之后，便会根据自身条件，巧妙地选择以下两种方式化解毒邪：和解与透化。升麻最是和解之药，这是由其味甘与其升发之性共同决定的。凡入于内之邪，升麻均可和而使之外出。倘若是热毒，其苦平可继而清之，其升发可宣而透之。如果是那些诸如蛊毒等实质性的毒邪，升麻的对付方法不外也是如此。李时珍说："本草以升麻为解毒、吐蛊毒要药，盖以其为阳明本经药，而性又上升故也。"时珍之意亦是如此，只不过他没有说明白而已。

张隐庵说："柴胡、升麻，皆达太阳之气，从中土以上升。柴胡从中土而达太阳之标阳。升麻兼启太阳之寒水。细辛更启寒水之气于泉下，而内合少阴。三者大义相同，功用少别。具升转周遍之功，故又名周麻。尝考凡物纹如车辐者，皆有升转循环之用。防风、秦艽、乌药、防己、木通、升麻，皆纹如车辐，而升麻更觉空通，所以升转甚捷也。"

升麻与柴胡虽说性情相近，其中却又大有分别。柴胡专于少阳，其味但苦不甘，尽管同属升提药物，它却因此而不具解毒功能。正因为这样，补中益气汤里才出现柴胡、升麻共用的现象。其中，柴胡是用来升提少阳之气以疏解肝郁的，肝既得疏则不再犯中土，而土气易于升腾也。再合升麻引阳明清气上升，使其回复运化功能，此即张元素谓补脾胃药中不用升麻则不能取效的道理。此外，柴胡虽亦有升发之性，却毫无透疹之功，而升麻却颇善于透疹，这是什么原因呢？疹隐于肌肤之内，而脾胃主肌肉，要透疹就得进入脾胃之内才能有效地发挥药理作用，升麻是阳明经药物，而柴胡却专于少阳，所以才造成这样的区别。总体来说，若要应用升麻升提的药性，就应该少用，若要应用升麻解毒的药性，就要多用。

# 黄芩——清热安胎

【性味】味苦，性寒，归于肺、肝、心、胆、大肠、膀胱经。

【功效】清热燥湿，泻火解毒，止血安胎。

【药论】据《本草纲目》的记载，在明嘉靖年间，李时珍大约二十岁的时候，得了肺热咳嗽病，很长时间都没有治好。到了夏天，病情进一步恶化，发展到每天吐痰一碗，发热不退，皮肤好像火燎一样，口渴得厉害，先后吃过解表润肺、清热化痰等药，不仅没有效果，病情反而越来越重，人们都认为他活不成了。李时珍的父亲李月池也是一位医生，看见儿子这种状况，十分焦急。后来突然想起金元时期名医李东垣的治病经验：治疗咳嗽身如火燎，烦渴多饮，白天病重的肺热患者，单用一味黄芩煎服有效。于是连忙取来一两黄芩煎汤，让李时珍一次喝下。第二天，果然身热退去，咳嗽痰多等症状也明显减轻。经过一段时间的调养，便康复如常。

《本经》："黄芩，味苦，平。主诸热，黄疸，肠澼，泄痢，逐水，下血闭，恶疮，疽蚀，火疡。"

如果想了解"黄疸，肠澼，泄痢，逐水，下血闭"，那么我们就要清楚人体的"水道"到底是怎么一个机制。一般来说，食物经过胃的消化后就进入小肠以作精华物质的吸收，然后再下送大肠这个垃圾场作最后的处理。大肠由于接近肛门所以温度会相对较低，否则这个"门"就关不住了。垃圾场的温度一定要低，这样那些垃圾才不会变生细菌以及自燃。这就是中医关于"久郁化火"的道理。值得一提的是，大肠的这个"冷"的性质和肺十分相似，这也是它们互为表里的表现之一，大肠的冷缩还必须通过经络的能量传导而得到肺的冷凝支援才能延续下去。小肠则不同，它由于得到心直接提供的高温度能量而像火炉一样在工作，它一方面对那些经过胃还没有被完全消化的食物进行二次分解，另一方面可以间接将大肠中那些垃圾烤干，以免发酵变质。在加热之中所蒸发的水蒸气会上升到肺中，经冷凝后下降到肾里面进行过滤，然后在膀胱里贮存起来等待气化排出。如果有了异常而大肠的温度高于小肠的话，那么肛门将会被这里的高压打开，然后人体将进行自我调节将这些高温的东西排出体外，也就是出现了所谓的腹泻、热痢等症状。但如果大肠正常而是肺的温度过高呢？这就更加麻烦，因为这是机体冷凝机制遭到破坏，就像天上没有了冷空气一样，是不能凝聚下雨了，而大地就更是滴水不见如同沙漠一样。李时珍所患就是这种情况。

那么这个沙漠是怎么来的？一般是因为太阳直射时间过长、温度过高或此处没有地下水通过，于是便逐渐演化成为沙漠了。要解决这个问题，就必须要改善上述两个因素。黄芩色黄入土，中空如同地下管道，味苦入心能够泻火，所以基本符合条件，且其较黄连、黄柏之类更为轻清，能够直接上浮至肺中解其燃眉之急，所以能够同时标本兼治，于是李时珍就仅凭此一味而能活命，这可绝对不是偶然啊！当然，黄芩颜色黄中带绿而可入肝，性寒也可入肾，肝主疏泄而肾主水，所以说黄芩一物就像大禹一样最是治水高手啊！这就是《本经》称黄芩善于"逐水"的原因，也是其善于治疗"黄疸，肠澼，泄痢，逐水，下血闭"的原因。由于黄芩能够改善心系统的亢奋能量，所以就能将心血那些过多的游离养分冷凝回收。这些能量本来就是正气的一部分，但如果其位不正的话就变成邪气了。中医讲的这个邪气的范围很广，不仅是外来风、寒、细菌之类是邪，凡一切不正位、不对时的气都是邪气。比如说在冬天你怎么下大雪都是正气，但如果六月飞雪那么就是反常，因为不对时候，所以就是邪气。既然黄芩能够把那些不正位的血分亢盛能量回收心经，那么诸如"恶疮，疽蚀，火疡"这些因血气过热而呈的游离症状就可以解除了。过热的现象没有了，那么人体水道也就正常运作了。

由上面的论述我们可以知道，黄芩主要处理的是由于能量亢盛而致使液体水被过度气化而无法冷凝的水，这也是其善安胎的其中一个原因。由于孕妇体内担负着一个正在逐渐长大的胎儿，所以在养分的吸收以及运作上的原定状态就会被这不断的需要所打破，并逐渐出现亢奋的反应来，这是身体在超负荷工作所造成的。但是，胎儿虽然需要养分却也需要安定，母体的机能亢奋也给胎儿带来不少燥热，所以就出现"胎动不安"的现象来。如用黄芩，则能提供适当的养分与液体水在回收上的稳定效果，并且也能清透燥热，因此对一般安胎很有效果。

李东垣认为：黄芩中空质轻的主泻肺火，利气消痰，并除风热及解肌肤之热；根细坚实质重的清大肠火，养阴退热，补膀胱寒水，滋补化源，其作用上下之别与枳实、枳壳相同。

李氏之说甚是。条芩是新根，其内坚实。枯芩是旧根，其内因自腐而中空。条芩因其质重而能下达至阴分，枯芩中空而善治阳分之疾。故李东垣有一味黄芩汤治气分有热之论。由于黄芩味苦性寒，能够降低亢奋能量反应与能够通过收散浮热改善机体冷凝机制的能力，于是《本经》一开始就说它主治"诸热"。李东垣实在是深得《本经》要旨。

张锡纯说："黄芩味苦性凉，中空象肺，最善清肺经气分之热，由脾而下通三焦，达于膀胱以利小便。色黄属土，又善入脾胃清热，由胃而下及于大肠，以治肠澼下利脓血。又因其色黄而微青，青者木色，又善入肝胆清热，治少阳寒热往来。为其中空兼能调气，无论何脏腑，其气郁而作热者，皆能宣通之；为其中空又善清躯壳之热，凡热之伏藏于经络散漫于腠理者，皆能消除之。治肺病、肝胆病、躯壳病，宜用枯芩；治肠胃病宜用条芩。究之皆为黄芩，其功用原无甚差池也。"

黄芩是对枝对叶而生长的植物，它能入于血分而治血证颇符合壮医"对枝对叶可除红"的理论，而条芩之内坚随时间的积累而转变为枯芩那中空之质，这个现象充分说明了黄芩的药性特点是先入于血分而后转入于气分的。其体中空而具离火之升发之象，也能很好地体现黄芩这种入于血而升发至气分的药理作用顺序。同时，这也是它善于安胎的主要因素。我们知道，任脉主胞胎，但却没有任何一种归经理论可以证实黄芩归于任脉。另一方面，胎热则动而不宁，但胎儿与母体只有一脐线相连，而脐线的功能是负责营养物质的输入，并不具备输出与排泄的功能，所以，要泻胎之邪热，唯入于血分而通过脐线进入胎体之内，然后引其邪热至气分再清之于无形之间。黄芩的药性特点正好符合这一要求，故其安胎之功效速度远胜于其他药物。


## 黄连——苦口良药

【性味】味极苦，性寒，归于心、肝、胆、胃、大小肠经。

【功效】清热燥湿，泻火解毒。

【药论】《本经》："黄连，味苦，寒。主热气目痛，眦伤泣出，明目，肠澼，腹痛，下利，妇人阴中肿痛。久服，令人不忘。"

徐灵胎说："苦属火性宜热，此常理也。黄连至苦而反至寒，则得火之味水之性，故能除水火相乱之病，水火相乱者湿热是也。是故热气目痛、眦伤、泪出、目不明，乃湿热在上者；肠澼、腹痛、下利，乃湿热在中者；妇人阴中肿痛，乃湿热在下者，悉能除之矣。凡药能去湿者必增热，能除热者必不能去湿，惟黄连能以苦燥湿，以寒除热，一举两得，莫神于此。心属火，寒胜火，则黄连宜为泻心之药，而反能补心，何也？盖苦为火之正味，乃以味补之也。若心家有邪火，则此亦能泻之，而真火反得宁，是泻之即所以补之也。苦之极者，其性反寒，即《内经》亢害承制之义。所谓火盛之极，反兼水化也。"

常言黄连以苦燥湿，此说最早可追溯至《素问·脏气法时论》所载"脾苦湿，急食苦以燥之"一语。问题是，苦又怎么能够燥湿呢？后世多有不解，其实道理非常简单。"湿"字左以水旁右上以日，明言湿与水、日相关。其中景象，是烈日蒸腾水液而漫雾为湿湿一片。冬日微阳，所以干燥；夏天烈日，故而多湿。若要燥湿，则必使人身营造冬日景象。心者温度高，就像天上的太阳，黄连味苦入心而性寒，则能使太阳如冬日微阳，因此无力蒸腾，水液不再漫雾为湿，则湿消退而为水。若论苦而微温者，则其象类初春，亦能除湿，只是功效不佳罢了。如是苦而温热，则其象类夏，正是淫湿天时，断不能燥湿。然苦而温热药物天下极之又少，故统称以苦燥湿。

邹润安说："《别录》谓黄连'调胃厚肠'，不得浑称之曰'厚肠胃'也。夫肠胃中皆有脂膜一道包裹其内，所以护导滓秽使下行者，若有湿热混于其间，则脂膜消熔随滓秽而下，古人谓之肠澼，后人曰为刮肠痢，亦曰肠垢。胃体广大，容垢纳污，虽有所留，亦未必剥及脂膜，故但和其中之所有，边际自不受伤，故曰调；肠势曲折盘旋之处，更为湿气留聚，湿阻热益生，热阻脂膜益消，去其所阻，则消铄之源绝而薄者厚矣，故曰厚。此见古人造句之精，一字不混淆也。"

《本经》上说黄连"久服，令人不忘"，老年痴呆用之非常对证。黄连为什么会"久服，令人不忘"呢？当然啦，黄连苦而入心，心主神明嘛，总是忘这忘那的人，看似病在其脑，实质是本于心肾。"肾欲坚，急食苦以坚之，用苦补之"，肾得此补则能上灌于脑，所以"久服，令人不忘"，少阴热盛的情况用之最佳，不是这种情况也可以，但黄连需要炒用，且用量一定要小，每天一般在1克以内。虚患老人宜与生脉散结合使用，并且一定要久服才能见效。黄连对少阴心肾的作用，临床上还广泛应用于尿毒症的患者，我们会用到它来解毒，并预防毒素攻心。同时还会配合附子、大黄一起用，要让患者拉肚子，让毒素有出路，这其实有点类似于现代医学的透析。

黄连与附子俱产四川，黄连大寒则固藏，附子猛于辛散。所以黄连可制附子之性，以固藏制辛散之意。一地之内，天生一物必生另一物以制之，此亦天地阴阳对应，升降和谐的体现。黄连同时可解巴豆热毒之性，服巴豆利下不止，黄连煎水服之即止，此不仅用黄连之固藏以止利，且以黄连之大寒解巴豆之热毒。当然，临证为保妥全，有时候还须考虑取用葛根、黄芩等药物来配合，这也就是仲景的葛根芩连汤。


# 黄柏——善降虚火

【**性味**】味苦，性寒，归于肝、肾、胆、大肠、膀胱经。

【**功效**】清热泻火，燥湿解毒，坚肾治痿。

【**药论**】《本经》："蘗木，味苦，寒。主五脏肠胃中结热，黄疸，肠痔，止泄利，女子漏下赤白，阴阳蚀疮。"

凡蘗类植物，其皮必黄。而本品之内皮鲜黄，尤胜于他者，故得名为黄蘗。李时珍谓，民间称为黄柏，是简写的错误。如果按照一般的理论来推理，则其药用树皮所以入肺，味苦入心血，色黄入脾胃，如此则此物明显是中上二焦药物，怎么其归经应用全在下焦呢？黄柏先入于心并发挥药理作用不错，但其性趋下，所以不久留于心而发挥有效的药理作用。黄柏的药性趋下是多方面的，一是其质相对于其他树皮来说偏重而下降，二是五谷的气味皆不能胜过苦味，因而苦味多能直走下焦，三是此物根结珠块，故而性趋下降，否则性情纯升的话怎会在根部结珠块呢？

邹润安说："凡草木之根成球结块者，其气必向下，纵苦寒而不泄。凡物之苦寒不泄者，其性必燥，能搜削隐伏之热。蘗木根结如茯苓，皮色鲜黄，味苦

**发现本草**
——对中药药性的深度解读

气寒性燥，故其为治，能使在内之伏热解，而肌肉九窍之热尽除。"

　　大抵清热燥湿之药，黄芩主于上焦，黄连主于中焦，黄柏主于下焦。自古以来，皆以黄柏为治阴虚内热之首选药物，且其效更是无物可代，问题也就出在这里。按说此物味苦性寒，善入于下焦而达里，其能泻火除热之效似乎不足为奇，世人亦多自以为是。问题是，阴虚而生内热之证毕竟是虚火之疾，哪有苦寒直折，速其绝灭之理？"肾欲坚，急食苦以坚之"，肾水作强之官，非坚则无以称作强之职。凡物皆是遇热则软，遇寒则坚，得甘则缓，得苦则坚。黄柏味苦性寒，能直达肾经之所，用之正能使肾坚啊！

　　推究黄柏之生物成分，多是碱类物质，又其味但苦不甘，又怎能说黄柏善于补益肾水呢？不知黄柏益水，非取其内在之物质，但取其特殊之性能啊！阴虚则火旺，此象正如大地干裂而烈日当空，用以黄柏之苦寒，则阳盛之热遇此寒凝之物，必阴阳相合而生水。又黄柏善入于肾，则易导之入肾以补益其水之不足。正因为这样，无火者服用黄柏，必致损正而伤胃；而阴虚火旺舌红少苔之人，用之则能康复。如是加合知母、地黄、黄芪等药物以助其气化下雨降水，则效果更佳。

　　《伤寒论》里面有一栀子柏皮汤，就栀子、黄柏与甘草三味药，是方主要用于阳明湿与热互结而出现的黄疸。这里用甘草是由于中焦正气已虚，所以这里尽管是湿热问题也不会考虑应用黄连，更何况《本经》本来就没有记载黄连拥有主治黄疸的功效。问题是，黄芩也有主治黄疸的功效呀，怎么仲景用黄柏而不用黄芩呢？由于这里是阳明湿与热互结而出现的黄疸，而黄柏能够"主五脏，肠胃中结热，黄疸"，并且指定黄柏善于去除"肠胃中结热"，所以优先考虑应用黄柏，这很合乎道理。而黄芩即使也有主治黄疸的功效，但它善于对付的黄疸是胆腑郁热型而不是阳明黄疸，因此不符合本证要求，故不取用。

# 独活——治下伏风

【性味】味苦辛甘，性微温，归于肾、膀胱经。

【功效】祛风湿，利关节，止痹痛。

【药论】按照《本草纲目》的记载，唐代刘师贞的兄长患风湿病，梦见神人施方说：只要取胡王使者浸酒服，就一定会痊愈。刘师贞不知道胡王使者是什么药物，于是到处访问，但都没有人知晓。后来再次做梦，梦见自己的母亲说："胡王使者，即羌活也。"刘师贞按照梦中嘱咐用羌活浸酒，其兄服用之后风湿病果然就痊愈了。李时珍说，羌活、独活都能逐风胜湿，透关利节，只是二者气味有浓淡之殊，入药时稍有不同。此物产于羌中者为好，所以有羌活、胡王使者等名称。

《本经》："独活，味苦，平。主风寒所击，金创，止痛，奔豚，痫痉，女子疝瘕。"

陶弘景说：此物一茎直上，不随风摇动，故称为独活。此草遇风不动摇，无风则自己摇摆。这是因为独活的茎杆单一直立，受风面积不大，一般来说，风吹时摇摆的程度不够明显，给人的感觉是"有风不动"。而在阳光灿烂的晴天，尽管无风，但由于气温增高，其茎在烈日暴晒下变软，甚微之风，也能使之摇摆，因而给人以"无风独摇"的感觉，故又名独摇草。此外，天麻亦称定风草，白头翁别名独摇草，其因亦尽在于此。

不同种属来源的独活成分有所不同，其味亦有一定的不同。大抵羌活产于西域，禀金气最多而辛味尤胜。这就造成了二者同中有异的区别：羌活善治在上在表之游风，独活善治在下在里之伏风。腰部以上的痛症用羌活，腰部以下的痛症用独活。所以羌活往往被安排在辛温解表药里面。大凡辛味尤胜而且以根部入药的药物，都会表现出更加升散的药性（根升辛散）。这也是《本经》载其"主风寒所击"的原因。注意这里的"击"字，是很严重的被击中，比如在冰雪中行走，腿部没有做好防护工作，然后出现痛症，就是应用独活的时机。因为如果是一般的风寒发热，《本经》的表述是"寒热"。

张山雷说："寿颐师门，恒以羌活专主上部之风寒湿邪，显与独活之专主身半以下者截然分用，其功尤捷。而外疡之一切风湿寒邪，着于肌肉筋骨者，亦分别身半以上、身半以下，而以羌、独各为主治。若在腰脊背部，或肢节牵掣，手足上下交痛，则竟合而用之，宣通脉络，更为神应。"

羌活与独活，只是由于地域的不同而引起的不同品种，与苍、白二术属一分为二的对立性同源药物是截然不同的，所以二活合用并不会出现"同性相斥"的现象，且常能互补不足而更获良效。《名医别录》对独活的评价很高："治诸风，百节痛风，无久新者。"于是著名的独活寄生汤就是取用独活为主药加减来处理"腰背痛者"的。临床实践中，如果善于在独活寄生汤的基础上加减灵活运用，无论新病旧疾，都能够得到很好的效果。

# 秦艽——喝酒禁忌

【性味】味苦而辛，性凉，归于肝、肺、胃经。

【功效】祛风散寒，清热退蒸，利湿退黄，通痹止痛。

【药论】《本经》："秦艽，味苦，平。主寒热邪气，寒湿风痹，肢节痛，下水，利小便。"

秦艽之性味，古来品评不一。《本经》言苦平，《名医别录》言辛微温，《本草害利》言苦寒平，诸家意见相左，莫衷一是。其实《本经》谓其性平即包括现在我们所说的性凉，因为《本经》里面只有寒、微寒、平、微温、温，而没有性凉这一项，其中所说的性平很多时候就包括现在的性平与性凉，我们应当遵循《本经》的这种说法。并且考究秦艽的生物成分，其主含生物碱秦艽碱甲、秦艽碱乙及秦艽碱丙，另含龙胆苦苷、糖及挥发油。据此，当知其味以苦为主而辛次之，其性当寒热相合而统为凉。

张隐庵说："秦艽气味苦平，色黄如土，罗纹交纠，左右旋转，禀天地阴阳交感之气。盖天气左旋右转，地气右旋左转。左右者，阴阳之道路。主治寒热邪气者，地气从内以出外，阴气外交于阳，而邪气自散矣。治寒湿风痹肢节痛者，天气从外以入内，阳气内交于阴，则风寒湿三邪合而成痹以致肢节痛者，可愈也。"

唐容川说："肝主筋，风在筋脉。用秦艽有筋纹者为引，味又辛散，故能温散筋脉。续断亦有筋，故皆主治筋脉，但秦艽纹左右扭转，利于左右相交，续断筋纹如骨节相连，故主接筋骨，去骨节间之风寒。"

李时珍认为：秦艽为手足阳明经主药，兼归肝胆二经，故手足活动不利，黄疸烦渴之证必用，取其祛阳明湿热之功。阳明经有湿，则肢体酸痛烦热，发热则见日晡潮热、骨蒸。可用《太平圣惠方》治疗急劳烦热，肢体酸痛方，药用秦艽、柴胡各一两，甘草五钱，共同研末，每次白开水送服三钱。

考究秦艽的生活环境，则由其多长在草地及湿坡上，即知其有祛风除湿之功。其味苦而燥湿，辛而散风，即为佐证。人体湿邪，如果不是位于皮肤腠理，则多不能由汗而出，转而从小便解。秦艽"罗纹交纠，左右旋转"，其合水道法象，所以《本经》就说它善于"下水，利小便"。由于秦艽具有这样的性能，所以就经常用来治疗各种黄疸或泡酒以治风湿痹证。但在这里我想跟大家谈谈的是喝酒的禁忌，如果不懂得这些，哪怕用药如何对证也是事倍功半，甚至会出现反效果。

按照《本草纲目》的记载，"凡酒忌诸甜物"，这是由于甘生辛的缘故，因为酒本来就是辛味物质，甘味物质会使其更加地伤害人体。"酒合乳饮，令人气结"，有人认为酒前先喝牛奶垫底有保肝护胃的作用，这看起来正确，但按照此说，由于乳汁都是甜的，即便是甜度不大的品种，长期配合饮用也会"令人气结"，所以也应该禁忌一起服用。"烧酒与姜蒜同食，令人生痔"，烧酒就是高度白酒，因性烈似火所以俗称"烧酒"，其本来就是极度辛辣之品，如再与姜蒜同食，则犹如火上加油，所以会出现痔疮这些病证来。"醉浴冷水，成痛痹"，酒热行血，毛孔张开，此时邪气最容易侵害人体，如若再加浴冷水，其后果可想而知。

"酒后饮茶，伤肾脏"，这是《本草纲目》原话，更是人民几千年的经验积累。关于酒后饮茶的问题，一直被误认为是解酒的窍门。但实际上，酒后饮茶，特别是饮浓茶对肾脏的损害是很严重的。饮酒后酒中的乙醇通过胃肠进入血液，在肝脏中转化成乙醛→乙酸→二氧化碳和水，之后由体内排出。酒后饮茶使茶叶中的茶碱迅速对肾发挥利尿作用，促使在肝脏中尚未分解完的乙醛提前进入肾脏。确实是帮了肝脏一般，出现了解酒的效果。但乙醛是一种能够对肾脏造成损害的有害物质，而肾脏又没有这方面的解毒功能。所以，经常饮酒又习惯在酒后饮浓茶的人，肾病的发病率相对偏高。另外，酒中乙醇的刺激作用本已相当强烈，加上喝浓茶对心脏产生的刺激作用，心脏因此受到的恶性刺激迅速增加，心脏病的发病率也会呈上升趋势。

# 玄参——增益肾气

【**性味**】味苦微甘，性微寒，归于肺、肾经。

【**功效**】清热凉血，补益肾气。

【**药论**】《本经》："玄参，味苦，微寒。主腹中寒热积聚，女子产乳余疾。补肾气，令人目明。"

玄参二月生苗，高四五尺，茎方而大，作节若竹，色紫赤，有细毛。其叶生枝节间，四四相对，形似芍药的叶子。七月开白色或淡紫色花，花端丛刺，刺端有钩，最坚且利。八月结子黑色。其根中空而有腥气，生时青白，干即紫黑。

玄参之色虽黑，其实是内白而外黑，故其花亦有紫、白二种颜色。其色由白至黑，足具阴阳相转之象，且其根有腥气，其色兼白，且其叶四四相对，四是肺金的象数，所以玄参又善入肺经之内以清肺家燥热，解毒散火，最宜于肺病结核、肺热咳嗽等病证，其中应用最广的便是玄麦甘桔汤。

为什么玄参的苦味在这里不是入于心血之间而是跑到肾那里去了呢？其实苦味先入于心这一点是永远不变的，但我们更要注意到，玄参八月结子黑色，其根干即紫黑，所有的现象表明，此物的终极部位在肾而不在于心。"肾欲坚，急食苦以坚之，用苦补之"。这里的补的真正意义是用它的苦味滋生"肾欲坚"需要的东西。《本经》谓玄参"补肾气，令人目明"。这已明确指出玄参补益的是肾气，而不是肾阴，更不是肾精！至于"令人目明"，则虽目为肝窍，但肾气强方能使目视物。肾气虚则视物模糊，或有重影。玄参善补肾气，故自善于明目。所以说，玄参明目，与肝无关。

《本草纲目》："无根之火，当以玄参为圣剂也。时珍曰：肾水受伤，真阴失守，孤阳无根，发为火病。法宜壮水以制火，故玄参与地黄同功。其消瘰亦是散火。"。

阴虚则火旺，往往很明显的表现就是舌红少苔。这个时候就是应用玄参、熟地黄的时机。当然，如果只是单用玄参也不好，因为它除了补益肾气，自己本身就没有很大的滋阴作用。玄参本来也具微微甘味，且开紫、白二种花色，它多少都具有一定的补益功能，但与地黄相比，真是相差甚远。就现代药理看来，玄参亦含有糖类、氨基酸等营养物质，长久服用的话也会体现一定的补益作用，于是《名医别录》便有"久服，补虚明目，强阴益精"一语。但总体来说，玄参清多于补，清热凉血甚至是解毒的作用，它的这个能耐主要是通过开启肾水上行把虚火给平了。对于咽痛、心烦等，一用玄参就很快地把肾水开启上来，然后肾水上济于心，上济于咽喉，效果很快就显现出来，但是，病家下面本来就这么点肾水真阴了，经过玄参这么一提取之后将会更快地枯竭，如果没有其他药物的配合，病家的麻烦难道还不是明摆着的吗？所以玄参经常要与大剂量的熟地黄或者芡实等配合起来使用。

阴虚火旺的极端情况，舌象会达到色红无苔，光滑如镜的状态，比如由阴虚所致的咽喉疼痛（化脓性扁桃体炎）之阴蛾证便可见这种情况。阳蛾的治疗原则是清热解毒，阴蛾则应滋阴降火。《疡医大全》用熟地黄、玄参、芥子、山茱萸、五味子、山药、茯苓、肉桂等组成"引火汤"治疗。陈士铎《辨证录》

**发现本草**
——对中药药性的深度解读

将上方改为：熟地黄、巴戟天、茯苓、麦冬、五味子，仍用"引火汤"之名。陈士铎的引火汤组方更加精妙，深得后世医家喜爱，应用更为广泛。而作为最重要的君臣二药，由原来的熟地黄与玄参，改为熟地黄与巴戟天，可知玄参原可弃用，便知玄参实在没有太大滋阴能力，但是参与帮忙灭火还是可以的。

# 知母——痛风论治

【**性味**】味苦而辛，性寒，归于肺、胃、肾经。

【**功效**】清热泻火，滋阴退蒸。

【**药论**】《本经》："知母，味苦，寒。主消渴热中，除邪气，肢体浮肿，下水，补不足，益气。"

邹润安说："陶隐居云：知母形似菖蒲，根白色，叶至难死，掘出随生，须枯燥乃已。则其金之色，秉至阴之性，与土极相浃者。惟其具金质而与土浃，故阴气有余，遂能生水，此其入肺肾胃二脏一腑为不可易矣。"

张锡纯说："人禀天地之气以生，人身之气化即天地之气化。天地将雨之时，必阳气温暖上升，而后阴云会合大雨随之。黄芪温升补气，乃将雨时上升之阳气也；知母寒润滋阴，乃将雨时四合之阴云也。二药并用，大具阳升阴应云行雨施之妙。膏泽优渥烦热自退，此不治之治也。"

大抵知母通"滋母"，肾是先天之本，但肺是它的母亲，知母体质润滑，善于滋润它们而得名，其用则由此而大致可知。由于知母比较偏向作用于气分，所以李时珍就说它是肺、肾二经的气分主药，而经常与属于肾经血分药物的黄柏相配伍。知母与黄柏这对经典药对，是处理舌红少苔这种情况的"消渴热中"，后世的知柏地黄丸就是在这样的思维下建立起来的。

值得一提的是，知母的"下水"与秦艽的"下水"相差甚远。秦艽善下整体肢节间的水，但知母只能消除局部的邪水，比如临床上用于痛风的治疗就是。痛风尿酸高，尿酸过高仅仅是它的标，大凡有一定利尿作用的药物都可以降尿酸，比如土茯苓、车前子等。但痛风之本在脾、肝、肾三处。一般痛风初起，是在足大趾脾经所在部位开始痛起，逐渐往肝经的方向发展，最后演变成痛风结石，这个时候已经伤到骨节，也就是肾经所管辖的范围了。"肾欲坚，急食苦以坚之"，而且酸属木，辛属金而能克制它，知母味苦而辛，正能标本同治（具体是产生碱性体质溶解尿酸）。所以，桂枝芍药知母汤是调理痛风之本值得参用的药方。乌鸡白凤丸作为善后方案，既方便又有效。当然，此方法虽然比较广谱，但还是需要以辨证论治为前提。刚开始的痛风，如果是热象明显，大剂量的滑石加土茯苓是不错的药对，如果是虚寒型的情况，有时候用附子理中汤就可以。民间草药走马胎，在缓解腿部疼痛方面有独到之处，所以自古就有"两脚迈不开，就用走马胎"的谚语留存，配合路路通则效果更佳。

　　这里"下水"一词，与黄芩的"逐水"也相差甚远，大家务必懂得区分。黄芩逐水，是追逐水而不是驱逐水，追逐是为了回收那因高温而无法液化的水。知母下水的意思就很明确，因为前面说到"肢体浮肿"，这些都是多余的水湿，所以必须要将这些多余的水从下焦排出。也就是说，这里的问题与心脏这个太阳无关，而是与肺肾有关，肺是水的高原地，肾是水的低流处。肺肾气虚，则无力运化水湿，堆积在体内某处形成多余。肺肾在这里为什么气虚呢？因为它们里面有邪气，并且大多数是邪火，有邪火在这里从中作梗，所以就把肺肾搞得元气大伤了。知母善于滋润它们，帮它们打气，所以《本经》最后就说"补不足，益气"，当肺肾正气回复了，则水道通畅，多余的水湿自然就"水往低处流"了，所以说知母"下水"。


# 延胡索——心腹痛药


【**性味**】味苦微辛，性温，归与心、肝、脾、肺经。

【**功效**】行气活血，止心腹痛。

【**药论**】按《泊宅编》的记载，有一人患周身疼痛难忍，用祛风胜湿之法无效。周离亨说，这是气血凝滞所致，用延胡索、当归、桂心等分研末，温酒送服三钱（10克），可根据症状调整药量，以痛止为度，因而获效。

延胡索以其味辛而入肺，故善辛散温通气分诸滞，又其味苦而归于心，则又善以其温苦之性而开破血分诸滞，合则最善行气活血，并被誉为"行气活血第一品药"。正所谓：痛则不通，通则不痛。但凡气血之中一切凝滞，用以此物均能通其不通之处而使诸痛可止，故又有"心痛欲死，速觅延胡"的说法。

据《本草纲目》的记载，明代荆穆王妃胡氏，因食荞麦面时发怒，患了胃脘疼痛的疾病，发病时痛不可忍。医生用过吐、下、行气、化滞等各种药物，一入口马上吐出，不能奏效，大便已有三日不通。后来请名医李时珍诊治。李时珍想到《雷公炮炙论》中"心痛欲死，速觅延胡"这句话，于是就用延胡索三钱（10克），令其温酒调服。王妃服后即能受纳，不再吐出，过了一会大便通畅，胃痛停止，数年未再犯。

延胡索之所以仅含微辛之味，并非苦胜辛而使辛味不能显达，而是延胡索所含的辛味物质确实远少于其所含的苦味物质。观其所含的化学成分，竟有二十多种生物碱，其味苦之来源与程度可想而知。所以，古人每用此物，必以酒为导引，引其运行，又兼能补其辛味之不足，合则其功更强而能收特别功效。延胡索之药性，虽总以破滞为其强项，但它的性情并不甚猛烈，纯属温和运动之品，亦可震动虚人之气血而助其流行，只是其无任何补益功能，故须伍以补气益血之品方可得以善后。

李时珍谓延胡索有利尿的作用，但却没有就此而给出明确的解析。就性味而论，本品既然并不是以辛味为主，自然就不会选择通过开启华盖的方式来达到通利小便的目的。倘若肝经有热而致疏泄失调或膀胱受邪热所迫而致小便不利者，用本品之温热来化载它，似乎并不适宜；如是因阴阳俱虚，致气化伤损而造成小便不利者，即用本品行气，亦只能使小便利于一时，终非长久之计，故时珍之说实不能解。观《本草纲目》所载的治尿闭一方，乃延胡索与川楝子等分研末共用，而川楝子味苦性寒，最善清退肝经与膀胱之实火，可知治尿闭之能，当推川楝子为君，而延胡索不过是佐使之品而已，又怎能将利尿的作用归功于它的身上呢?

# 白及——补土生肌

【**性味**】味苦甘辛,性凉,归于肺、胃、肝、肾经。

【**功效**】收敛止血,消肿生肌。

【**药论**】《本草纲目》:"按洪迈《夷坚志》云:台州狱吏悯一大囚。囚感之,因言:吾七次犯死罪,遭讯拷,肺皆损伤,至于呕血。人传一方,只用白及为末,米饮日服,其效如神。后其囚凌迟,刽者剖其胸,见肺间窍穴数十处,皆白及填补,色犹不变也。洪贯之闻其说,赴任洋州,一卒忽苦咯血,甚危,用此救之,一日即止也。"

陈世铎认为,此事载于野史,但又不尽如此。史言受刑时,自云:"我服白及散五年,得以再生,不意又死于此。"人问其方,贼曰:"我遇云游道士,自称越人,传我一方:白及一斤、人参一两、麦冬半斤,教我研末,每日饥服三钱,吐血症全愈。然曾诫我云:'我救汝命,汝宜改过,否则,必死于刑。'不意今死于此,悔不听道士之言。我传方于世,庶不没道士之恩也。"

诸书多言白及味苦,这种说法并不全面,白及之味亦辛,只是苦胜辛,辛味受其压抑不显达而已。《本经》曾谓白及名为甘根,李时珍认为那是反说法,其实后世之人都错了,白及确是内含甘味的,只是一般情况下感觉不出来而已。白及的生物成分主要是白及甘露聚糖、挥发油与黏液质等,仔细考究即知其味并非只是唯一的苦味那么简单。

我们知道,凡是色白的物质都指向具有补益的作用,白及自然也不例外。虽说白及有止血的作用,但这未免也太忽略了它的更重要功效,那就是补土生肌。苏敬说:"山野人患手足皲拆者,嚼以涂之,有效。为其性粘也。"陈士铎说:"白及不止于治胃中之血,凡有空隙,皆能补塞。"苏颂说:"今医家治金疮不瘥及痈疽方,多用之。"事实表明,白及补土生肌之能无越是物。《名医别录》

谓其能除疥癣，很明显就是通过扶正以达到祛邪为用，倘若伍以蜈蚣、蛇床子等杀虫之品，则收效更甚矣。

李时珍说："白及性涩而收，得秋金之令，故能入肺止血，生肌治疮也。"

李时珍所论亦太过于简单了吧。得金秋之气且味涩之品很多，为何唯独白及具此良能呢？白及内含黏液物质，最善收敛肌肤，则已败之血肉得以抑制，这只是其一原因。白及色白而味甘，甘者土之本味也，肌肉乃土之所主，土得其补则肌肉自生，这是其二之原因。本来，白及合祛邪与扶正之能于一身，已是世上难得的好药了，而它更难能可贵的，就是兼具辛味，辛味的功能是发散宣通的，白及虽善补土，但要做到快速生肌，气血不流通顺畅又怎么行呢？神奇的是，白及之辛味充当了使其通畅的角色。并且，这是其他任何外来的物质所不能替代的，因为白及的这种物质是天地自然生化的，它们的组合也是最美妙的组合。只是其味苦独胜，倘若伍以甘补之品，那就更加完美了。

# 木通——通导心火

【**性味**】味苦微辛，性凉，归于心、小肠、膀胱经。

【**功效**】清热利水，通经利窍。

【**药论**】张隐庵说："木通藤蔓空通，其色黄白，气味辛平，禀土金相生之气化，而为通关利窍之药也。禀土气故除脾胃之寒热。藤蔓空通，故通利九窍血脉关节，则令人不忘。禀金气故去恶虫。防己、木通，皆属空通蔓草，防己取用在下之根，则其性自下而上，从内而外；木通取用在上之茎，则其性自上而下，自外而内。此根升梢降，一定不易之理。后人用之，主利小便，须知小便之利，亦必上而后下，外而后内也。"

关于"根升梢降"，这里的根是指地下的根部，梢是指茎枝特别是末梢部分，这没有什么不妥。但是我们在"药性综合理论"处，曾引用过张元素的话，他定义的根是在地下部分贴近地表处，"以生苗者为根"。以当归为例，归头部分就是他所说的根。而"以入土者为梢",也就是向地下深入生长的归尾部位属于他所说的"梢",这是根部的末梢。这虽有别常识,但我们也不能完全否定他的说法。在临床指导用药时,张隐庵的说法没有错,张元素的观点也具有实际意义。李东垣在描述当归时说:"其用有四,头止血而上行,身养血而中守,梢破血而下流,全活血而不走。"所以补中益气汤中,因强调"补中",于是原方用当归身。如果要加强升提的力量,就应该用归头。"如大便秘涩,加当归梢一钱",可知"梢破血而下流"之义。

张锡纯说:"木通味苦性凉,为藤蔓之梗,其全体玲珑通彻,故能贯串经络,通利九窍。能泻上焦之热,曲曲引之下行自水道达出,为利小便清淋浊之要药。其贯串经络之力,又能治周身拘挛,肢体痹疼,活血消肿,催生通乳,多用亦能发汗。凡利小便之药,其中空者多兼能发汗,木通、萹蓄之类是也;发汗之药,其中空者多兼能利小便,麻黄、柴胡之类是也。"

利水之药,若兼中空之形,则其象有如离火而性升发,合则必能发汗;而本是发汗之药,若属中空之物,则其形有如水道之导引,所以又必善通利小便。但要提醒的是,这里说的中空,并不是一定要像葱管那样的才算中空,就拿木通来说,它的所谓中空只不过是拥有很多比一般家用针孔还小的小孔道而已,但此物的横截面还真有点意思,其形状一圈一圈的而且向四周散射,就像致密的蜘蛛网似的。木通既善利水,多用亦能发汗,合则可使乳水疏而通之,闭经通而开之,水肿利而导之,痹痛祛而除之。所以说此物能泻诸经之火,可解诸经之郁。而防己之能,更是被李东垣誉为通行经脉的仙药,没有其他药物可以替代。

我们知道,小肠的能量来自于心火。如果要把心火导入小肠,往往用到的是细辛与木通这对药。有人说把心火导入小肠的是细辛,但我们认为主要是木通。木通是通过水道把心火导入小肠的,它在人体行走的路线主要是从心入小肠再转膀胱。《扶阳讲记》的作者卢崇汉是用菖蒲把心阳导下来的,但这里不是导入小肠,而是把心阳向肾阳方向传导过去以交通心肾。至于其中道理,大家参看菖蒲的药性就会了解。

**发现本草**
——对中药药性的深度解读

需要注意的是，木通的品种有三个，分别是木通科的木通（古称三叶木通）、毛茛科的川木通和马兜铃科的关木通。其中，关木通富含损害人体肾脏的马兜铃酸，毒性较大，而木通不含马兜铃酸，没有毒性。而我们上述所论的木通指的也是这种木通。但现在除了云贵川以外大部分地区的人们，主要使用的却是有毒的关木通，所以临证用药尤须谨慎，不要因一字之差而害人于无形。同时提醒诸位，木通一物能够疏泄肝木、通利肾水，虽然无毒，但长久服用也会败坏肾气，医者不可不知。

# 栀子——疮疡良药

【**性味**】味苦，性寒，归于肝、心、肺、胰、胃经。

【**功效**】泻火除烦，清热利湿，凉血解毒。

【**药论**】《本经》："栀子，味苦，寒。主五内邪气，胃中热气，面赤，酒疱，皶鼻，白癞，赤癞，疮疡。"

邹润安说："栀子味苦气寒，禀性严肃，乃偏开花结实于阳气极盛时，固有以知其体阴而效用于阳矣。其花白，蕊黄，仁赤，五色之中惟具其三，故所主面赤、酒疱、皶鼻、白癞、赤癞，亦惟此三色，其他若青黑痣斑之类，概不能治，是亦茜草、红花、苏方木色赤而治血者无异矣。"

徐灵胎说："栀子正黄，黄色入阳明，性寒能清热，故为阳明之药。但其气体清虚，走上而不走下，故不入大肠而入胃，胃在上焦故也。胃家之蕴热，惟此为能除之。又胃主肌肉，肌肉有近筋骨者，有近皮毛者，栀子形开似肺，肺主皮毛，故专治肌肉热毒之见于皮毛者也。"

徐灵胎所论比较精当。脾胃同为主肌肉之脏腑，若论深浅，则脾比胃所主之肌肉更深一层，故胃主贴近体表之肌肉，诚是确论。所以，《本经》谓栀子治"疮疡"之证，此即肌肉之病，也就是阳明的表证，用之确是合拍。《黄帝内经》曰："诸痛痒疮，皆属于心。"大抵疮疡之证，多因火起。栀子既善清心火，又能解肌肤之热毒，合则标本兼治。所以说，栀子确实是一味治疗疮疡的良药啊！

问题是，疮疡之疾，虽主在心胃二经，但与主一身之表的肺经也脱不了关系，并且，栀子也确能泻肺中之火以治衄血、尿血等病证，那么，它是凭什么而入于肺经之内的呢？徐灵胎谓其形开似肺，颇有相似相归之义，但这只不过是其中的一个原因而已。其另一个重要原因，就是栀子那纯黄的颜色。黄色不是归于脾胃之经吗，为什么又谓其归于肺经呢？黄色乃土之正色，故其主归于脾胃，这一点是不可置疑的，对所有药物来说，这个结论都适用。但是，对于花类与子类药物来说，"凡色黄耐久者"，它们亦可因这黄色而归于肺经。

栀子能归于胃经，并且性属寒凉，所以《本经》说它主"胃中热气"，这是很容易理解的。把栀子打成粉，加生姜汁一起吞服，可治胃部灼痛。对于因胃酸过多引起的胃痛，这样处理可让胃酸不要再冲上来。这里虽然也有生姜的功劳，但如果说到除胃中热气，则是非栀子莫属。

再有就是，栀子泻火，是从血分开始往气分方向泻火，与石膏专泻气分之火形成区别。而中药里面还有从血分开始往气分方向泻火的药物，如连翘就是，并且栀子与连翘都是治疗疮疡的良药。但栀子是通过胰经白膜处往下泻火的，而连翘则不同，它的药性是散的，它能把火从从皮肤逼出来，所以泻火的方式不同。

本人认为，胰经可以等同于原来的手少阳三焦经。栀子的药用功效，自古至今都认为是泻三焦实火的首要药物，所以栀子归于三焦经相信大家是没有疑问的，所以在这里我们就说栀子也归于胰经。理解了这一点，则对于朱良春关于"生栀子为主治疗胰腺炎有特效"的用药经验，我们就可以很好地掌握了。生栀子泻三焦火，既能入气分，清热泻火，又能入血分，凉血解毒，故为首选药物。

**发现本草**
——对中药药性的深度解读

# 紫菀——返魂小草

**【性味】**味苦微辛，性温，归于心、肺经。

**【功效】**化痰止咳，利尿通便。

**【药论】**《本经》："紫菀，味苦，温。主咳逆上气，胸中寒热，结气，去蛊毒，痿蹶，安五脏。"

紫菀也叫返魂草，真是有点难于理解，《本经》载其"去蛊毒"，难道指的是这个作用吗？但其他能够处理"蛊毒"很多，也不见有此殊荣，"去蛊毒"相比"返魂"一词来说还相差一段，如果紫菀真像传说那样有这么厉害的功效，那看来是我们对其了解太浅了！

紫菀味苦而色紫，按理当主于心经血分之证，但《本经》却谓其"主咳逆上气，胸中寒热，结气"，并且此物也确实是肺家痰咳的要药，这是为什么呢？紫菀之功主在止咳化痰，其治咳者，唯主治久咳之证一种。久咳则肺必虚而寒，紫菀味兼微辛而能入肺，性温正所以能治寒，则肺受益，故善治之。王好古谓其益肺气，亦即此理，又指其辛开苦降，温润疏通之功效。又紫菀味苦而色紫，自能善入于心血之间，故其最善治咳吐脓血、痰中带血之证，于是《名医别录》便载其"疗咳唾脓血"。

此外，紫菀又有通调水道之功效，颇为世人所不知。最早用紫菀利尿，见于唐代孙思邈《千金要方》："治妇人卒不得小便，紫菀末，井华水服三指撮。"其后，宋《太平圣惠方》以紫菀配黄连、甘草治小儿尿血，水道中涩痛，用意均颇奇特。张山雷说："凡小便不利之候，多有由于气化不宣者，故人谓之气癃。不调其气，但与渗利，亦必不效。惟紫菀疏泄肺气，则上窍开而下窍亦泄，石顽谓其通调水道，其用在是，非仅以其温润也。"

用紫菀通大便，则始于宋人史载之，据说是蔡京得了大便秘结的病，太医们治来治去都不得通，史载之当时刚刚来到京城，在医界并没有什么名声，当他听闻了这个消息之后，就上门拜访希望能够为蔡京诊治，但却为守门者所阻，最后才勉强得以进入，待其诊过蔡京的脉象之后，当即就说：请求二十钱。蔡京惊奇地问：用来干什么？史载之说：用来买药。二十钱就能治好我的病？蔡京心中当然半信半疑。史载之不久就回来了，随即买来紫菀并研末送服，很快大便就通了，史载之于是名满开封。

朱良春说："紫菀所以能通利二便，是因其体润而微辛微苦，观其药材，须根皆可编成辫状，故紫菀又有'女辫'之别名，其性润可知。润则能通，辛则能行，苦可泻火，故用于二便之滞塞有效。且肺为水之上源，肺气为痰火所壅，则治节不行，不能通调水道，于是小便不利；肺与大肠相表里，肺气不利，大肠失于传导，则大便亦不得通。由斯观之，紫菀所治之二便不利，必有肺气不宣之见证，非一切二便不利皆可治之也。推之凡清金润肺、消痰降气药，皆具有通利二便之功用，如瓜蒌、苏子、马兜铃、杏仁、桑白皮皆然。"

# 杏仁——偏走阳分

【性味】味苦，性温，归于心、肺、大肠经。

【功效】止咳平喘，润肠通便。

【药论】《本经》："杏仁，味甘，温。主咳逆上气，雷鸣，喉痹，下气，产乳，金创，寒心，奔豚。"

这里一定要注意"下气"二字。杏仁其质油滑，故其性善于下降，这一点并不难理解。如此，则除"产乳，金疮"外，其他均易得解说。"产乳"一语，其实也与其善下气有关，因为这里"产乳"是分娩的意思。至于"金创"，是取其味苦破滞之能，我们其实也可从杏枝能治跌打损伤引起的瘀血那里探知。再者，"诸痛痒疮，皆属于心"，杏仁本来就是心果，所以有此功效，并且不限于内服还是外用。

杏树的一身皆可入药，杏叶能治目疾、水肿，杏花能治女子伤中、寒热痹证，杏枝可治跌打损伤引起的瘀血，但临床上用得最多的还是杏仁。世有五果与五脏对应，它们分别是：肝果李、心果杏、脾果枣、肺果桃、肾果粟。这里主要是指它们的果肉而说的，当然，核仁自然也与果肉存在一定的关联。但心果杏与肺果桃的核仁偏偏来了对调，杏仁是心果却主于气病，桃仁是肺果却主于血病，主要是由于它们核仁的性质而决定的。杏仁之肉偏白，桃仁则偏红，所以才会这样。

李东垣认为：杏仁平喘，治气分病；桃仁疗狂证，治血分病。二者都可以治大便秘结，当分清气、血而施治。白天便秘，应行阳气；夜晚便秘，应行阴血。所以，体虚的人便秘，不能过度通泻。脉浮者当治气，用杏仁、陈皮；脉沉者当治血，用桃仁、陈皮。手阳明与手太阴为表里，贲门主往来，魄门主收闭，是气的通道，所以都用陈皮来佐使。

杏仁与桃仁虽同是利气下血之药，其中分别，李东垣亦以杏仁治气而桃仁治血为细分。但是，陈士铎却认为杏仁未尝不治血，桃仁未尝不治气也。他举例说："大便秘结，气闭者，桃仁亦能开；血闭者，杏仁亦能下。"陈士铎所论，亦有一定的道理，事实也是如此。杏仁与桃仁之能利气下血，皆因其味均属苦而具破滞之能。而此二种药物之苦味，都源自于同一种化学物质：苦杏仁苷。但是，桃仁所含的苦杏仁苷比杏仁所含的要多。正因为这样，使得桃仁所含苦降之物偏多故而善沉达阴分以治血；杏仁所含苦降之物较少，故而偏走阳分以治气。杏仁之肉白而皮红，有从肺气而走心血之象，不正说明杏仁的这一性能了吗？所以，李东垣的论说就更为符合科学与临床的要求。


## 枳实——开化中焦

【性味】味苦而辛，性微寒，归于肝、脾、胃、肺经。

【功效】破气除痞，化痰消积。

【药论】《本经》："枳实，味苦，寒。主大风在皮肤中，如麻豆苦痒，除寒热结，止利，长肌肉，利五脏。益气，轻身。"

"南橘北枳"是人们熟知的一个成语故事，它的意思是，橘子生长在淮南结出的果实就是酸甜可口的橘子，当它被移植到淮北后结出的就是非常酸的枳实了。这个成语常用来比喻人会受环境的影响而发生变化。但其实并不是这样的，因为橘和枳虽然同属芸香科，但却是一个属于柑橘科，另一个属于枳科，是两种不同的植物，所以果实形状有很大差异。但很多植物确实存在南北差异，这就是中药强调"道地"的原因了。

张隐庵说："枳实气味苦寒，冬不落叶，禀少阴标本之气化。臭香形圆，花白多刺，瓤肉黄白，又得阳明金土之气化。主治大风在皮肤中如麻豆痒者，得阳明金气而制风，禀少阴水气而清热也。"

张隐庵谓枳实气味苦寒，他这是根据《本经》的记载而说的，但是，现在也有人认为枳实之性属于温，并且，我国《药典》中也记载枳实味苦辛酸而性温。这到底是怎么回事？枳实一物的药性应该如何界定呢？我们认为，《本经》所记载的枳实性寒无误，但应该修正为微寒则更符合当前实际。为了更好地说明这个问题，我们不妨引进现代药理的一些内容。枳实的主要化学成分是性属温热的挥发油和性属寒凉的多种苷类，根据我们此前得出了结论，容易值得枳实之辛味来自其内的挥发油，而苦味则来自多种苷类，因其苦味胜出，所以《本经》谓其味苦而没有记载其味辛，同时也是由于火（苦）克金（辛）的缘故，所以枳实一物的第一显性当属微寒。但是枳壳有所不同，它的主要化学成分是挥发油和黄酮类，这个黄酮类具有的是酸味，由于其内的挥发油占优势并且出于金（辛）克木（酸）的缘故，再加上没有了味苦而性属寒凉的多种苷类的制约，所以枳壳的第一显性反属温类。

"子善开破，故常以攻积降泄"，枳实作为果子类药物，其善除痞消积，是不可置疑的。且其木枝上多刺，秋季结果实，得金气甚多，金主攻利，故其力强而性速。另外，枳实味苦即能开破，味辛而能理气，合则其功擅破气除痞与化痰消积之理亦明矣。此物由于集辛开苦降于一身，所以最为叶天士所广泛应用，并以枳实配茯苓应用最多最广，主要用于治疗湿阻中焦，脾失健运等证候。

**发现本草**
——对中药药性的深度解读

这就是"除寒热结"的要义所在。后来《名医别录》总结为"破结实，消胀满"，是很值得参考的。现代人饮食不节者多，所以枳实一物应该引起我们的关注与重用。

枳实与枳壳，二者同属一物。小而未成熟、皮厚实的为枳实，大而已成熟、壳薄中空的为枳壳。二者性味与功效都相似，都主于理气。若细究其区别，则枳实以实为用而质重，其性降而主于治下；枳壳以壳为用而质轻，其性升而主于治上。因此可以推知，"主大风在皮肤中，如麻豆苦痒"，说的就是枳壳的作用。

陈士铎说："枳壳，性缓而治高，高者主气，治在胸膈；枳实，性速而治下，下者主血，治在心腹。故胸中痞，肺气结也，用枳壳于桔梗之中，使之升提而上消。心下痞，脾血积也，用枳实于白术之内，使之荡涤而下化。总之，二物俱有流通破结之功，倒壁推墙之用。"

最后说一说提垂汤：黄芪 60 克，枳实 60 克，升麻 6 克，柴胡 6 克，益母草 18 克。本方的应用很广，如胃下垂、子宫下垂以及眼皮下垂等。枳实加益母草，这是治疗子宫下垂的基本组合。但很奇怪的是，在提垂汤里面竟然用了这么大剂量的枳实，难道不怕它那趋下的药性把这些下垂的器官也拉下去变得更严重吗？事实上，如果是单纯性的下垂，比如一般的司机因长期刚吃饱就开车走山路，以致食物上下振动拉伸胃下垂的，就可以去掉枳实而配合补中益气汤来治疗。但很多情况下，一般器官的下垂，都是由于内有痰水所致，而枳实能够把堆积在这些部位的痰水祛除，使这些器官变得比较轻而有利于升提，这也是《本经》说枳实"轻身"的主要原因。


## 天花粉——善止消渴

【**性味**】味苦微甘，性寒，归于肺、胃经。

【**功效**】清热消肿，生津止渴。

【药论】《本经》:"瓜蒌根,味苦,寒。主消渴,身热,烦满,大热,补虚,安中,续绝伤。"

邹润安说:"张隐庵谓本草之根荄,其性上行,实则性复下降。瓜蒌蔓延,结实之时,根粉尽消;结实既成,根复生粉。是以根能启阴气上滋,实能导痰腻下降,此言最是得理。愚谓凡物之根荄,骨肉浑成,即可使揭而开,亦不过如远志、黄芪、续断等物,肉是肉,骨是骨耳,未有如瓜蒌根,浸而捣之,则肉尽成粉,所余但存筋脉者,此之谓散质簇为聚质。凡瓜瓝之属,既已结子成熟后,或外皮成壳,子留于中,外内皆燥,其有脂液难燥者,又多连穰及壳,自内溃烂而出,未有如瓜蒌实之外皮成壳,内结重蒌,子攒聚于其间,而脂液附焉者,此之谓无形附于有形,散质簇为聚质,性复主升,故能使津液上潮,主燥涸之烦渴。"

陈士铎说:"瓜蒌为天花粉之子,而天花粉为瓜蒌之根。子悬于天下,而性实顾根,故趋于下者甚急;根藏于地中,而性实恋子,故育于上者自缓。缓捷之别分于此,而陷消之功亦别于此。故宜缓者用天花粉,宜急者瓜蒌实。"

天花粉就是瓜蒌根,它的果实叫作瓜蒌实。大抵草木之根性善上行,其果实则性复下降。所以,瓜蒌根能起阴气上滋,故主燥热之烦渴;瓜蒌实能导痰浊下行,故主黏腻之结痛。"瓜蒌蔓延,结实之时,根粉尽消;结实既成,根复生粉",二物同为一体,所以有一定的共通之处,比如都能消痞满,但也是有一定区别的。就性味而论,瓜蒌实味纯苦而专于开破,且属子类药物,自又善于开闭与攻积,其消除痞满之功甚捷,自有至理。而天花粉味苦之间兼具微甘,甘则性缓而功亦缓,亦在情理之中。

周岩说:"虽凡根皆寓有升意,而用根之药不尽属能升,且以粉消为升,则有粉方掘,正在升力已退之时。盖其所以主消渴者,为其性濡润而味苦寒,皮黄肉白,能劫肺胃之热,润肺胃之燥耳。葛根则异乎是矣,其味甘平,为阳明之正药。内色洁白,则能由胃入肺。外色紫黑,则又由肺达太阳。味甘兼辛,则擅发散之长,层逆而升,复横溢而散。升则升胃津以滋肺,散则散表邪以解肌。故瓜蒌根治身热,是以寒胜热;葛根治身热,是以辛散热。瓜蒌根止渴,是增益其所无；葛根止渴，是挹彼以注兹。"

在《本经》里，瓜蒌根与葛根都主消渴，而谓葛根起阴气，瓜蒌根却不言起阴气，其中道理，周岩已经说得比较详尽精确，唯论葛根"主消渴"则有美中不足之处。葛根亦属寒凉之辈，且其味甘，自能甘寒相合而生津，亦能增益其所无，并非只是"挹彼以注兹"这么简单。

由于瓜蒌根善于生津止渴，所以我们的副标题就说它"善止消渴"，应用到当今就是善于治疗糖尿病一类疾病的意思，张锡纯有玉液汤（山药、黄芪、天花粉、知母、葛根、五味子、鸡内金）可供参考，这是属于上消口渴证的对治方药，或者用人参白虎汤效果也很好。中消在脾胃消谷善饥，阴火用地黄饮子加减，阳火仍用人参白虎汤（脉洪大者）。下消在肾气败坏，用肾气丸加减补骨脂、胡芦巴、车前子等。要注意并不是所有的糖尿病都产生上述"消"证，那么论治的方药自然也就不同。

当然，在糖尿病前面还有一种情况就是以血糖高为主要表现，最初只是有点血糖高，最后才演变成糖尿病。血糖高问题主要出在肝木的疏泄那里，与脾土的运化也有一定的关系。你想想，这甜甜的糖本来应该在肝的清升判断下，通过脾的正常运化，到达全身需要的地方，现在却堆积在血液里面去，这是什么原因呢？这有点类似于现在的河流堵塞，泥土本来就应该堆在两岸，现在却跑到河道里面去了，问题出在哪里呢？很明显这与水土的关系不大，而与两岸那些固住泥土的树木草皮有关（木克土），只要这些草木生长得好好的，那么这些"泥石流"之类就不会出现了。同样的道理，血糖高就与肝木有关，而且是很重要的关系。在治疗这种糖尿病当中，疏木是非常重要的。既要疏木，也要培土，培土所以疏木，标本一起兼治。怎么样培土？用人参、苍术、陈皮、半夏一类；怎么样疏木？用柴胡、黄芩、桂枝、白芍一类。

很有意思的是，前人在著作中可见有天花粉"碍胎"一语。那么，从本草学的角度，我们应该如何理解天花粉的这一点作用呢？其实还是物性使然。此物"结实之时，根粉尽消，结实既成，根复生粉"，也就是说它的气并不收藏于根，而植物的根对应人体的肾，所以它在人体内自然也不会使得肾气更加收藏，而造成肾气外散的结果，就是"碍胎"。同时，由于上消是肾气不能周游于胸所致，而此物能引导肾气向上，能"启阴气上滋"，所以它就善于解决上消的问题，但这很明显只属于治标之法，因为如果没有肾阴作为后盾，它是无能为力的，所以玉液汤就会加上山药、知母、五味子这些药物来配合应用。

# 萆薢——分清解浊

【**性味**】味苦，性凉，归于肝、胃、肾、肺经。

【**功效**】利湿去浊，祛风除痹。

【**药论**】《本经》："萆薢，味苦，平。主腰背痛，强骨节，风寒湿周痹，恶疮不瘳，热气。"

《黄帝内经》说，"风寒湿三气杂至，合而为痹"，现在《本经》也认为萆薢主治"风寒湿周痹"，所以说萆薢一物，善治痹证。一般来说，凡治痹多以酒泡服，这是因为酒本来也是一味驱寒去风的药物，现在加合在一起则能助药势，不仅药效更好也是能够助其行达周身各处。由于此物味唯苦而专于祛邪，无甚补益之能，所以萆薢酒一般以萆薢五两为主药，外加杜仲与地骨皮各三两以作辅助，常令微醉，不拘时候。

张隐庵说："凡草木之根荄，坚硬而骨胜者，主肾；有刺而藤蔓者，走经脉。萆薢骨胜藤蔓，故主治腰脊痛强、骨节风寒而主肾。又治湿痹、周痹，而主经脉。苦能清热，故治恶疮不瘳之热气。"

周岩说："萆薢用根，取其入肾。茎叶俱青，叶作三叉，则入肝。根黄白色，则入肺胃。根多节而虚软，则能化阴伸阳而治痹。风寒湿之在腰背骨节而痛强者，阴不化也。以萆薢达之而阴化。风寒湿之为阴痿、为失溺、为老人五缓者，阳不伸也。以萆薢导之而阳伸。后世以萆薢为分清浊之剂，亦由阴化阳伸而后清升浊降。即止小便数、除茎中痛，均不出是义耳。"

张锡纯说："时医因古方有萆薢分清饮，遂误认萆薢为利小便之要药，而于

**发现本草**
——对中药药性的深度解读

小便不利、淋证诸证多用之。尝见又以利小便，而小便转癃闭者；以治淋证，竟致小便滴沥不通者，其误人可胜哉。盖萆薢分清饮之君萆薢，原治小便频数，溺出旋白如油，乃下焦虚寒，气化不固之证，观其佐以缩小便之益智，温下家之乌药，其用意可知。特当日命名时少欠斟酌，遂致庸俗医辈，错有会心，贻害无穷，可不慎哉。"

萆薢以其味苦燥湿，所以在风寒湿的层面，它对于风寒一类不如利湿去浊那么专业。作为治疗"溺出旋白如油"的药物，也是善于治疗偏于湿浊一类。有的人小便比较浑浊，甚至味道也很浓，这就是中医上讲的湿浊，相当于西医的尿蛋白一类，这个时候就是应用萆薢的时机。萆薢分清饮有两首同名方剂，一是：萆薢、益智仁、石菖蒲、乌药各等分，茯苓、甘草、飞滑石、盐少许（《女科切要》），主要用于寒湿方面。二是：萆薢、黄柏、石菖蒲、茯苓、白术、莲子心、丹参、车前子（《医学心悟》），主要用于湿热方面。


# 厚朴——多破少通

【性味】味苦，性温，归于肺、脾、胃、大肠经。

【功效】消痰下气，除胀平喘，温中理气。

【药论】厚朴木高三四尺，其叶四季不凋，五六月开细红花，结实如冬青子，生时青色，熟时转红，其内有核。七八月熟时，甚是甘美。此物皮厚，外皮白而内肉紫，药力亦尽在于此，故取其皮入药。

刘潜江说："草木能四时不凋者，或得于纯阴，或得于纯阳。如厚朴则所谓纯阳者，故取木皮为用。而气味苦辛，色性亦赤烈也。夫味之苦者，应于花赤皮紫，是味归形也。形色紫赤者，应于气温，是形归气也。苦能下泄，然苦从于温，则不下泄而为温散。若苦从于寒，则直下泄，如积实是矣。此物虽微苦，苦后觉有微甘，所以直归中土而散结气，可为治伤寒中风根于中土者之确据也。"

张锡纯说："为其性温味又兼辛，其力不但下行，又能上升外达，故《本经》谓其主中风伤寒头痛，《金匮》厚朴麻黄汤，用治咳而脉浮。与橘、夏并用，善除湿满；与姜、术并用，善开寒痰凝结；与硝、黄并用，善通大便燥结；与乌药并用，善治小便因寒白浊。味之辛者属金，又能入肺以治外感咳逆。且金能制木，又能入肝、平肝木之横恣以愈胁下焮疼。其色紫而含有油质，故兼入血分。甄权谓其破宿血，古方治月闭亦有单用之者。诸家多谓其误服能脱元气，独叶香岩谓'多用则破气，少用则通阳'，诚为确当之论。"

唐容川说："同是降气，何以杏仁、葶苈归于肺，而枳壳、厚朴归于脾胃哉？答曰：葶苈、杏仁色白属金，枳壳、厚朴皆木之质，木能疏土，故归脾胃。枳壳木实，味比厚朴稍轻，故理胃气；厚朴木皮，味比枳壳更重，故理脾气。观仲景用枳壳治心下满，用厚朴治腹满，可知枳壳、厚朴轻重之别。"

皆因厚朴与枳实、枳壳功用相似，故前贤常以此二物相提并论。若论理气，大抵枳实、枳壳味苦而辛，厚朴内肉紫而外皮白，其用均是从血走气。至于区别，则厚朴的药力偏于向四周发散垂直体表，利于发汗所以常与麻黄配伍而不能与柴胡同用，而枳实、枳壳的药力偏于直道向下平行体表，利于疏通所以常与柴胡配伍而不能与麻黄同用。

此外，《伤寒论》"喘家，作桂枝汤，加厚朴、杏子佳"里面的厚朴、杏仁这一药对的配合值得细说。我们已经知道，《本经》明确地说杏仁有"下气"的功效，故"主咳逆上气"，仲景用厚朴来和它配合，其实是为了给杏仁的"下气"开路，这个组合真是太妙了，因为肺以降为顺，咳喘是降不下去的表现，我们治疗的时候必须要考虑打通下面的道路。所以如果遇到实证的哮喘，我们还得承气汤一类来为其开路，因为大凡慢性哮喘，大多数都具有阳明里实证，这是由于肺气一虚，则与其相表里的大肠就不能很好地通畅，于是就出现了这样的情况。

接下来要讨论的是药物的用量问题，因为你尽管也晓得气滞腹满要用厚朴，但到底要用多大的量呢？在《伤寒论》里面，小承气汤与厚朴三物汤均由大黄、枳实与厚朴组成，但后方厚朴增加六两，枳实增加二枚，大黄量不变。前方以大黄为君药，主治阳明腑实证；后方以厚朴为君药，主治气滞腹部胀满便秘。张仲景的用药经验告诉我们，如果只是用厚朴来开气道打头阵，则用二两（30克）就可以了，但如果要用此物为君而主除气滞疗腹部胀满的话，用至六两（90克）为其最佳药量。所谓"多用则破气，少用则通阳"，这里的多用与少用很明显就应以二两与六两为界限。但需要注意的是，厚朴三物汤"以利为度"，其用量看起来挺吓人的，但并不是叫你一下子全部吃下去，而是根据病情来确定，六两为其上限的最佳药量，在这个范围内你就分多次服用，直到"以利为度"。但当今的天时人物与古时已不能同日而论，一般情况下，药量我都会在原来的基础上除以三，即《伤寒论》用一两（约合15克）的时候，我仅用5克。

## 赭石——平肝潜阳

【**性味**】味苦，性寒，归于肝、胆、心包经。

【**功效**】平肝潜阳，降逆止血。

【**药论**】《本草纲目》记载，曾经有一小孩腹泻后眼睛向上，三天不吃奶，目黄如金，气将绝。有位医生说，这小孩患的是慢惊风，应从肝治，用水飞赭石，每次服半钱，冬瓜仁煎汤送服，结果痊愈。李时珍于是感慨地说，赭石平肝之能实非一般药物可比。

赭石性寒且质重，故善下达于肾，色赤故善入于血分；其含铁质故有一定的补血功效，合则苦寒清心，补血滋阴，能使心肾相交。但其味苦而不甘，可知其补血之水平一般，通常只可治标，尤须配伍相应的辅助药物才能共奏良效。赭石本为石类，且富含铁质，故其性必属金类，而最善以此平肝，这是金善制木的缘故。

《续名医类案》："许宣治一儿，十岁，从戏台倒跌而下，呕吐苦水，以盆盛之，绿如菜汁。许曰：此胆倒也，胆汁倾尽则死矣。方为温胆汤加枣仁、代赭石正其胆腑，名为正胆汤，一服吐止。昔曾见此证，不知其治，遂不救。"

脑震荡与脑挫伤，为头部直接受暴力所致；或由外物击伤，或与硬物相撞；亦有因于臀、足受力，外力由脊传头而震伤颅脑者。脑震荡与脑挫伤之治疗，素无特效疗法，中医多主平肝化痰、潜阳息风，《诊暇录稿》有以单味赭石重投缓服，以治脑震荡之法，用于临床，其效应若桴鼓，究其原因，始终不出"平肝潜阳"四字。人体受震之后，阴阳气机逆乱，上证则属胆中浊气循经上达颠顶而致眩晕，下犯胃腑所以呕恶。治疗后清升浊降，胆气敛藏则诸证自已，其中功劳，以赭石为一等。

《医学衷中参西录》："天津杨柳青陆军连长周良坡夫人，年三十许，连连呕吐，五六日间，勺水不存，大便亦不通行，自觉下脘之处疼而且结，凡药之有味者入口即吐，其无味者须臾亦复吐出，医者辞不治。后愚诊视其脉有滑象，上盛下虚，疑其有妊，询之月信不见者五十日矣，然结证不开，危在目前，《内经》谓'有故无殒，亦无殒也'。遂单用赭石二两，煎汤饮下，觉药至结处不能下行，复返而吐出。继用赭石四两，又重罗出细末两许，将余三两煎汤，调细末服下，其结遂开，大便亦通，自此安然无恙，至期方产。

或问：赭石《别录》谓其坠胎，今治妊妇竟用赭石如此之多，即幸而奏效，岂非行险之道乎？答曰：愚生平治病，必熟筹其完全而后为疏方，初不敢为孤注之一掷也。赭石质重，其镇坠之力原能下有形滞物，若胎至六七个月时，服之或有妨碍，至受妊之初，因恶阻而成结证，此时其胞室之中不过血液凝结，赭石毫无破血之弊，且有治赤沃与下血不止之效，重用之亦何妨乎？况此证五六日间，勺饮不能下行，其气机之上逆，气化之壅滞，已至极点，以赭石以降逆开壅，不过调脏腑之气化使之适得其平，又何至有他虞乎？

或问：赭石用于此证不虞坠胎，其理已昭然矣，至《本经》谓赭石治赤沃，《日华》谓其治下血不止，不知重坠下行之药，何以有此效乎？答曰：此理甚深，欲明此理，当溯本穷源，先知人身之元气为何气。盖凡名之为气，虽无形而皆有质，若空气扇之则成风，抛物其中能阻物力之动转是其质也。人脏腑中之气，大抵类斯，惟元气则不惟无形，而并无质。若深究其果系何气，须以天地之气化征之。夫天地间无论氮、氧、碳、电诸气，皆有质，独磁气无质，

**发现本草**
——对中药药性的深度解读

故诸气皆可取而贮之，而磁气不可贮也；诸气皆可没法阻之，而磁气不能阻也（磁气无论隔何物皆能吸铁）。是以北极临地之中央，下蓄磁气以维系全球之气化，丹田为人之中央，内藏元气以维系全身之气化。由是观之，磁气者即天地之元气，而人身之元气，亦既天地间之磁气类也。其能与周身之血相系恋者，因血中含有铁质，犹之磁石吸铁之理也。赭石为铁氧化合而成，服之能补益血中铁质，而增长其与元气系恋之力，所以能治赤沃及下血不止也。"

# 豨莶草——治风致风

**【性味】**味苦，性寒，归于肝、脾、肾经。

**【功效】**祛风湿，利筋骨。

**【药论】**《本草纲目》记载江陵府节度使《豨莶丸表》中说，作者有个弟弟叫诉，三十一岁患中风，卧床五年，许多医生治疗无效。有个叫钟针的道人看过这个患者后说，可以吃豨莶丸，一定好。这种药草多生长于肥沃之地，三尺多高，节叶相对而生，在夏季五月以后采收，离地面五寸煎割，用温水洗净泥土，摘叶及枝头，九蒸九晒，不用太燥，仍熬捣成末，炼蜜为丸如梧子大，空腹温酒或米饮服下二三十丸。服至二千丸时，病情突然增加，不要忧虑，这是药物攻病的反应。服至四千丸，必然恢复如常。服至五千丸，则身体强健。我依法修合，叫弟服药，果然像他所说的。服药后应吃三五匙饭压一压。五月五日采收为好。

陈士铎说："豨莶，味苦，气寒，有小毒。一云：性热，无毒者非。入肾。疗暴中风邪，口眼㖞斜，治久湿湿痹，腰脚酸痛，主热匿烦满。然散人之真气，尤不宜服、不宜用，而入之兹编者何也？盖肾经之药，药品中尤少，肾犯风邪湿气，又尤难治，姑存之，以治肾中风湿之病。不知何故，古人尽称此品，近人亦多乐用之，且有赞其百服则耳目聪明，千服则须发乌黑，追风逐湿。犹作泛等闲语，此真杀人之语也。

余客闽，有一贵人卒然中风，余切其脉，绝无浮象，甚微细欲绝。余曰：此真气虚绝将脱之症。急用参、芪、熟地、山茱、麦冬、五味之药，大剂投之，一剂而神思清，再剂而语音出。余咎其平日之纵欲也。贵人曰：余已绝欲数年矣，尚恐欠健，日服补剂。病乃中风，而先生绝不治风，竟用大补血气、填益精髓之品，以救吾命，此仆所不解也。余问所用是何补药。曰：客有劝余服豨莶丸者，服之已一年矣。余曰：是矣。豨莶耗人真气，岂可常服。曰：然。余服之，久不见功效，心窍疑之，今闻先生之教，乃恍然大悟。瓶中余药，呼儿尽弃之。恪遵吾方而全愈。

嗟乎！贵人幸遇吾，得不死。此吾所见治而知豨莶之杀人也。而余所不及是闻者，不甚多乎。虽然豨莶亦非能杀人，不善用之，多致杀人耳。而善用之若何。中风之症，必问其腰间素有水湿之癖否。有水湿之癖，又必问其肾囊之干湿若何。肾中有风，其人必然腰痛而重；肾中有湿，其人必然囊破而疮。即用豨莶，亦必与人参、白术大剂共用，又何至误杀人乎。至于湿痹腰脚酸疼之症，又必加入薏仁、茯苓、黄芪、芡实同施，始万全也。"

上述一处说豨莶能治疗中风，另一处却又说豨莶能导致中风，前后似乎相反，但其实并没有矛盾。道理很简单，现代药理证实，豨莶善于扩张血管而有降血压的功效，并且又善疗肾中风湿，所以说它善于治疗实证的中风（痰浊壅塞，瘀血内阻一类），这是合乎道理的。然此物并无补益功能，有邪它可以祛邪，但无邪它就会伤正，确实会"耗人真气"，会使人患上虚证的中风。因此，陈士铎"豨莶耗人真气，岂可常服"一语，确实是很有见地的。


# 甘遂——或反甘草

【性味】味苦而甘，性寒，归于脾、肾、大肠、膀胱经。

【功效】泻水逐饮，涤痰消肿。

【药论】《本经》："甘遂，味苦，寒。主大腹疝瘕，腹满，面目浮肿，留饮宿食，破癥坚积聚，利水谷道。"

按刘河间《素问病机气宜保命集》的记载，凡水肿服药未全消的，用甘遂末涂腹，绕脐填满，内服甘草水，其肿便退。还有王璆的《是斋百一选方》里面说，脚气上攻结成肿核，以及一切肿毒，用甘遂末水调敷肿处，浓煎甘草汁内服，其肿即散。韩咏患脚疾用此法，一服病即祛去十之七八，再次服用就痊愈了。甘遂一般情况下不能与甘草同用，这里提供内外共用的方法实在值得我们的借鉴。

甘遂与大戟、泽漆、续随子的茎叶相似，主治亦相似，其功效都长于逐水，只要应用得法，也都是要药。由于它们的泻下作用猛峻，能引起剧烈的腹泻，使人体内滞留的水液随二便排出，故谓此诸物皆有毒，这都是其偏性太过造成的。但相对来说，甘遂与泽漆更有益于人体一些。这是因为甘遂与泽漆内含的糖分较之为多，其亲土特性相对就更强一些，我们知道，糖味为甘，其性属土，而土能化生万物。

甘遂、大戟、芫花三味之蠲饮逐邪各有区别。由于芫花用在花，且其物先花而后叶，所以它的主要作用是清除肺泡里面的水。大戟用在根，其茎中空如水道，所以它的主要作用是清除三焦油网里面的水。虽《名医别录》说甘遂能下五（脏之）水，但其实是比较善于清除以脾胃为中心的横膈以下至腹腔的水。其作用部位主在中下二焦。基于这一点，所以如遇大便燥结过甚，肠中没有半点水分的患者，用芒硝之类无法达到效果时，可借甘遂善于行水的力量，借引胃中之水直达燥结之处，以为救急。

我们知道，在十八反配伍中有"甘遂反甘草"一条。大抵甘遂为泻利之物，而甘草却属补益之品，此泻彼补，诚为相反，故有此说。问题是，土善克水，用甘草以培土，使水渠以成，这不正有利于疏导停积之水湿吗？怎么就说甘遂诸药反于甘草了呢？前面不是有两个例子说明它们可以同用吗？如果你觉得那两个例子是内外分别而用，不能说明事实。那么，仲景在治疗胃脘留饮的时候，合用甘遂与甘草，反而达到很好的治疗作用，这应该能够说明事实了吧。难道十八反的经验是不可相信的吗？自古以来，直到科技发达的今天，越来越多的研究者对此表示质疑，但都没有给出强有力的解析。接下来我就说说我的亲身体会吧。

我们一点要注意"利水谷道"四字，这里绝对不是利大小便这么简单，它是说甘遂能够通利人体整个水谷道路。如果甘遂只是通利大小便这么简单，那么在用它泻水逐饮的时候，还不如用大黄与芒硝代替算了。那么甘遂怎么会有通利人体整个水谷道路的力量呢？其实它是通过刺激人体水谷整个排泄系统来达到目的的。甘遂能够激活人体水谷排泄系统的所有器官，使得它们处于一种强有力的排泄运动状态当中，然后把体内的废水弃物给排出体外。而如果甘遂与甘草同用，则甘草它那甘缓的特性会发挥作用，会抑制甘遂所营造的强有力的排泄运动状态，所以说"甘遂反甘草"。需要注意的是，服用甘遂这一类药物前必须空腹，服药后须待药力全退才能进食。否则消化系统一边往外排泄水液，一边又在往内吸收营养，如此往来矛盾，势必缭乱难受，甚至会变生不测。

在人体里面，如果甘遂与甘草同用，则甘草先被人体消化吸收（因为胃喜甘恶苦），所以真正的药用机理是甘草先把人体器官缓了下来，然后当甘遂发挥作用的时候，它根本就不能激活人体水谷排泄系统的所有器官。由于甘草先发挥了作用，当甘遂发挥作用的时候，它的药性已经消耗得差不多了，所以没有什么力量再去化解甘遂的真正毒性，因此表现出来就是二者同用毒性更大了。另外还有一点也比较重要，就是甘草保钠保水，不利于逐水。这也是反甘草的四个药物（海藻、大戟、甘遂、芫花）全部都是泻水逐饮类药物的主要原因。

其实这里面还涉及到用量的问题。理由很简单，如果甘草胜出，则肠胃会被其甘缓作用困住，进而阻碍甘遂往体外排废水弃物的作用，一旦这些废水弃物不能外排，就只能在体内作乱，表现出来就是毒性明显增强。所以，甘遂与甘草同用，当甘草的剂量等于或大于甘遂时，毒性明显增强。这也很容易理解，因为如果反过来，就是如果甘草的剂量明显小于甘遂的时候，甘草的缓和势力就相对弱小很多，当甘遂发挥作用的时候，它根本就掩盖不了甘遂的作用，因此总体上还是甘遂胜出。

张仲景甘遂半夏汤取甘遂与甘草相合而获良效，那是因为他治疗的是胃

**发现本草**
——对中药药性的深度解读

虚留饮之证。胃虚则应补益以治其本，用甘草正是最宜，又怎么会出现所谓的
"相反与毒"呢？再者，甘草与甘遂，同是味甘之品，二物本有共通之处，共而
用之正是相须为用，又何毒之有？所以，当甘遂与甘草同用治疗胃虚留饮之证
的时候，首先是甘草先发挥补益胃虚的作用，其甘味一旦用于补虚，自然就乏
力于缓和，然后当甘遂发挥泻水逐饮的作用的时候，甘草早就不构成威胁了。
并且甘遂半夏汤的要求是"甘遂大者三枚""甘草如指大一枚"，其中甘遂与甘
草的剂量明显就是甘草的小，所以仲景在这里只不过是走了一局有惊无险的棋
罢了，实为格物而致知的医圣啊！当然，十八反之经验归纳亦不曾差错，只是
方书言简义深，后世多有不识而误会之矣。

## 连翘——疮疡圣药

**【性味】** 味苦，性微寒，归于心、肝、胆、心包经。

**【功效】** 清热解毒，理气散结。

**【药论】**《本经》："连翘，味苦，平。主寒热，鼠瘘，瘰疬，痈肿，恶疮，瘿
瘤，结热，蛊毒。"

李时珍认为：连翘形似人心，两片合成，里面有果仁很香，是少阴心经、
厥阴心包经气分主药。所谓"诸痛痒疮，皆属于心"，所以它是十二经疮疡的圣
药，又清手足少阳、手阳明三经气分的热。

徐灵胎说："凡药之寒热温凉，有归气分者，有归血分者。大抵气胜者治气，
味胜者治血。连翘之气芳烈，而性清凉，故凡在气分之郁热，皆能已之。又味
兼苦辛，应秋金之令，故又能除肝家留滞之邪毒也。"

张锡纯说："连翘诸家皆未言其发汗，而以治外感风热，用至一两必能出汗，
且其发汗之力甚柔和，又甚绵长。曾治一少年，风温初得，俾单用连翘一两煎
汤服，彻夜微汗，翌晨病若失。又连翘善理肝气，既能舒肝气之郁，又有平肝
气之盛。曾治一媪，年过七旬，其手连臂肿痛数年不愈，其脉弦而有力，遂于

清热消肿药中，每剂加连翘四钱，旬日肿消疼愈。其家人谓媪从前最易愤怒，自服此药后不但病愈，而愤怒全无，何药若是之灵妙也？由是观之，连翘可为理肝气要药矣。"

连翘虽善入于心血之间，但其气芳香而烈，其性轻扬而上浮，故可达里而透表，重用之而可发汗，其理明矣。为其性微寒而升浮，故善治头目之疾，凡头疼，目疼，齿疼，鼻渊或流浊涕成脑漏等，若证属实热者，皆能主之。又其入阴而达阳之性，即具枢转之机而善开郁散结，且其以子入药，可直达于肝经部位，合则善于开解肝郁，其理亦明矣。然其更善入于心血之间，以其开通郁结之能，以解火郁之痛痒疮疡，所以，李时珍说它是"十二经疮疡的圣药"，此话真是一点也不夸张啊！

日本有一位学者说："连翘也能治吐乳，不问攻补之药中必加此一味。"日本的这位学者所论连翘止吐乳，说是"吐病皆炎上热火"，连翘能清泻诸火热云云，似乎有点道理，但我并不支持他的这种用法。小儿吐乳，大多属于脾胃虚寒，这一点很好理解，"小儿稚阳未充，稚阴未长"。治疗此种吐乳当用人参、生姜一类。即便其吐乳纯属"炎上热火"，也不应该用连翘来治疗，须知连翘在《本经》里是被列为下品的药物，虽然它自身并无毒性，但却很伤人体胃气，治疗小儿诸证当"以胃气为本，以保津为先"，这样已经是违背这个治疗原则了，所以治疗热证吐乳，当用竹茹、陈皮一类。值得提醒的是，小儿如果出现"炎上热火"的证候，很多时候都是由于其母体热盛导致乳汁有热，进而直接传递给小儿的，这个时候自当断奶并治疗其母体以截其本源。

# 夏枯草——疮疡要药

【性味】味苦而辛，性寒，归于心、肝、胆经。

【功效】清热散结，清肝明目。

【药论】《本经》："夏枯草，味苦辛，寒。主寒热，瘰疬，鼠瘘，头疮，破癥，散瘿，结气，脚肿，湿痹。"

徐灵胎说："凡盛阳留结之病，用此为治，亦即枯灭，此天地感应之妙理也。凡药之以时候荣枯为治者，俱可类推。"

唐容川说："故凡论药，又当论其生之时，与成之候。虽不尽拘于时，而亦有以时为治者。夏枯草生于冬末，长于三春，是正得水木之气。遇夏则枯者，木当火令则气其退谢，故用以退肝胆经之火。款冬花生于冬月冰雪之中，而花又在根下，乃坎中含阳之象，故能引肺中阳气下行，而为利痰止咳之药。二物皆以时名，皆得其时之妙用也。"又云："故论药者，或以地论，或以时论，或但以气味论，各就其偏重者以为主，而药之真性自明。"

朱丹溪说："此草夏至后即枯。盖禀纯阳之气，得阴气则枯，故有是名。"朱丹溪的说法是错误的。夏枯草禀的应该是纯阴之气。本品冬至以生，夏至则枯。其自当属纯阴之体，遇冬至一阳之时而交生。否则，倘若它属纯阳之体，冬至之前阴气更重，阴阳相合正是相生之时，为什么它没有生发呢？又其纯阴之体，渐得阳气充实，故逐渐生长至茂盛，直到夏至一阴来临之时，其阴阳相合相生之历程已至尽头，遇此一阴之气则显阴盛而阳消，故而枯死。所以，夏枯草禀的是纯阴之气，其性属寒已不容置疑。

在《本经》里，夏枯草是被列为下品之属的。夏枯草此物，遇冬至一阳之时而交生，夏至后就枯萎，其禀春木之气最足，所以善于治疗肝经诸疾，这并没有异议。但是，夏枯草的好处也就只是这样而已，它的不足即便是禀春木之气最足，却是仅得春木之气而已，故而常常败坏脾胃正气，这就是木克土的道理。一味明显败坏脾胃正气的药物，我们那特别注重人体正气的祖先们又怎么会把它放在上品药物的位列呢？

我是花了很长一段时间研究并通过自身试验来验证夏枯草的药性的。我每次如果空腹服用含有夏枯草的凉茶，则明显感到腹部不适，胃中更是常有微痛感觉。如果我每次将夏枯草一物煮水且是饭后服用，则也会感觉到胃气阻滞，所以无论是理论推导还是实践验证，夏枯草的确是"下品"一类，只是治病的药物，而不应作为食疗而添加。但问题是，如果广东这些凉茶不添加夏枯草，则其"下火"的作用就不明显，特别是现代人常以酒当水喝，多数是肝经实热体质，添加夏枯草是非常对证且很有必要的，否则，凉茶与一般糖水有什么区别？所以，广东的凉茶里面是否添加夏枯草并不是主要问题，关键是夏枯草的用量大小。

在《本经》里，夏枯草与连翘的主治功效颇为相似，都是主"寒热""瘰疬""鼠瘘"这些。其中最主要的原因就是它们都归于心经而且性寒。正所谓"诸痛痒疮，皆属于心"，亦皆由于火。只有善入于心经且善于清热的药物，才有资格通治它们。夏枯草味苦自能直入于心经之内，且它与夏季的节气亦同，呈夏至而退之象。同样的道理，夏枯草对应夏季的心脏同样有同气相求之感，故其最善入心经便不言自明。就药物的味道而论，夏枯草因具苦味故能达于血分，因具辛味故又可出于气分，如此入阴达阳之能，亦充分展现了本品开郁散结的功能，所以，夏枯草与连翘一样，亦当为"疮疡要药"。


# 青蒿——截疟退蒸

【性味】味苦而甘，性寒，归于肝、胆、心、肾经。

【功效】清热退蒸，解暑截疟，凉血化斑。

【药论】《本经》："草蒿，味苦，寒。主疥瘙，痂痒，恶疮，杀虫，留热在骨节间，明目。一名青蒿，一名方溃。"

青蒿生于火道之旁，常夏日之炎蒸，而色更青翠，所以说它的阴气最多，味苦性寒也。其气芳香而疏达透散，阴中有阳，降中含升，故可深达阴血之分，从阴引阳、由血达气、从伏透邪，与柴胡相仿，柴胡能治疟，青蒿亦能治疟，所以说青蒿是肝、胆的主药。

周岩说："青蒿芳香疏达则能升，开花结子于七八月，得金气则能降，升与降互为牵制，故升降皆不得逞而力微。但其主留热在骨节间，则更有至理焉。青蒿至立秋后便节节生虫，既生虫，仍开花结子，其虫不啮梗不溃出，循梗而下，入土化他物，若青蒿之力有以抑之者然，是则以治劳热骨蒸，可谓恰如其当矣。"

周岩对青蒿之所以善清热除蒸的解说可谓精确，但他却认为本品"升与降互为牵制，故升降皆不得逞而力微"是为美中不足。青蒿之能升降，其作用机理是先降而后升的，非"升降不得逞而力微"。正因为青蒿有着这样特殊的能力，所以它才有截疟与消斑的功效。鉴于青蒿"其虫不啮梗不溃出"，所以《本经》就主要介绍它对于皮肤病的治疗效果，这种情况一般是用外治洗浴法。

唐容川说："青蒿色青味苦，正枯肝胆之相火，其节中必生红虫，乃感风化而生之虫也，故青蒿为去风清热之药。人之痨虫，皆肝气相火相煽而生，假血以成质，故必骨蒸乃生痨虫。青蒿节以虫杀虫，消瘀去蒸，借虫以攻血，借风气以散郁火也。"

青蒿善清热除蒸，善入肾经，能透泄骨节间的邪热。那么，青蒿是如何入肾经的？就其气味而论，其气芳香，实则属腐香一类，这与臭中之腐是有很大区别的。所以青蒿一方面是以其气臭而入肾经的。另一方面，青蒿性寒，禀天冬寒水之气最多，所以，它也可以其性寒而入肾经。

大凡清虚热、退骨蒸类药物皆能凉血，这是因为此类药物皆能入于阴血之分，且又都具清热之功，所以都有凉血之效。例如白薇、地骨皮、银柴胡、胡黄连，等等，都是清热凉血的良药。青蒿兼具苦味而更直接地入于心血之间，所以它的凉血机理就显得更为直接，退骨蒸的作用就更加明显，于是《本经》就说它主治"留热在骨节间"。

在《本经》里没有关于青蒿治疗疟疾的提示，倒是东晋葛洪的《肘后备急方·治寒热诸疟方》记载有"青蒿一握，以水二升渍，绞取汁，尽服之"。注意这里的方法，不是作汤剂，而是"绞取汁"。如果作汤剂，高温煎取，那么其中的有效成分青蒿素就被破坏了。屠呦呦正是从该书中受到了启发，迅速锁定青蒿作为重点研究对象，然后才从中提取出青蒿素，有效治疗疟疾，从而获得2015 年诺贝尔生理学或医学奖。

# 白头翁——药性问答

**【性味】**味苦，性寒，归于肝、胆、胃、大肠经。

**【功效】**清热解毒，逐血止痛，祛湿止痢。

**【药论】**《本经》："白头翁，味苦，温。主温疟，狂易，寒热，癥瘕，积聚，瘿气，逐血，止痛，疗金创。"

苏敬认为：白头翁的叶像芍药大，长一茎，茎的顶端开一朵紫色的花像木槿花。果实像鸡蛋，上面附有一寸多长的白毛，都向下披散，很像白头老翁，故命白头翁。陶弘景说它靠近根部处有白茸，他似乎并不完全认识此物。

唐容川说："白头翁一茎直上，四面细叶，茎高尺许。通体白芒，其叶上下亦皆白芒，花微香，味微苦，乃草中禀金性者。能无风动摇，以其得木气之和也；有风不动，以其禀金性之刚也。故用以平木息风。又其一茎直上，故治下重，使风上达，而不迫注也。"

或问：白头翁与羌活、独活皆名独摇草，以其有风不动，无风独摇也。审是则白头翁当善祛风而与二活同性，为何其功却专在于理血呢？

张锡纯说："白头翁仲春贴地开花，状如小莲，花谢然后生叶，数叶一梗，更梗甚硬，其叶之蒂又甚软。为其叶之蒂软，微风吹嘘，他草未动，此叶亦动，所谓无风自动也。其梗甚硬，虽在大风中亦不动，而其叶因蒂软，随风偏于一边，无自反之力，亦似不动也。是知白头翁亦名独摇草，原系古人之误会也。盖此药多生于冈埠之阴，其性寒凉，其味苦而兼涩，凉血之中大有固脱之力也。"

或问：白头翁既兼有收涩固脱之力，《金匮要略》白头翁汤何以治热痢下重？

张锡纯说："白头翁头顶白毛，形如其名，必具有金气。热痢下重，系肝火下迫大肠，借金气以制肝木之盛，则肝火自清，下重自除矣。唐容川谓白头翁

发现本草
——对中药药性的深度解读

通身皆有白毛，似与白头翁命名之义不符，且与坊间鬻者亦异。然或别有此种，想其所具之金气愈全也。"

再问：张氏言"白头翁头顶白毛，形如其名，必具有金气"，其意即指"凡毛皆得金气"，怎么理解它呢？

此答：在"药性综合理论"中，我们就明确指出：植物的刺的五行归属是金；如果刺的坚硬程度趋于零，就称之为茸毛。所以说，凡毛皆是刺的变态演化。刺属金类，毛亦得金气。再者，此物之毛色白，白乃金之原色，所以就说白头翁纯得金气而善制肝木。


# 瓜蒂——彻下炎上

【性味】味苦，性寒。

【功效】利水消肿，降逆致吐。

【药论】《本经》："瓜蒂，味苦，寒。主大水，身面四肢浮肿，下水，杀蛊毒，咳逆上气，及食诸果病在胸腹中，皆吐下之。"

张隐庵说："甜瓜生于嵩高平泽，味甘，臭香，色黄。盖禀天地中央之正气，其瓜极甜，其蒂极苦，合火土相生之气化，故主治大水，及身面四肢浮肿。苦为阴，甘为阳，此系蔓草，性唯上延。以极苦之蒂，生极甜之瓜，直从下而上，故《伤寒》《金匮》方作为吐剂。"

在《辅行诀脏腑用药法要》里面有一名为"启喉以通脾气"的开窍方，其组成很简单：以瓜蒂为主药而以赤小豆、淡豆豉为辅助药物。它与《伤寒论》里面的专用涌吐剂瓜蒂散其实是同一首方子。问题是，倘若要达到涌吐的效果我们取用瓜蒂一物就足够了，配伍赤小豆、淡豆豉来辅助到底是什么道理呢？赤小豆色赤所以入心，豆类象肾所以归肾，淡豆豉色黑所以入肾，性升气香所以归心，如此二物一由心归肾，一由肾归心，如一太极绕着中土脾胃回转，以使涌吐而不致大吐，更不以此伤及元气脾胃，其组方思虑之精妙周密，永远是值得我们学习的。

《本草备要》："在上者涌之，木郁达之是也。越以瓜蒂、淡豉之苦，涌以赤小豆之酸，吐去上焦有形之物，则木得舒畅，天地交而万物通矣。当吐而胃弱者，代以参、芦……大吐亡阳，大下亡阴。凡取吐者，须天气清明，巳午以前，令病患隔夜勿食，卒病者不拘。《类编》云：一女子病齁喘不止，遇道人教取瓜蒂七枚为末，调服其汁，即吐痰如胶黏，三进而病如扫。"

瓜蒂此物，位于蔓茎与瓜果之间。凡实之吮抽津液，惟瓜称最。而吮抽之枢惟蒂，其性最是具彻下炎上之用，既炎上所以善致吐，既彻下所以能降逆。作为涌吐剂瓜蒂散中的瓜蒂是极其味苦的，它其实是甜瓜的瓜蒂，而不是南瓜蒂或者其他的瓜蒂。或许你会问，味苦的瓜蒂竟然生长出甜瓜，这好像跟"凡物之相连者，其性统一；相隔者，其性相反为二"这一药性规律相违，这到底是什么原因呢？其实，瓜蒂与甜瓜之间的相连可以说是假相连，而很多瓜果类的情况都是这样，因为它们只在瓜果生长的时候相连，而一旦瓜果成熟了的时候，就会脱离其蒂，所以说这里并没有违背我们之前提出的药性规律。


# 牵牛子——大小气秘

【**性味**】味苦微辛，性寒，归于肝、肾、大肠、膀胱经。

【**功效**】逐水通下，杀虫消积。

【**药论**】李时珍说：同宗室的一位夫人，年六十岁，平生患大便干结病，十天一次大便，比生小孩还难。服用养血润燥的药物就会导致脾胃不好，服用大黄、芒硝等通利药则无效，如此三十多年了。后来我诊治此人，形体肥胖多忧愁，每日吐酸痰一碗多才稍感舒服，并且平时也多火病。此乃三焦之气壅滞，有升无降，津液都化成痰饮，不能滋养脾胃，不是血燥所致。而润剂留滞，大黄、芒硝只入血分，不能通气，因此不效。我用牵牛皂荚膏丸给予服用，很快就大便通利。从这以后只要她一觉得便秘，服用牵牛子就能通顺，也不妨碍饮食，并且精神恢复爽快。大概牵牛子能走气分，通三焦。气顺则痰去饮消，上下通快。外甥柳乔，平素多酒色，患下部胀痛病甚，二便不通，不能坐卧，站立即哭，呻吟达七昼夜，医生用通利药不效，派人来请我。我思索是湿热之邪在精道，壅胀通路，病在二阴之间，因此前阻小便，后阻大便，病变部位不在大肠、膀胱。可用川楝子、穿山甲及茴香几种药物，入牵牛子加倍，水煎服，服一剂病减轻，服三剂就恢复正常。

牵牛子有黑、白二种，黑色的到处有，以野生的多，藤蔓有白毛，掐断有白汁流出，叶有三尖，如枫树的叶子。花不作瓣，如旋覆花但较大，其果实有蒂包裹，生时青色，枯老时则白色，其核与棠棣子核一样，只是颜色深黑。白色的多为人种植，其藤蔓微红，无毛但有柔刺，掐断有浓汁。其叶圆而有斜尖，像山药茎叶。其花小于黑牵牛花，色浅碧带红色。其果实蒂长一寸左右，生青枯白，果核色白而稍粗。

天道左旋右转，地道右旋左转。牵牛的生长形态为右旋（逆时针）向上缠绕而长，易知其物效法地道而性属阴类，进而可验得其性寒。至于毒性，是因其皮稍有辛刺戟人喉舌感，而且此物有较强的破散耗气的副作用所致。就上面的例子我们可以知道，牵牛具有打通前后二阴道路的能力，李时珍仅谓"病在二阴之间"而笼统解说，多有不明确的地方。而事实上，肾主二阴，但肝主疏泄，对于前后二阴的疏泄，当然也是由肝所主管的，因此我们认为牵牛子主要是通过肝经而发挥作用的。

上述两个例子，一个"多忧愁"而伤肝，一个"多酒色"而折木，都有折损肝经功能的基础病因。而此物属子类药物而善入于肝经之内，肝与大肠之间有一血管连通，牵牛子可通过此路直达大肠，而且子类药物最善攻破消积，其味又以苦为主，开破力量则更为强大，所以对证大便不通那纯属自然的事情。至于牵牛子"利小便"的功效，其实也不是主要通过肾与膀胱而发挥作用的。因为根据现代药理的证明，牵牛子水提取物对前列腺素（PG）脱氢酶具有较强的抑制作用，从而可延长前列腺素 $E_2$ 的利尿作用。而前列腺所在部位其实就是肝经所络范围之内，从属于肝经，因此我们就认定牵牛子发挥药理作用主要是通过肝经而得以实现的。当然，它也会有一小部分通过肾经而发挥作用，特别地，黑色的牵牛子由于入肾更具优势，所以其起效就比白牵牛子更快。

再有就是，为什么上述两个例子中的医生先用通利药物达不到效果呢？李时珍说是大黄、芒硝只入血分，不能通气，因此不效。但如果我们从另外一个角度来看待这个问题，则会更加清晰。事实上，一般的通利药物会比较直接地作用于大肠与膀胱，而诸如肉苁蓉这些以补为通的药物则往往只效力于肾经，即便有些作用于肝经，也不具备攻破的力量，当问题出现在肝经的疏泄信息因为阻塞而无法下达大肠与膀胱的时候，它们就会表现的无能为力了。而牵牛子正好就具备这样的功能。其实这个时候我们也可用大柴胡汤来处理通便的问题，在此基础上再加入一些利尿的药物也可以解决利小便的问题，只是没有牵牛子那么简便罢了。


# 射干——利咽消痰

【**性味**】味苦，性凉，归于肺、心、肝经。

【**功效**】清热解毒，消痰散结。

【**药论**】《本经》："射干，味苦，平。主咳逆上气，喉痹咽痛，不得消息，散结气，腹中邪逆，食饮大热。"

射干就是现在常说的扁竹，因其叶中抽茎，而其叶扁生，其根似竹而得名。射干于春生苗，四五月开花，其花六瓣，瓣上有白色细纹，花色或黄或紫或红，状如蝴蝶，故名紫蝴蝶花。花后结房大如拇指，一房四隔，每隔有十余子，子大如胡椒而色紫，极硬，咬之不破，直到七月它才开始枯萎。

邹润安说："射干紫花六出，上界白纹，恰似水火相结于金之界域，所用又其还原返本之根，而味苦主降，气平复下降。降之甚者，非特下行，且能横散，故其所主首为：咳逆上气，喉痹咽痛，不得消息。盖既有喉痹，复兼咽痛，且无止息之时，则非水火相结于肺之部位而何。肺属金，火者金之所畏，水者金之子，能泄金之气。《易通卦验》云：冬至射干生。可知因水气盛而动之物，则必能动水气。其开花以四月，又可知因火气盛而舒展之物，亦必能舒展火气。乃至七月即茎叶尽槁，其气复还于根，则可知其动水气，舒火气，均能使从金之界域，各归其所自来。此所以治咳逆上气，喉痹咽痛，不得消息也。"

射干以开紫花者入药为胜，且其所结之子亦是紫色。所以说，射干一物是以色为治的。"紫者，水火之间色也"，其色间于水火之间，亦即水火相合而成。若水胜，则其性显凉；若火胜，则其性显温。若观古书所载射干主治，大多属火热之证，故其性理应属凉可知。射干花开六瓣，是禀水（天一生水，地六成之）气胜而显其数，其水胜可知，其性属阴可知。如此则射干之性凉可证。

《金匮要略》："咳而上气，喉中水鸡声，射干麻黄汤主之。"射干麻黄汤（射干、麻黄、细辛、紫菀、款冬花、五味子、半夏、生姜、大枣）实际上就是小青龙汤去桂枝、芍药、甘草、干姜，加射干、紫菀、款冬花、生姜、大枣而成，于是此二方所处理的咳嗽有相似之处，均以寒咳为主。其中区别，从其咳痰便知。适用小青龙汤的痰严格来说不能叫痰，因为其呈水泡样，不久便自化为水，实质就是水饮一类。而适用射干麻黄汤的痰才算得上是真正的痰，虽证属寒咳，但其痰已凝，寒咳之中也常见热象，须知"痰"亦带火。其热象或轻或重，轻者痰色白，重者白中带黄，但总以寒证为主，所以射干麻黄汤用药大多温热，因兼热象，所以加用性凉之射干。其中"喉中水鸡声"，是痰阻气道，痰气相击造成的类似于田鸡叫的声音，这个时候的痰，已经是很黏的了。

射干色紫味苦，按一般理论推导它应该有一定的治疗心血疾病的功效，但诸书少见载有，惟《名医别录》谓其"疗老血在心脾间"，这是什么道理呢？中焦取汁于脾，上奉于心化赤而为血。如果脾汁污浊则心不受，若心有疾则脾汁自清亦拒收，此等汁液，即使已经化赤也不能敷布洒陈而终成老血，其象不正是"水火相结"吗？其所在"心脾间"，实则是募原之地，脂膜之间，虽说属三焦统管，而其处色白且近于肺部，实则属于"金之界域"，而射干兼能散结，实在是最恰当不过的了。但射干也只能处理这种地方的"老血"而已，而对于别处的血病，它多半是无能为力的。

# 第七章　辛味药物

## 麻黄——解表发汗

【性味】味辛微苦，性温，归于肺、肝、心、大肠经。

【功效】发汗解表，宣肺平喘，利水除痹。

【药论】《本经》："麻黄，味苦，温。主中风，伤寒，头痛，温疟。发表出汗，去邪热气，止咳逆上气，除寒热，破癥坚积聚。"

麻黄，生于春而得生发之气，长于燥地，秉辛金之性，其积地无雪，呈阳气之象，体色黄赤而体节中空，即知其发汗之力峻矣。观麻黄之生长形态，其一茎直上而细草丛生，故其性升而又能外散。又其茎中空直达而上，且无大味，纯得天阳轻扬之气，故主从阴出阳，能透达膀胱寒水之阳气以出于皮毛，为伤寒要药。

邹润安说："麻黄之实，中黑外赤，其茎宛似脉络骨节，中央赤，外黄白。实者先天，茎者后天。先天者物之性，其义为由肾及心；后天者物之用，其义为由心及脾肺。由肾及心，所谓肾主五液，入心为汗也；由心及脾肺，所以分布心阳，外至骨节肌肉皮毛，使其间留滞无不倾囊出也。故栽此物之地，冬不积雪，为其能伸阳气于至阴中，不为盛寒所凝也。"

张锡纯说："凡利小便的药，其中空者多兼能发汗，木通、萹蓄之类是也；发汗之药，其中空者多兼利小便，麻黄、柴胡之类是也。伤寒太阳经病，恒兼入太阳之腑，致留连多日不解，麻黄治在经之邪，而在腑之邪亦兼能治之。盖在经之邪由汗而解，而在腑之邪亦可由小便而解。彼后世自作聪明，恒用他药

**发现本草**
——对中药药性的深度解读

以代麻黄者，于此义盖未之审也。"

麻黄在《本经》里是明确指出"发表出汗"的，其中空而兼味辛，善于入肺而打开毛孔，使风寒从表而解。当然，严重的伤寒仅仅应用麻黄是不够的。汗为心之液，麻黄微苦也能归于心经，但是在这一方面它比不上桂枝，并且在进入肌肉这一块也比不上桂枝（桂枝含甘味而善于进入肌肉）。因此，在最后打开体表让汗液排出体外的那一关，麻黄只是打开最外层的表皮毛孔而已，它并不能连深处的肌肉也打开，所以如果单纯应用麻黄的话，其发汗效果并不明显，所以就常常配合桂枝来把肌肉也打开。

说到麻黄的副作用，大概就是汗出不止、失眠、心悸和手震。这些，其实都是肺、心与肝的变化。麻黄入这三脏，如果用之不当，它的副作用便会反映在这三脏。汗出不止者，是肺气相对太弱，麻黄用量过大所致。心藏神，汗为心液，若心气不足，而以麻黄发汗，便是增加了心脏负担，便会产生心悸，所以麻黄汤里面就用甘草来缓和。又血汗同源，若其人心血不足，而以麻黄强发其汗，则更耗其血，心神不得血养，便会失眠。心脏虚甚者，服麻黄便可能出现更严重的反应。至于手震，则是筋的抽动，因为肝主筋，而麻黄能够发汗散肝，使肝血减少，如此，则筋亦失养，因而抽动，乃成手震。要想去除这些副作用，只需添加一味麻黄根。在临床上，有时候我们甚至还可以利用这些副作用。比如治疗小儿遗尿，考虑到患儿常有睡后不易叫醒而尿床的实际情况，而麻黄却有兴阳不睡使人失眠的不良反应，所以在桑螵蛸、益智仁中加入麻黄10克，常可获得良好的效果。

最后谈论一下中药配伍处理技术与用量之间的关系。我们知道，麻黄是发表的第一品药物，但如果我们想发里，想发骨质深处的汗，是否也可以呢？回答是肯定的，这就是麻黄与地黄这个经典药对最为得意的地方了。我们不妨这样设想，如果用二十倍的麻黄与地黄同用，则麻黄的力量会远远大于地黄的力量，所以其结果还是发表。如果麻黄与地黄等量同用，则彼此之间的力量不分上下，那么其结果就是它们会待在中焦这里，搞得病家腹痛胀满。如果以麻黄一地黄二十这样的比例同用，那么地黄就会裹住麻黄的药性直达骨质深处然后才发挥发汗的作用，但这个时候不能说是发汗，应该说成发里，发散骨中阴实。这样做有什么用呢？其实阳和汤就是采用了这样的配伍技术，主要用于治疗类风湿、老人鹤膝风以及脉管不通之阴疽。不仅如此，因其专攻在里之阴实，所以各类肿瘤病皆有可用之机，但以陈年久放的麻黄为佳，《本经》"破癥坚积聚"指的就是这种情况。最后的问题是，为什么麻黄与地黄同用会发生合力的作用呢，难道它们就不能分道扬镳吗？不会，因为麻黄与地黄之间有共性，彼此之间有较强的亲和力，所以同用不会出现各奔东西的现象而必定会发生合力的作用，其他的先不多说，至少麻黄与地黄在颜色方面拥有共性。

# 薄荷——合理试药

【性味】味微辛苦，性凉，归于肺、肝、胆经。

【功效】解表解郁，明目利咽。

【药论】薄荷不是《本经》里面的药物。关于其性味的论述，那真是五花八门，说什么的都有。《雷公炮制药性解》说它微寒，孙思邈谓其性平，张元素说它性凉，陈士铎论其性温。《中国药典》与《中药大辞典》均认为其性凉。

张锡纯则走折中路线，认为薄荷少用则凉，多用则热。并解析说："如以鲜薄荷汁外擦皮肤少用殊觉清凉，多用即觉灼热。"我们并不同意张锡纯的说法。因为，中药的性能，并不能靠直接的感知来确定。譬如，酒精涂在手上也是觉得很凉快的呀，难道酒精的药性属凉不成？我们平时吃荔枝时，根本就不觉得它是热的，如据感知来推理，难道荔枝肉的药性属凉不成？

众所周知，薄荷善治风热之疾。就功效而言，薄荷之性当属寒凉之列。包括李时珍在内的多数医者都认为薄荷是性凉的。但在实证科学看来，薄荷味辛微苦，其内富含挥发油，其性浮而升，按理其性当温才是。问题是，倘若薄荷性温，为什么如此善治风热之证？薄荷性微温，入于风热之内，因与邪之性相同，故能融为一体，又薄荷较为轻清，能牵引风热之邪由里而散于外，此乃从治之道。故薄荷治风热，非以寒凉而直折之，而以轻清而宣透之。所以，张锡纯谓少用薄荷则殊觉清凉，一方面是因为薄荷的挥发带走人体热量，再者就是其内也确实含有性属寒凉的苦味物质，由于苦（火）克辛（金）的缘故，苦味物质先发挥作用，所以一开始表现出来的感觉是清凉的，但这种作用不会持久，因而不能作为薄荷性能的主要依据。在现代药理看来，这种清凉的感觉主要是由于此物刺激神经末梢之冷觉感受器所引起的。至于薄荷多用即觉灼热，这是气有余便生热的缘故，更是其辛温之性持续作用的结果。薄荷油内服通过兴奋中枢神经系统，使皮肤毛细血管扩张，促进汗腺分泌，增加散热，而起到发汗解热作用。从这里我们也可以看出，薄荷之本性当属温热一类无疑，因为只有温热的物质才能使得毛细血管扩张啊，"热胀冷缩"，这是再平常不过的道理了。徐灵胎说："但香则无不辛燥。"薄荷是很芳香的一类药物，则其燥性可知。薄荷有二种，一种其叶色青，另一种偏紫色，紫叶薄荷更显芳香，所以燥性更大。

为了验证上述论证的正确与否，我最终选择亲身试药来确定。本次试验主要是验证薄荷的温凉属性，因此不需要营造风热感冒之类的体质，只要事先将身体调节好，在饮食上尽量清淡，不要影响薄荷的药理作用就行了。有些地方把薄荷当蔬菜来食用，可知其性比较平和，并且张锡纯不是说它多用则性热吗？所以我一开始就从 30 克开始试用，每天增加 10 克，每天服用一次。当到达 50 克的时候，果然就出现了热证，并没有出现任何剧烈的不适。不过这种热证不是实热，而是虚实相夹的热，并且以虚热见多。然后张锡纯不是说少用则凉吗？我接着就改变剂量，从 12 克开始，每天减少 3 克，每天一剂。直至减到 3 克的时候保持 3 克不变，因此时其力甚微，本想继续服用两周，但一周的时间过去了，我并没有发现自己的虚热有什么减轻，反而是加重了，所以说薄荷的性能与剂量无关，于是停止试验。

接下来我讲述一下试验过程中的一些细节。由于薄荷不像附子之类那么药力强劲，所以我的感觉由始至终都比较微弱，特别是小剂量的时候，也就是感觉咽喉凉快而已，这些不用说大家也应该知晓。但是在大剂量的情况下，则感觉强烈一些，自薄荷入胃之后，明显感到它分两个方向走，向下入肝胆，向上入肺，但只是单纯的进入肺脏之内，我没有感到它沿肺的经脉走，并且这时胸中有一种透心凉的感觉。继续向上是沿着肝胆二经的路线运动，凉感也很明显，一直进入眼中以及耳内。用大剂量的薄荷不出三天，明显感到眼力好了不少，毕竟我这段时间在写书，用眼有点过度，所以这个感觉还是比较明显的。前人谓其"清头目，利咽喉"，此说一点不假，相信这与它善于疏通经脉有关。

在试验的最后，我之所以提前停止试药，是因为我发觉即便是薄荷这种可以当蔬菜来食用的药物也能给我的健康带来一定的伤害。我很明显地感觉到，薄荷有调动肝阴的能力，这大概也是它使得我的眼力很快增强的重要原因。肝阴一虚，肾阴跟着也被间接调动，所以到了最后就是虚火一片，《千金要方》说它"劫肾气"，大概就是这个意思。现代药理认为薄荷有保肝的作用，这是由于它能够疏通肝经所得到的结果，但这只不过是最初的表现而已，如果继续下去，最终的结果还是损伤肝阴。还有就是薄荷也善于调动胆经里面的精华物质，所以试验过程中胃口不错。这一点与现代药理认为的薄荷醇与薄荷酮可增加胆汁排出量并有持续利胆作用相一致。但正如前人的经验所述，此物真的不能长久服用，否则会变生诸多不测。有些地方之所以能够将它当蔬菜一样来食用，那是地理环境不同，并且是当作时令食疗来用的，一旦离开这个天地的因素，情况就大为不同了。

最后我们还可以得出这样的总括性论述，薄荷以色青而能入肝，性浮而升则又偏走阳分胆道，善解半表半里之邪。薄荷既善入于肝经之内，又能以味苦入于心血之间，合则其可深达肝血之内，而且其性辛散而又善于宣透，合则入阴而达阳，入于血而转出于气，故可推知此物亦善开解忧郁。所以，陈士铎说："用香附以解郁，不若用薄荷解郁更神也。"论述的最后，对于薄荷的温凉属性怎么定呢？说它性凉，则与其导肝阴产虚热相矛盾，说它性温则与其善疏风散热相出入，说它先凉后温嘛，好像也不对。鉴于我试验的品种是常见的青叶品种，其性不甚燥，温性不够明显，并采用其第一显性，所以就将薄荷的药性定义为性凉吧。

# 辛夷——宣通鼻窍

**【性味】**味辛，性温，归于肺、胆、胃经。

**【功效】**散寒解表，宣肺通鼻。

**【药论】**徐灵胎说："辛夷与众木同植，必高于众木而后已，其性专于向上，故能升达清气。又得春气之最先，故能疏达肝气。又芳香清烈，能驱逐邪风头目之病。药不能尽达者，此为之引也。"

唐容川说："薄荷、辛夷同一辛味，气皆轻清，而形各异。薄荷细草丛生不止一茎，故能四散，又能升散颠顶，以其气之轻扬也。辛夷生在树梢，而花朵尖锐向上，味辛气扬，故专主上达，能散脑与鼻孔之风寒。"

《本草备要》："胆移热于脑，则鼻多浊涕而渊，风寒客于脑则鼻塞。经曰：脑渗为涕。王冰曰：胆液不澄，则为浊涕，如泉不已，故曰鼻渊。"

辛夷得春气之最先，与甲木胆经同气而能相似相归于胆经，胆经沿耳入脑，其善入于胆经，且又善引清阳之气上升以降浊气向下，故可治渗漏头痛之患。现代经常用辛夷配合蝉蜕、菊花、杏仁、苍耳子等药物来治疗诸如慢性鼻炎一类的疾病。但是我发现，一般的中医比较倾向于从肺治疗鼻炎，这想必是受"肺开窍于鼻"的影响。事实上，宣肺与开通鼻窍只是这一类疾病的治标之法，而真正的本却在阳明胃与大肠经。胃是通过经络而与鼻相连在一起的，如果胃气不降，就会出现鼻炎、便秘等诸多问题来，所以治疗慢性鼻炎，就更要以通胃络降胃气为主，通胃络可参用白芷、竹茹，降胃气可参用半夏、赭石。大便不通也是需要关注的地方，因为大肠也属于阳明区域，大便不通有很多时候也是肺气不降的表现。还有一个层面，有些一遇天气变化就出现鼻炎问题的情况，虽然反反复复，但仍属卫气不固的表现，玉屏风散可参用。时常流清鼻涕的，是风寒束表，不一定是全身感冒，也可以仅仅是鼻子感冒了，论治方药仍用麻黄汤、桂枝汤一类。

"花善开放，故常以开闭解郁"，辛夷以花蕾入药，其性温，禀肝木之性而能入于肝经之内，且其性善于升发温通，但是，辛夷却不以解郁为用，这是什么道理呢？我们知道，痰是气不化所致，郁是血不和所结。血和则肝气舒而不忧郁。郁是气聚于血所致，故治郁必气血兼治。虽说气行则血活，血行则气化，但郁疾是经积抑而得，内血停积，外气固围，与一般气血之证截然不同。所以，凡治郁之品，必具深入血分之才能，又备升透气之效用，合则入阴而达阳，入于血而转出于气，忧郁之证方能得以开解。辛夷虽能入于肝经之内，但其性情过于轻清，只能浅至肝气之分，而不能深达肝血之内，纵使它属于花类药物，也无力开解忧郁。

# 石菖蒲——以通为补

【**性味**】味辛性温，归于心、胃、肾经。

【**功效**】开窍辟秽，安神聪耳，化湿和胃。

【**药论**】《本经》："菖蒲，味辛，温。主风寒湿痹，咳逆上气，开心孔，补五脏，通九窍，明耳目，出音声。久服，轻身，不忘，不迷惑，延年。"

南北朝时期宗懔《荆楚岁时记》载："端午节以菖蒲一寸九节者泛酒，以辟瘟气。"大约东汉时代就有菖蒲酒，不知道当时是不是端午节专用，但南北朝时期已普遍以此"辟瘟气"，是由其特有的芳香气味所决定的。

邹润安说："人身灵明，犹火蓄石中；人身躯体，犹石能蓄火。假使躯体为寒水所蒙，灵明为痰涎所壅，则运动不周，视听不协。外之不化，由于内之不出。惟菖蒲生水石间，而辛温芳烈，有阳毕达，有阴悉布。故凡水液浑浊为神明之翳者悉主之。"

服食石菖蒲确实可以化湿和胃，耳聪目明。但石菖蒲并无多大的补益物质，其真正的功效在于以通为补，这其实也是它的一大特色。身患虚证当然应该以进补为前提，但有不少人却是实证缠身，血脉流通不畅，筋骨关节不利，这个

**发现本草**
——对中药药性的深度解读

时候的养生就不应该是进服什么人参、熟地黄了，反而是菖蒲酒最为对证。

石菖蒲又有"功同远志"之说，但毕竟是有区别的。远志治健忘，取其善于补心；石菖蒲疗健忘，取其善于"开心孔"，是为不同。远志虽为根部药物，但其味苦微甘，厚中兼薄，其性降中带浮，合以其气厚而浮，则浮总胜于降，故其效力主于心而次于肾；石菖蒲性属石草类药物，故其效力主于肾而次于心，又为不同。菖蒲在人体内的行程主要是：从胃入心，然后下达肾经。

《本草纲目》："国初，周颠仙对太祖高皇帝常嚼菖蒲饮水，问其故，云：'服之无腹痛之疾。'高皇御制碑中载之。"我有一次取用新鲜的石菖蒲体验药性，自入胃之后，一部分药力往心区走，一部分药力是向腹部辐射过去的，当时还感到腹部稍有不适，这是石菖蒲在发挥疏通药力。据此可知，明太祖朱元璋"服之无腹痛之疾"一语并非虚言。李时珍还转载了葛洪《抱朴子》的例子："韩众服菖蒲十三年，身上生毛，冬袒不寒，日记万言。"至于是否"身上生毛，冬袒不寒"不知，倒是"日记万言"可能是真是的，以《本经》载其"不忘"为凭。

菖蒲叶青，花赤、心黄、根黑、节白，正好与五行相配。仅就石菖蒲的颜色而言，它的归经是全能性的。但论其功效，则是以治疗心、肾、胃经的证候为主。凡心窍之闭，非石菖蒲不能开，若佐之以人参则更好。大凡心窍之闭，缘起于心气之虚，补心之虚，唯人参为最上品。石菖蒲虽善开心窍，但又恐其开于一时而仍闭，若佐之以人参，则能收标本兼治之功，也就没有后顾之忧了。心窍闭塞之后的其中一个主要表现就是善忘，经常丢三落四，严重的就是老年痴呆了。在《本经》中，记载具有"不忘"作用的药物当中，最常见的为黄连、远志与石菖蒲。若属于心经热盛造成的"好忘"，用黄连见效是很快的。而如果是老年心火衰败的情况，就是远志与石菖蒲的主治。孙思邈有一方叫枕中丹（龟甲、龙骨、远志、石菖蒲各等分），其功效主要就是"好忘"，将此方与生脉散灵活加减运用，用来预防老年痴呆是很有效果的。

# 天麻——内风神药

【**性味**】味辛而甘，性微温，归于肝经。

【**功效**】平肝潜阳，息风止痉。

【**药论**】《本经》："赤箭，味辛，温。主杀鬼精物，蛊毒，恶气。久服，益气力，长阴，肥健，轻身，增年。"

天麻为兰科植物，无绿色叶片，不能自己制造养分，而是以侵入其体内的蜜环菌的菌丝或菌丝分泌物为营养源而生长。因此，在古代一直无法实现人工种植。古人因此就认为此物是上天特物，并非凡间能够种植，所以就把它叫作天麻。但现在已经可以人工培育了。此物一茎直上，很像大麻一类植物，但却是没有叶子，就像箭杆一样，所以也叫赤箭，意思就是没有箭头的箭杆。由于此物具有很好的息风止痉的作用，所以又被誉为"治风神药"，也因此得名定风草。

唐容川说："天麻有风不动，无风独摇，其摇者木之和气也，其不动者金之刚气也。气微温木也，味微辛金也，是木受金制，金木合德之物，一茎直上，子复还筒而归根，所以能通阳和阴，治头目，定惊痫。夫子复还筒而归根，正如西洋所谓风起于冷处，吹至热带，复还而吹向两极也，故以天麻为治风正药。夫人得闲气而生者为奇人，药得闲气而生者为奇药。如天麻之木得金性，是闲气也，故为治风妙药。"

李时珍认为：天麻为肝经气分药物。《素问》记载，诸风掉眩，皆属于肝。天麻入厥阴肝经而治疗诸风眩晕一类的疾病。据罗天益说，眼睛发黑，头晕旋转，是虚风所致，只有天麻能治疗。天麻就是定风草，故为治风的妙药。现在有久服引起全身出红疹，这是天麻祛风的效验。

《本经》明言本品性温，然其质中坚实，明净光润而富含脂液，实则微温之物。《本经》言简之至且时代久远，其时天麻或作温性，只是它在数千年的演变中，逐渐退化至今为不见天日而单凭土中特别物质以维生之奇异物种，渐得土阴之性，故有今日微温之天麻。

"诸风掉眩，皆属于肝"，肝风内动就会出现眩晕欲仆，震颤抽搐等症状，由虚证引起的就适合应用天麻。因这种临床表现在古时不知是什么原因所导致，并且震颤抽搐与民间"跳大神"的外在表现相类似，天麻能够处理这种情况的肝风内动，于是就被认为能够"杀鬼精物"。就药物的味道而论，天麻味甘而善补益，《本经》谓之久服能"益气，长阴"。但要注意，这里是专门针对肝经而设的，《本经》以前并无归经理论，故其不能明言，现后世已认定天麻主归于肝经，即易推知前贤之意正在于此。又其味辛，"肝德在散，故经云，以辛补之"，合则善治肝经诸证。肝阴不足的时候，肝阳就会上亢，以致产生头晕旋转，这种虚证引起的眩晕就是天麻的主治。如果是由于痰湿引起眩晕，是属实证，就应该用泽泻、白术、陈皮一类的药物来治疗。

# 陈皮——绵绵化痰

【性味】味辛，性温，归于肺、脾经。

【功效】理气健脾，消痰清肺。

【药论】根据《泊宅编》的记载，莫强中做县令时，突然得了消化系统的病证，凡食刚毕，便立即感到胸闷，十分难受，用方百余帖，病情依旧。偶得一同族的偏方合橘红汤，煎来早晚饮服，数帖之后，吃饭有了味道。一日莫强中坐堂视事，操笔批阅文件，顿觉有一物坠入腹中，感觉十分明显。莫强中大惊，汗如雨下，小吏扶其归后宅休养。须臾之间，腹疼便急，解下数块坚硬如铁弹丸的东西，腥臭不可闻。从此，莫强中胸部渐渐宽舒。原来他解下的是脾胃冷积之物，主要是陈皮起了作用。其方用陈皮一斤，甘草、食盐各四两，水五碗，慢火煮干，焙研为末，白汤点服，名二贤散，治一切痰气特验。

陈皮，就是橘及其同属多种植物的成熟果皮，其形似肌肉，棕眼如毛孔，又其性温燥而味辛，故善脾肺二经气分之疾。因以存极陈久的为好，故又名陈皮。但是，橘的果实是在冬季之时才成熟的，按常理当以润燥，为何却是燥湿化痰而反之？事实上，夏熟的西瓜解渴，冬落的橘实润燥，这一点并没有反于常理，但这都是相对于它们的果肉果汁来说的。本品乃果实之皮，细而察之，此皮与肉之间有膜相隔，故其皮肉之性必反。其果肉津汁多润，故其皮之性必是温燥。陈皮富含油脂，用以保护寒冬而熟的橘实，故其皮之性与天地之干燥相同，而其果肉则反于此。

唐容川说："橘络、瓜蒌皆能治胸膈间之结气，取橘之筋络、蒌之膜瓤，有似人胸中之膜膈，故治之也。陈皮腹毛形圆而红，有似人腹之象，故二物又治人大腹之气，皆取其象也。"

凡陈皮入药，用于和中理胃时则留白，用于下气消痰时应去白，这种说法最早出自《圣济总录》。我们很认同这种说法。橘白，其形类于肌肉，其味微甘而有所补益，故能用于和中理胃。若用之下气消痰，则恐防对陈皮之辛散有所牵制，故去之为宜。问题是，如果不用于肺经的下气消痰，而是用于消融皮里膜外的积痰，又当如何取舍？橘白之部位，在其外皮之内、白膜之外，类于人体中的皮里膜外，故善达于皮里膜外之位，当留白而用。

有研究表明，广东化州土质中含有丰富的礞石矿物质，而礞石是一味强有力的消痰药，橘树得礞石之气，故能化痰之力亦非同一般，据传取正品化州橘红入痰盂内，痰即化为水，足见其化痰之神奇，故大凡脏腑与皮里膜外之痰，均可放胆用之。我每次自觉胸有痰阻，就到超市买一些九制陈皮之类的小吃回来泡水喝，也能够收到很好的效果，如果是药用的陈皮，则其功效就更加不同小可了。只是其力绵绵，并不是一下就能够完全消除的。陈皮是使用成熟果实的果皮，青皮则是使用幼果或是未成熟果实的果皮。幼果青皮常用于小儿消积，成熟前的青皮用于疏肝破气。凡人有多怒者，或用青皮破滞，或用白芍柔肝。"青皮如人当年少，英烈之气方刚；陈皮如年至老成，绵绵之力已化"，这个比喻很妙。

**发现本草**
——对中药药性的深度解读

# 菟丝子——本草存性

**【性味】**味辛而甘，性平，归于肝、肾经。

**【功效】**补阳益阴，固精明目，缩尿止泻。

**【药论】**《本经》："菟丝子，味辛，平。主续绝伤，补不足，益气力，肥健。汁，去面䵟。久服，明目，轻身，延年。"

苏颂认为：菟丝子夏天长苗，初生如细丝，遍地生长但不能独立向上，只能攀援于其他草梗则缠绕向上生长，它的根渐渐离开地面而寄生在其他植物上。有的人说它没有根，借气而生长，大概是这样。

徐灵胎说："子中之最有脂膏者，莫如菟丝。且炒熟则芳香又润而不滑，故能补益肝脾也。凡药性有专长，此在可解不可解之间，虽圣人亦必试验而后知之。如菟丝子之去面䵟，亦其一端也。以其辛散耶，则辛散之药甚多；以其滑泽耶，则滑泽之物亦甚多，何以他药皆不能去而独菟丝子能之？盖物之生，各得天地一偏之气，故其性自有相制之理。但显于形质气味者，可以推测而知，其深藏于性中者，不可以常理求也。故古人有单方及秘方，往往以一二种药治一病而得奇中。及视其方，皆不若经方之必有经络奇偶配合之道，而效反神速者，皆得其药之专能也。药中如此者极多，可以类推。"

周岩说："菟丝子汁去面䵟，徐氏不解，叶香岩谓升少阴，徐氏复不信，不知此最易晓耳。菟丝延草木则根断，子中脂膏最足，故补肾精而主升。面为阳明之脉，而菟丝甘辛而温，能由阳明经上入于面，以施其滑泽之功，面䵟焉得不去，窃愿以此释徐氏之疑。"

关于菟丝子这个药物，我思考得比较多，因为它主要是依附在其他植物上吸取养分来延续生命。它把自己养的是滋润黄嫩，却是苦了那被它依附的植物，有的甚至慢慢就枯死了。有一些恶性的菟丝子，也确实是危害生态安全，如广东西江流域一带所种果树就常遭到菟丝子的危害。所以民间常称它为"吸血鬼"。这样的药物，虽是吸别的物种而养肥自己，然后我们吃了它之后，则它的养分也就变成人体的营养物质了。问题是，根据经典理论，难道它在人体内就不再存性而变成人体的"吸血鬼"了吗？这样在中药理论上是说得通的呀。如果否定了这一点，那么中药的什么取象学说，什么烧灰存性，等等，都成了一个很有局限的理论，这样的理论能够支撑中药的发展吗？

按照我的理解，菟丝子的作用除了一般认为的物质补益之外，还有"存性"的作用，其在人体的具体药理过程应当是这样的。开始当然是其内在的养分物质先起作用，然后菟丝子作为子类药物自然最终是归于肝经这里，并且此物喜吸附植物而生，肝与木在五行上是相对应的，同样的道理，这种感应在菟丝子进入人体之后也是吸附在肝那里，并吸取肝气以补肾气。为什么只是补肾气而不是补其他脏腑的气呢？所谓"肝肾同源"，意思是说其两脏之气相类，相似才能最大限度地相容，所以主要补益的是肾气。对女性来说，肝血是其最重要的东西，所以女性是不应该长期服用此物的，以防被菟丝子吸取太多肝气而对身体造成不良影响。"去面皯"这种美容功效是针对用它新鲜的"汁"外敷而言的。

但是男性一般却没有这个顾虑，因为大多数的男性都是肝实肾虚，肾气才是男性最重要的东西，男性中喝酒人群较多，把肝弄得实实在在的，并且还要向肾那里摄取一部分的能量来平衡这过多的肝气，如此一来，则肾就更加麻烦了。所以如果用了菟丝子，那么事情就变得完美了，这样一来肝不但不会从肾摄取能量，还能把过多的能量向肾输送呢！特别地，对于肝癌这种病患，则是因为其邪气太强而正气衰弱，那么这个菟丝子到底是吸取邪气还是吸取正气呢？其实它什么气都吸取，因为它无论是果树还是有毒的树它都吸附生长，似乎不分有毒无毒，但最后都变生成有益的东西，所以最后都能够补益肾气。等肾气充盛之后，自然会滋润肝木，所以这笔账经这么一算，也还挺值的。

或许你会说，都什么年代了，还在这里谈什么"存性"？记住，无论什么年代，我敢说存性这个话题永远也不会过时。中医高明，从来不往物质层次求答案，而是在象、在性、在道的境界上求答案，而想求得这些答案，关键在于

**发现本草**
——对中药药性的深度解读

心悟，在于内证实验，而不是显微镜。我虽没有达到内证实验的境界，但也算是体内验证过菟丝子的药性。总体来说，菟丝子宜炒用，如果要直接固肾精，可用盐菟丝子，但不建议经常这样用，直接补有时候会补不进去，还是移肝益肾更符合它的本性。菟丝子有大小二种，大者脂膏多，补精的能力更强，但如果不炒用的话，因其性更滑，不但起不到固精的作用，甚至会出现"滑精"的反作用。

## 细辛——还须小心

【性味】味辛，性温，归于肺、肝、胆、心、肾经。

【功效】祛风散寒，温经化饮，通窍止痛。

【药论】《本经》："细辛，味辛，温。主咳逆，头痛，脑动，百节拘挛，风湿痹痛，死肌。久服明目，利九窍，轻身长年。"

徐灵胎说："此以气为治也。凡药香者，皆能疏散风邪。细辛气盛而味烈，其疏散之力更大。且风必夹寒以来，而又本热而标寒。细辛性温，又能驱逐寒气，其疏散上下之风邪，能无微不入，无处不到也。"

徐氏的说法是很有见地的，细辛确实能够做到"无微不入，无处不到"，因此，它的归经是很被动的，它到底往哪条经的路线走，往往取决于与它配伍的药物。但总体来说，细辛还是以归于肺、肾二经为最。因为它一茎直上，气味辛温，总以升浮为用，且色赤黑，是引肾气上交于肺的药物。如果与麻黄配合，就入肺经以散外邪；如果与附子为伍，就入肾经以鼓动阳气。如果与麻黄、附子一起应用，就肺、肾二经都入，以往返相济于二者之间，仲景的麻黄附子细辛汤的用药思路就是这样。

陈承谓细辛单用末不可过半钱，后来李时珍给改了，变成了今天所说的细辛单用末不可过一钱（李时珍时代的一钱为3.7克），多则气闭不通而死。从古人记载和现代药理的研究来看，这种情况主要是指"单用其末（散剂）"。细辛峻烈，不宜多服。此物乃动气之品，多用则气耗，病家久病本已气虚，过服之则气耗尽而气闭不通致死。同时，张锡纯认为："能麻口者，即能麻肺，肺麻则其呼吸即停矣。"所以说，陈承立此戒言以警后世，是不能轻易否定的。

记得某杂志曾介绍说，每日以单味细辛5克，泡茶一杯口服，可愈阳痿。阳痿一证，主在心肝肾。心血的有力推动才能使得阴部有效的充血，心血的问题比较复杂，有瘀血、血虚、心阳不足甚至包括心理等因素，所以在此从略。宗筋也属于肝的主管范围，所以如果肝出现问题（多为实证），也会导致阳痿，这种情况可以用小柴胡汤加减来解决。而肾阳虚所导致的阳痿就比较常见，论其治法不外就是补精兼壮阳，补精用熟地黄、肉苁蓉一类，壮阳用人参、鹿茸一类。至于用细辛来治疗阳痿，主要是肾经有寒的情况，并不具有普遍意义。并且，细辛自然是不能长久服用的，否则会违反《黄帝内经》"阴平阳秘""阳密乃固"的原则。

其实，细辛是治疗风寒邪湿留滞肝肾，导致筋骨肌肉痹痛、麻木等的首选药物，药量更在10～40克，否则你只用一钱没有效果，我们又怎能一定死守"细辛不过钱"的戒言呢？再说了，现在用的往往是大叶细辛，其药效相对就差许多，所以为保效果就只能通过加大药量来达成。按照朱良春的经验，则头痛、腹痛、咳嗽、牙痛、肾炎、口腔溃疡等，一般用3～6克，肥大性脊椎炎、类风湿关节炎，则可用在10～20克。以上均为汤剂用量，但为求稳当计，亦可先煎半小时。若研末吞服，则需特别慎重，以"不过钱"为宜。某中医院有一药工，患头痛鼻塞，医生在汤剂中用了6克细辛，本是正常用量，但该药工欲求速愈，便在煎药时把鼻子凑上去熏，不料几分钟后便晕倒了，经一番抢救才清醒过来。院方查找原因，老专家认为是因为细辛超量，所以就严格规定，凡细辛超过3克者，处方都得退回来，要由医生签字后才能取药，真是无奈！

**发现本草**
——对中药药性的深度解读

# 巴戟天——归于任脉

【性味】味辛而甘，性微温，归于肝、肾、心经，任脉。

【功效】补肾助阳，祛风除湿。

【药论】《本经》："巴戟天，味辛，微温。主大风，邪气，阴痿，不起。强筋骨，安五脏，补中，增志，益气。"

《本草乘雅》说："草木至冬，莫不随天地气化而藏，独此不凋，与天相戟，当为冬肾之生物也。其精志与骨，咸肾所司，欲其生发者，仗此大有所裨。深秋结实，经冬不凋，反地之阳杀阴藏，得天之阳生阴长，可判属肝；而以戟、以辛，又可判属肺矣。诚肺肝秉制为用之用药也。"

肾者在肝肺之间（这里并非是说肾的具体部位，而是论子母关系的位置），此"肺肝秉制为用之用药"，实则功效中归于肾。况且巴戟天的根内黑而外红，颇具由肾达心之象。因此，巴戟天是先入于肾经，在这里发生大量的药理作用后，才归于心血之间的。其性先下而后上，与远志的药理相仿。远志是根部药物，故能入于肾经，其味微甘而有所补益，其味苦而主入于心经之内。所以，远志能使心肾都能得到补益，因此善治因心肾气虚而致的健忘证。李时珍谓其为肾经药物，而不是心经的药物，这显然是不对的。但比较起来，则是远志作用于心经多一些，而巴戟天的作用主要在于肾。

中药里面我们很少会见到有归于奇经八脉的药物，但在这里却明确地说巴戟天也归于任脉，我们的依据是傅青主在他的温脐化湿汤（白术、白茯苓、山药、巴戟天、扁豆、白果、建莲子）条下的论述："此方君白术以利腰脐之气，用巴戟、白果以通任脉，扁豆、山药、莲子以卫冲脉。"傅氏是中医女科的权威人物，他对女科诸多疾病的辨证以及用药堪称一流水平，既然他认为巴戟天能通任脉，相信自有明验之处，所以我们就参录于此，以纠正没有任何药物能够归于奇经八脉的这种错误认识。

根据考证，陈世铎的医术主要源自于傅青主。他在《辨证录》引火汤里面，用巴戟天是"取其能引火而又能补水"。他在《本草新编》中说："巴戟天温补命门，又大补肾水，实资生之妙药。单用一味为丸，更能补精种子，世人未知也。"可以这样说，傅青主是后世医家中善用巴戟天的第一人。于是，对《本经》条文的理解，除"主大风"一句外，其他的都比较容易明白。"大风"一词，在《本经》的指代意义并不是唯一的，如枳实条下也有"大风"，但那是"主大风在皮肤中如麻豆苦痒"，很明显与巴戟天主治的大风不是同一个意思。按《诸病源候论·诸注候》的记载："或脑转肉裂，目中系痛，不欲闻人语声，此名大风。"则也算是对证的一种。毕竟这里"目中系痛"明显属肝，"不欲闻人语声"明显属肾，正是巴戟天善于处理的问题。

# 麝香——香通九窍

【性味】味辛，性温，归于心、脾经。

【功效】开窍醒神，活血散结，消肿止痛。

【药论】《本经》："麝香，味辛，温。主辟恶气，杀鬼精物，温疟，蛊毒，痫痉，去三虫。久服除邪，不梦寤，厌寐。"

据唐代刘禹锡《传信方》的记载，昔张荐在剑南，为张延赏作判官。一天突然被斑蜘蛛咬颈项，才经两宿，头面肿痛，大如升碗，肚子也渐肿，濒临死亡。张延赏平素非常器重张荐，因出重金募集能治疗者。有一人应召而来，张延赏一开始信不过他，想检验其方，就让他当场合药。那人不在乎保密药方，说只为救人性命。于是取蓝汁一瓷碗，将蜘蛛投进蓝汁，结果蜘蛛很久才爬出蓝汁，疲乏得不能动了。应召人又别捣蓝汁，加麝香末，更取蜘蛛投之，蜘蛛进汁就死。又再取蓝汁、麝香，复加雄黄和之，这时只要将蜘蛛投进药汁，立即化为水。这样一来大家都很信服，于是用此配方点蜘蛛咬处，两日内痊愈。

上述记载的"头面肿痛，大如升碗，肚子也渐肿"就属于"蛊毒"的范畴。

而《本经》也说麝香能够"杀鬼精物",那是因为在中风闭证初期,患者一般也会出现震颤抽搐等症状,用麝香开闭效果就很好,所以就有此一说。其后"痫痉"的临床表现也与此类似,发作时手足痉挛。麝香疏通深层次的经络是没有什么药物可以比拟的。

麝香为鹿科动物林麝、马麝或原麝成熟雄体香囊中的干燥分泌物。麝喜食柏叶香草,其香在脐,为诸香之冠。所谓物极必反,由于麝香的香气程度太高,所以它的香几乎近于臭的味道。我们知道,药物的气其实就是一种偏向于能量概念的微小物质,由于麝香的能量太过于密集了,因此它的爆发力也是最强的,强到能够瞬间打通人体经络穴位(当然也包括九窍,其实窍也是穴位的一种,它的写法是"穴"字下面再加一个"巧"字,可以理解成为巧妙的穴位),能令闭者不闭,塞者不塞,兼其辛味之行散,故善开窍醒神,活血散结,或通络,或消肿,无所不能,应用甚是广泛。

只是麝见人捕之,则自剔己香,其香聚处,草木皆黄,为生香难得。又麝香所聚能使草木枯黄,其善克木伐肝(制约肝木)可知。其味辛而以金克木即为佐证。妇人胎产,主责于肝,麝香既善伐肝,自能煽动胎气,故又有催产堕胎之功能。再者,麝香亦有消瓜果食积、酒饮消渴等效用,皆其善克木伐肝所致。瓜果亦对应肝木之类,酒饮更是主责于肝啊!至于此物善解蜘蛛肿毒,前面已有事实例证,至于理论证据,则是由于蜘蛛为八脚物种,其象数也就是八,其五行属性为木,麝香最是克木之物,所以主之。传统中医对做梦的认识,尤以肝为主,以"肝藏魂"的功能受损而导致的。麝香作为最善于克木伐肝的物品,当"久服"之后,最终的结果就是"不梦寤,厌寐",也就是睡眠时不再有半睡半醒的做梦状态,也不会老是想睡觉。当然,这里的"久服"与朱砂一样,不一定就是内服。

# 吴茱萸——散寒止痛

【性味】味辛，性热，归于肝、胃、肾经。

【功效】散寒温中，疏肝降气，化湿止痛。

【药论】《本经》："吴茱萸，味辛，温。主温中，下气，止痛，咳逆，寒热，除湿血痹，逐风邪，开腠理。根杀三虫。"

按《朱氏集验方》一书的记载，中丞常子正患痰饮之疾，每当进食过饱或者阴晴气候变化即发作，十日一发，头痛背寒，呕吐酸汁，随即数日卧床不食，服用很多药物都没有效果。至宣和年初被封为顺昌司禄，在太守蔡达道的宴席上，得到吴仙丹方（吴茱萸用热水泡七次，然后与茯苓等分研末，蜜制成丸，如梧桐子大），服后就不再复发。后每遇饮食过多，腹满，服用五七十丸便愈。过一会儿小便中就有吴茱萸的气味，酒饮均随小便而排泄。

周岩说："吴茱萸树高丈余，皮青绿色，实结梢头，其气燥，故得木气最多而用在于肝。叶紫、花紫、实紫，紫乃水火相乱之色。实熟于秋季，气味苦辛而温，性且烈，是于水火相乱之中，操转旋拨反之权，故能入肝伸阳戢阴而辟寒邪。"

李时珍认为：咽喉口舌生疮者，用醋调吴茱萸末，贴于两足心，一夜即愈。吴茱萸性虽热，但能引热下行，大概也是取其从治之意。说吴茱萸性上行而不下行，似乎不对。有人治疗小儿痘疮口噤，将一二粒吴茱萸嚼烂后外抹，口噤即开。此疗法也是取其辛散之性。

李时珍的说法有些牵强。吴茱萸虽说是大辛之味，但并不是以发散为用，而是直上直下的。吴茱萸味辛而性热，最是上行之物，故苏颂谓其不能作服食之药，因多食易冲眼脱发。用它来贴于两足心，当然是取其直上的作用，正所谓"辛开苦降"，它一边往上爬，同时也一边以其辛开的药力不断地开通经络血脉，只要肝肾二经开通了，则漂浮在上面的虚火自然就消失了。其实也不一定是吴茱萸才这样，所有辛热的药物都有这样的功效，你拿葱白、附子之类贴于两足心也是可以的，只不过葱白、附子的特性是散的，其药力没有大蒜、吴茱萸这么专，从而功效没有这么显著罢了。

吴茱萸与山茱萸，其名虽相类似，但吴茱萸味辛性热，山茱萸味酸性温，并且功效作用也大有不同，不知前人为何如此命名。大抵吴茱萸以宣通为用，而山茱萸则以补益收功。并且，山茱萸最善补益肝虚，而吴茱萸却善折肝木之性，用之以治呕吐酸水有效如神，这就是"温中，下气"的作用表现。唯"逐风邪，开腠理"并不常用。按《本草纲目》记载，冬月感寒，用吴茱萸五钱煎汤服，以出汗为度。可知吴茱萸以其辛热的特性而确实能够"逐风邪，开腠理"。再有就是，用吴茱萸外贴神阙穴，利用它那辛热之性，对虚寒型的阳痿早泄也有作用。

"独在异乡为异客，每逢佳节倍思亲。遥知兄弟登高处，遍插茱萸少一人"，唐代著名诗人王维的这首千古绝唱表达了对家乡亲人的无限思念之情，还反映了古代重阳"遍插茱萸"这一民间习俗。问题是，这里插的应该是哪种茱萸啊？答案是吴茱萸，其雅号是"辟邪翁"，在唐代很流行在重阳节这一天插吴茱萸，说是可以辟邪消灾。其实，重阳节的插吴茱萸和饮菊花酒，以及端午节的悬艾叶和饮菖蒲酒的这些民间习俗，反映的是我们祖先的预防疾病的科学思想。因为端午节和重阳节，一是春夏交替，一是秋冬交替，都是疾病容易流行的时节。圣人教化凡民，当时难以理论教知，最好就是习俗制约，所以才有这些看起来是"封建迷信"的习俗，但如果你弄清楚了，就是明明白白的相信了，而不是迷迷糊糊的相信了，那么就不再是迷信了。

# 石膏——救火君子

【性味】味辛而甘，性微寒，归于肺、胃经。

【功效】解肌清热，泻火除烦，生津止渴。

【药论】《本草纲目》中记载说，广济林训导五十岁，患发热痰咳病。有个医生要他只服用石膏，药量达到一斤左右的时候，病者就出现了不能吃饭的现象，并且咳嗽频繁，病情更加严重了。李时珍对此感慨道，这是医生的糊涂，与石膏一点关系都没有，试问不明病性，怎么就可以随便应用药物呢？但另一方面，后世更有很多的医者都对石膏畏如真白虎（《伤寒论》白虎汤大用石膏为君药），不敢放胆而用，即有试用者，亦不过 10～20 克。试想一下，石膏之质甚重，10～20 克不过些许，以此微薄之力，欲扑燎原之火，不若杯水救火之举么？这些举动都是不了解石膏的药性而引起的。

《本经》："石膏，味辛，微寒。主中风寒热，心下逆气，惊喘，口干，舌焦，不得息，腹中坚痛，除邪鬼，产乳，金创。"

石膏的功效其实是很广泛的，后世医家也累有发明，如名医张锡纯就认为"石膏之性，又善治脑漏"。石膏之味辛甚于甘，故其性必先升而后降，可引在上之热下行，且其性微寒而自能清热，合则善治脑漏如此。但总的来说，石膏以治疗单纯性外感实热为显著，所以《本经》一开始就说"主中风寒热"，这里的"中风"与今天的中风偏瘫所指代的意义是不同的，古书指的是被风邪所击中。

石膏虽是石质药物，但其并非大寒之品，《本经》谓其微寒，其说确实可信。按石膏色白而味甘，推知其必有补益之能，其甘寒而自能生津，则善补益人体津液，这也是石膏主治"口干，舌焦"的原因。在茯苓条下有"口焦，舌干"一语，那是因为脾在窍为口，在液为涎，脾功能失常就会"口焦"，所以要健脾。而这里却是壮火太过把人体津液给烤干了，以"舌焦"为主，所以要生津灭火。既是补益之品，哪有大寒之理？石膏最善泻肺胃之邪热，如能辨明其热之真假，还顾忌什么呢？生石膏在透热方面真的非常有效，有些高烧的患者服用后很快退烧了，特别是伤寒阳明证或者温病气分证的那种高烧。

陈士铎说："胃火太盛，烁干肾水。用石膏以泻胃火者，实所以救肾水也。然而，胃火既烁肾水，肾水若干，相火必然助胃火以升腾矣，胃火得相火而益烈。单泻胃火，而相火不退，则胃火有源，未易扑灭，愈加其焰矣。泻胃火，而即泻相火，则胃火失党，其火易散，大雨滂沱，而龙雷不兴，其炎热之威自然速解。此所以用石膏以泻胃中之火者，必用知母以泻肾中之火也。"

在化学成分的角度来看待生石膏，它的成分除了一些杂质之外，唯有含水硫酸钙一物（$CaSO_4 \cdot 2H_2O$），也就是 $CaSO_4$ 连着一些水分子。但是你不要小看这些水分子，这正是生石膏善于补益人体津液的主要原因。因为这些水分子随着 $CaSO_4$ 一起进入阴分的时候，随即就游离出来，直接就成为了人体津液的一部分。而你一般喝下去的水分子如果想变成津液，那还得通过人体组织花费很多能量才能够实现。也就是说，那些水分子与一般的水分子相比，存在着能量的明显不同。现代药理只看到物质而观测不了能量，当然就不能深刻地认识到这一点。这就像西医认为人体的精子只不过是一些蛋白质而已，但其实你吃一斤的蛋白质却未必能够制造一两的精子。因为从你吃的那些蛋白质到完成制造精子这个过程里面，人体需要动用很多的力气去重新排布能量与重新刻录一些信息。

接着我们应用化学知识论述一下 $CaSO_4$。从 $CaO$ 到 $CaSO_4$，我们可以用一条化学方程式表示，即 $CaO+H_2SO_4===CaSO_4+H_2O$。但要注意这只是综合式，而其反应实质却是这样的：首先是 $CaO+H_2O===Ca(OH)_2$，然后才是 $Ca(OH)_2+H_2SO_4===CaSO_4+2H_2O$（即 $CaSO_4 \cdot 2H_2O$）。在第一步的反应里，$CaO$ 与水结合的时候是释放了大量的热能的，其剧烈程度可把原来属于冰冻的水一下子变成沸水，然后第二步的中和反应也是放热反应，因此，从 $CaO$ 到 $CaSO_4$，已经完完整整地从热性到寒性的改变。从这里你也可以看出，生石膏善于解热并非偶然。最后我想说明的是，用化学的方法来认识中药具有很大的局限性，绝对不是本草药理学的主体。因为一般的中药不像石膏这样成分单一、简易论述，而且里面的能量转换很多时候我们都不得而知，所以本书在应用化学的方法来认识中药的情况里面也就仅此一例。

至于石膏煅制，则其性变为收敛，故点豆腐者必煅用，这是取其能收敛的特性。南方人家常煲豆腐鱼头汤以清热，谓其中之豆腐敛火，实则是豆腐内含石膏使然，加之豆汁性凉，所以功效更佳。以鱼头作配料，那是取其利水的功能，以及热随水退的道理。另则，煅用之石膏，又最善生肌敛疮，大凡火伤烫伤，新肉不生，溃疡不愈者，用之既能止痛，更善敛疮。《本经》谓石膏治"金创"，即指外用煅石膏以止刀伤出血而且敛疮。在化学成分上，生石膏主要成分为含水硫酸钙（$CaSO_4 \cdot 2H_2O$），煅石膏为无水硫酸钙（$CaSO_4$）。不要认为它们之间只是相差那么两个水分子，更主要还是里面所含有不同的能量。


# 三棱——削破坚积

【**性味**】味微辛，性平，归于肝、肺、肾经。

【**功效**】行气散结，破血逐瘀。

【**药论**】根据宋《开宝本草》的记载，过去有人患癥瘕，死前遗言，令开腹病。结果得到一病块，坚硬如石，还有五色纹理。有人说这是异物，就将其削制成刀柄。后来因为用此刀割"三棱"草，结果那石刀柄就消化成水了。于是就知道中药三棱可以治癥瘕。

诸书多言三棱味苦，其实是淡淡的辛味。究其化学成分，主含淀粉和挥发油，可知其淡淡之味来源于淀粉，而微辛之味即来自于挥发油，但由于土生金，所以辛味稍微胜出。大概是三棱功善破气的缘故，所以大多数的人都想当然地认为它理应味苦而善于开破吧。

三棱的叶、茎、花、果实均有三棱，并与香附的苗叶、花实一样，但稍长而大。就药物的形态而言，三棱与香附确实相似，所以它们的药用功效也有一定的相似之处。香附最善行气解郁，三棱也不例外。并且，三棱能自达血分，除行气之外，更能破血逐瘀。问题是，三棱是怎么进入血分的呢？根据三棱的形态，我们很容易就知道它的象数是三，五行属木，归于肝经。肝主藏血与疏泄，所以三棱就能通过归于肝经并发生药理作用而达到行血逐瘀的。又其味淡而微辛，而且色白，故又善走气分，为血中行气之品。李时珍谓三棱有下乳的作用，那都是它善于疏肝行气兼破血的结果。同样的道理，香附之象数亦是三，自然最善于入肝而行气解郁，同样也能入于血分，只是其气芳香而偏走阳分气道，故其功偏于气病诸证而已。

三棱与莪术，皆气味平平，又不温通却更善于通，其药理不能从气味中窥测，却能从形态中推知。莪术的质地比较坚硬，而其肉质之中尚有丝丝细筋透出，且其质更显坚韧。试问，此细筋尚且通透于此坚质之内，难道它就不能通透于瘀血食积、坚聚痞块之中吗？又因其味苦攻破，合则能消坚开瘀于绵绵之间。由于三棱的质地不及莪术的坚硬，而且味辛色白是偏于阳性的表现，所以消坚破积不及莪术，转而善于行气散结。所以它们经常相须为用，虽坚如铁石亦能徐徐消除。由于肝硬化、肿瘤也属于坚硬包块一类，所以它们对这些也是善于开破的。其实我们体内都有原癌细胞，但它们分散各处难成气候。三棱与莪术同用，就会将聚集在一起的癌细胞打散，然后我们就可以采取扶正以祛邪的原则来处理。并且三棱与莪术性近平和而毫无毒性，实在是难得的良药啊！

# 艾叶——灸千百病

【性味】味辛而苦，性温，归于肝、脾、肺经。

【功效】散寒温经，止血止痛。

【药论】按《云锦随笔》一书的记载，日本德川时期，江户万兵一家三代皆过百岁，他们的长寿秘诀就是坚持每月的前八天连续灸足三里穴。

《名医别录》："艾叶，味苦，微温，无毒。主灸百病。可作煎，止下痢，吐血，下部䘌疮，妇人漏血，利阴气，生肌肉，辟风寒，使人有子。"

端午节时值初夏，天气开始炎热，又多雨潮湿，细菌繁殖快，容易患多种疾病。我国端午节有家家户户挂艾叶的习俗。因为艾叶具有芳香气味，可驱逐蚊蝇，清洁空气，保持居室卫生，起到防病辟邪与保安康的作用。因此古时也有人称端午节是卫生节。在盛产优质艾叶的湖北蕲州，至今还流传着"家有三年艾，郎中不用来"的谚语，因为艾叶能"灸百病"。由于艾叶能"辟风寒"，所以主要是针对虚寒一类的疾病，其性温自然与实热一类不相宜。

艾叶现在普遍成为中医灸法所用之原质材料。火本无体，因着物而为体。此物由于它的辛散温通，燃后火力深透，且其烟清香化毒，因而数千年来一直是人们喜好之物，其他的任何物质都比不上它。灸法虽属外治，然涉及各科百病。若加入硫黄少许，灸治各种风病寒疾，其效甚良。其实艾灸的好处还不止这些，它也是打发时间的好东西呢！平时我们看电视，没事的时候你就可以找个重要的穴位，比如足三里穴，然后放上一片姜或者直接就用艾条在上面灸，当我们舒舒服服地看完两个小时的电视之后，基本能灸上二十八壮了，如能坚持一个冬天，来年的身体一定比目前更加健康。

艾叶之用，不独灸烧烟熏，尚可浸洗搽，可泡酒内服，用途广泛，效能可期。倘若内服，不仅可治下焦虚寒之证，亦治全身之疾病。如果是用来止"吐血"，则宜生用，取其辛开以疏经络之壅。《千金要方》有"熟艾三鸡子许，水五升，煮二升服"治疗吐血的记载，那大概是由脾脏过于虚寒而不能统血所导致的。然温升之性，必与上溢之证不合，故古人有四生丸之制，以柏叶、荷叶、生地黄之清肃下降为主，而反佐以艾叶之辛温，欲其同气相求。

"止下痢，吐血，下部蟨疮，妇人漏血"给人的感觉就是艾叶也善达下焦，颇具下降之性。但是这与艾叶那轻清体质及温辛的升散之性有别，而这又是在"作煎"这个前提之下产生的，这是什么道理呢？本草药理有这样一个推论：极苦通小肠，淡渗利膀胱。为什么说极苦通小肠呢？因为极苦之物可通于胆经，然后可随胆液下渗至小肠之间，并发挥苦味之开通破泄功能，所以说极苦通小肠。我们也可以这样理解：苦味是心的本味，心与小肠相表里，一般的苦味，它先入于心而发挥药理作用，已无力再下达小肠之位，只有极苦之味才有足够的药力，使得它在到达小肠之后，还保留着有效的药理作用。或者，"极苦通小肠"是通过以上两种方式同时进行的。同样的道理，艾叶内含挥发油最多，其味苦而大辛，辛即入肺，大辛即能通达大肠以治在下之虚寒泄泻。当然，艾叶并非补品，病家下痢，其内必是甚虚，古时用艾叶合阿胶共治此证，即是取其温补同治之理。同时，阿胶质重濡腻，亦可助艾叶达下焦病所。

**发现本草**
——对中药药性的深度解读

# 干姜——火贯土中

**【性味】** 味辛，性热，归于肺、脾、胃经。

**【功效】** 散寒温中，温肺化饮，回阳通脉。

**【药论】**《本经》："干姜，味辛，温。主胸满，咳逆，上气，温中，止血，出汗，逐风湿痹，肠澼下利。生者尤良。久服，去臭气，通神明。"

你千万不要认为生姜晒干了之后就是干姜了。李时珍谓："干姜，以母姜造之。"他的意思是说干姜是用生姜的母姜（鲜姜侧畔的老种姜）炮制而成的。这其实也算是干姜的一个来源。根据《本草纲目拾遗》的记载，"出川中，屈曲如枯枝，味最辛辣，绝不类姜形，亦可入食料"。这里的意思是说，川姜才是真正的干姜对应品种。这种说法也比较正确，所谓道地药材就是这样。四川在西，得金气最足，所以这里的姜"味最辛辣"，也比较符合"生者尤良"，这里说的生者尤良应该是指未经炮制的鲜品。

邹润安说："统而计之，则火者其禀，土者其体，金者其用。贯而属之，则具火性于土中，宜土用于金内，姜之能事尽矣。前人谓姜之皮凉，故留皮者辛温差减，只能发散而已，而犹有未尽者，姜桂之性，老而弥辣。干姜受气足，足则上达肺，下通大肠，外及皮毛，中镇沸逆。生姜受气微，微则仅能由中及上，故只散外感止呕吐耳。"

徐灵胎说："凡味厚之药主守，气厚之药主散，干姜气味俱厚，故能散而能守。夫散不全散，守不全守，则旋转于经络脏腑之间，驱寒除湿和血通气所必然矣，故性虽猛峻，不妨服食。"

干姜善于旋转于经络脏腑间，其更有深意者乃在其形色之间。干姜之色正黄，乃土之正色，且脾性喜燥，此物之辛热正是迎其所好，故其最善入于脾经之内也。然其性辛散，故又偏走阳分胃土，倘若中虚胃寒，干姜正能解其所急，故而不拘胃恶燥之常理。其既善入于脾胃之间，而土又包容万物，所以干姜既然善于入于人体中土，则自必能旁通其他腑脏诸经。又因干姜之体内多含筋络连通之质，故其善于旋转于经络脏腑间之理，亦可由此而推知。不过，如果要严格区别，则干姜归脾温中要比生姜好一些，生姜归胃发散就比干姜更胜一筹。并且，在《伤寒论》里面，一般用到生附子的地方就会用干姜来相配（乌梅丸除外），而凡是用到炮附子的地方多数都会用生姜来相配。

大抵干姜善治咳逆上气，高良姜善止呃逆呕吐，似乎姜类药物都颇具降下的功能，但实际上，凡姜皆是辛温而气芳香之物，其性善于升腾可知，理应毫无降下之功才是。如此性效矛盾，这其中到底蕴含着什么道理呢？事实上，无论是干姜还是高良姜，其用全在"火贯土中"一词。就高良姜而言，其土黄之根却结出火红之子，而干姜的黄色体质却内含其如火的性情，这不是火贯土中的明验么？火既贯于土中，即显火生土之效能。应用到人体上，就是呕吐多数属于胃寒，气机停滞导致的，以胃乃阳土，性喜温而恶寒，高良姜性属温热，其色土黄，自善暖胃散寒，寒邪既解，则胃土生机勃勃，呕吐可止矣。干姜对应"咳逆，上气"，是属于肺寒咳嗽一类，是与细辛一起共同祛寒，然后与五味子组成的三角结构。而干姜与细辛加合起来的药量，与五味子是相等的，完全一散一收的阴阳太极结构。在干姜、细辛与五味子结构中，细辛可以被拿掉，但是干姜却是去不得的，因为肺寒的人，多数也兼胃寒（土不生金）。这种有时候喝一杯冷水都可能会导致咳嗽，所以干姜是无论如何也要保留的。干姜、细辛与五味子结构在《伤寒论》小青龙汤被发挥得淋漓尽致，是肺寒兼"心下有水气"的咳嗽，其痰多是泡沫程水样状。

关于生姜，古时候"姜"字写作"薑"，"强"字写作"彊"，二者为同源字。姜，就是一种很"强悍"的药，又被称为"御湿之菜"，可以"强御水气"，把身体诸系统中多余的停湿停寒打掉。所以有些体质寒的人吃白菜会没力气，炒白菜时放一点姜就没事。如果用得多，严重的"水毒"也能治。生姜这个块根生新分支的方式是横岔出去的，这种"横开"的药性在桂枝汤里面也有体现：如果没有生姜，桂枝在动脉中的药性就一直沿着血管冲到底，离不开营分这血管之内的范畴，只有药性"横开"的生姜才能把桂枝的力量散布到分支微血管及脉管之外，到达风邪所在的卫分肌腠之间。也正是基于这种"横开"的药性，才有了现在"冬吃萝卜夏吃姜"的养生原则。

　　冬天这么冷，为什么就不吃姜反而吃什么萝卜呢？因为无论是一天的晚上还是一年的冬天，收藏这个特性最为重要，这个时候万物都应该谨守此道，你吃姜就是发越阳气，有违天道，这样的结果就好像冬天出太阳一样，人是暖和了，可第二年的庄稼就麻烦大了，"瑞雪兆丰年"啊！你现在提前发越阳气，那么春天来临的时候那阳气就不会那么充足，而"一年之计在于春"，春天弄不好，可影响一年的天气收成啊！当然，如果是冬天的中午呢？这到底是该吃姜还是不该吃呢？可以吃，但一定要少吃。夏天的中午则不同，这个时候看起来是很热，但火的性质就如离卦是外强内虚的，这个时候人的肌表是热没错，但内在的胃可是虚的，这个时候吃姜可以暖胃，并且可以帮助人体发汗，使得体内毒素垃圾随汗水排掉，这样才能避免"夏伤于暑，秋必痎疟"。遗憾的是现在大多数人却是雪糕、冰水不断地往胃里面倒，年轻的时候没什么，三十岁之后问题就开始不断显现了。至于"早上吃姜，胜过吃参汤"，讲的就是早晨如春，需要阳气启动以助力推动气血流畅，助力生发之气正常运行，姜性温，为纯阳之物，同气相求，借其阳能而更利于流畅气血，唯气血流畅，阳气得以正常生发，乃得百邪不侵！

　　孔子曾经说过"不撤姜食，不多食"这样关于食姜的话，其意思是说每顿饭都要有姜，但不能多食。这就告诉我们，生姜这东西虽然好，但也要控制好用量的问题。孔子之所以这么钟情于生姜是有道理的。这当然与生姜有解毒的作用以及上述养生的作用分不开，但更重要的是，生姜"久服，去臭气，通神明"。但《名医别录》却认为生姜"久服，小志少智，伤心气"。这里将心与神明的关系再一次捆绑在一起。而事实上，"心主神明"，既然通了神明，自然就会折损心气，因为按照"心欲软，急食咸以软之，用咸补之"的说法，生姜并没有任何补益心气的作用，它只不过是打开神明的通道而已，鉴于其有发散的作用，因此它或多或少都会有一些耗散心气的副作用，所以说生姜久服"伤心气"。那么，这是否就说明孔子所推崇的"不撤姜食"就是错误的呢？当然不是，因为你必须注意后半句"不多食"。生姜有一定"伤心气"的副作用，这并没有错，但试问天下哪种食物是完全没有副作用的呢？而且我们煮菜都会放点盐，这样能够照顾到心气，再加上"不多食"这一前提，如此生姜就不会表现出任何的"伤心气"的现象，反而能够使人日益神明通达，并且生姜还有抗衰老的作用呢，也难怪孔子的寿命在当时被称作"古来稀"啊！

# 槟榔——天地之道

**【性味】**味辛苦甘涩，性温，归于脾、胃、大肠经。

**【功效】**驱虫消积，调气破滞，利水消肿。

**【药论】**《名医别录》："槟榔，味辛，温，无毒。主消谷，逐水，除痰。杀三虫。"

李时珍认为：岭南人用槟榔代茶饮以抵御瘴疠，其功效有四。一能使人兴奋如醉，大概食槟榔后，机体被热性所熏而出现两颊发红，似饮酒样，即苏东坡所说"红潮登颊醉槟榔"；二能使醉酒的人清醒，大概是酒后嚼食槟榔，能宽气下痰，使酒醉马上消除，朱晦庵所言"槟榔收得为祛痰"，即是此意；三能使饥饿之人马上得饱；四能使饱食之人变得饥饿。因为空腹食槟榔，则腹中充满气体，好像吃饱了一样，而饱食后嚼槟榔，则又能使饮食得以消化，而且槟榔疏通而不泄气，禀味严正而更有余甘，有这种性味，故有其功效。

或许你会说，这槟榔真奇怪，它总是让人向反方向走，那么此物是否也能使喜欢吸烟的人变得不喜欢吸烟呢？答案是肯定的。有一简便戒烟法如下：去中药店或者大超市买个槟榔，钻上一个小孔，把烟油放进去，再把槟榔放进一杯热开水中，泡一小时后取出，想吸烟时闻几下。三天后，一般烟瘾大减。据说以后如果还想吸烟，就会出现一吸就想吐的效果。但是你要注意，如果你的烟龄太久，这样一下子就把烟给戒掉，你的肺会很不适应的。如果是这样，建议你还是慢慢戒为好。实在戒不了的，就要注意经常喝点红糖水来保健。汪东

**发现本草**
——对中药药性的深度解读

藩《医奥》云："烟毒以黑砂糖和井水服之。"《本经逢原》载："又久受烟毒，而肺胃不清者，以砂糖汤解之。"

陈士铎说："天地之道，有一毒，必生一物以相救。槟榔感天地至正之气，即生于两粤之间，原所以救两粤之人也。况此物降而不升，虽能散气，亦不甚升，但散邪不散正，此两粤之人所以长服而无伤。至身离粤地，即不宜长服，无邪可散，自必损伤正气矣。"

槟榔是与砂仁、益智仁、巴戟天齐名的四大南药之一，用得对本来也好处多多，《名医别录》一开始就介绍槟榔"主消谷"，著名的理气剂四磨汤（乌药、人参、沉香、槟榔）正是由此而创制。平时嚼食槟榔者确实会食欲增进，但有味觉减退现象。鉴于很多人嚼食槟榔成瘾，并且现代药理已证明槟榔中含有对人的致癌物质，"无邪可散，自必损伤正气"，建议还是适量嚼食为宜。烟草本来也是一味很好的药物呢，但滥用的后果就是付出身体健康的代价。槟榔能够辅助戒烟，那应该用什么来辅助戒槟榔呢？相信在槟榔的产地，甚至在槟榔树自身处，就能找到答案。

最后，我们来探讨一下槟榔的驱虫机制。大多数的驱虫药物多是苦辛之味，惟使君子、榧子与槟榔是甘味的。我们知道，虫得酸则静，得辛则伏，得苦则下，得甘则动。为什么说虫得甘则动呢？因为虫也很喜欢甘甜之物，一见到有甘甜之物就会动而争相抢吃，所以，小孩有虫病往往吃了香甜的东西以后容易发生腹痛。此外，上述三味药物还有一个共同点：都是子类药物。"子善开破，故常以攻积降泄"，它们在诱食诸虫之后，便通过自身优势的开破降泄能力，使诸虫从大便而下，从而获取功效。当然，槟榔能使人兴奋如醉，当然也能使诸虫彼有醉意，它可谓是驱虫于不在意之间，实在是高明之至。


# 川芎——内伤头痛

【性味】味辛微甘，性温，归于肝、胆、肺经。

**【功效】**祛风止痛，行气解郁，活血化瘀。

**【药论】**《本经》："芎䓖，味辛，温。主中风入脑头痛，寒痹，筋挛，缓急，金创，妇人血闭，无子。"

邹润安说："凡物之性燥味辛，能升发阳气者，必能消耗阴气，惟芎䓖（即川芎）透苗出土，必至清明以后，则其不为温和未盛之气所能鼓动可知。既而取枝横埋土中，能节节作根生苗，则其于盛阳之气，无壅不宣，无间不达，亦可知。至八月每节根下结芎䓖，九、十月采之，过其时即虚劣，则其遇盛阳，固无不升发，感阴收，复能退藏于密又可知。且其遇阴而藏者，即以供遇阳而发，特收采当值退藏方固之时，乃得发中有收之益。"

"取枝横埋土中，能节节作根生苗，则其于盛阳之气，无壅不宣，无间不达，亦可知"一句，虽说未免夸张了点，但也在道理之中。我在研究本草植物的时候，对这些"取枝横埋土中，能节节作根生苗"的现象也颇感兴趣，发现大多都具有很明显的解毒功效，例如菊花、金银花之类就是。至于"无壅不宣，无间不达"者，则诸如川芎之活血化瘀，地瓜叶之润肠通便，等等，也确实具有宣通开壅的功效。至于其中道理，大概就是"于盛阳之气"，或者其物善汲取天地盛阴精华的缘故吧。

陈士铎谓其治头痛有神，但不可单用，必须佐以补气、补血之药，则利大而功倍。川芎味辛性温，气颇芳烈，温窜相并，升发之力殊猛，能上达头目，直透颠顶，故常用以治头痛诸证，李东垣更是有头痛必用川芎一说，言即统治百般头痛，颇为后世批评，谓其不分寒热虚实，而出此一药通治头痛之说。诸家所谓头痛必用川芎，非指必单用川芎。若单用川芎于肝阳上亢之头痛症中，确有助焰之嫌，但若佐以他味，情况就有所不同了，而且川芎亦有补肝之能。再者，川芎的止痛效果确实很好，《本经》对它的药用描述一开始就以"主中风入脑头痛"为提纲，所以一般的内伤头痛是优先考虑川芎的。

"肝欲散，急食辛以散之，用辛补之"，川芎为血中气药，若肝郁欲散，则此物之辛味可助其散。肝郁解则疏泄回复正常，所以《本经》就说它能疗"妇人血闭，无子"。这种情况是对于妇人有经血要来，因肝郁导致的"血闭"，如

**发现本草**
——对中药药性的深度解读

果是那种血虚血枯的血闭就应该佐以它味。而关于川芎的用量及其对应作用，吴竺天说："此物少用则升散行血，能治头目疼痛，常用量为 3 克左右。其一般剂量（9 克）则善于调经，行气活血两兼其功。重用（15 克）反能收缩子宫，减少出血量。"

接下来说说四物汤（当归、白芍、地黄、川芎）。此方是为血虚营滞而设的，所以"补血圣药"当归会首先被考虑到，但它会释放肝中藏血，所以又加白芍来当它的辅政大臣，使得温凉相济，一放一收平衡相宜，这依然又是一个完善的太极阴阳运转图。而方中的地黄也用得很有深意，因为当归比较偏向于加强"动能的血"，而对于血中的物质基础提供不多，所以又要加地黄来配合，并且西医认为人体主要的造血功能由骨髓担当（这与中医认为的"阴血同源"相一致）。而地黄极善补肾填髓，可以说是本方真正的补血药物。基于这一点，阿胶的补血功能其实远胜于当归，但它纯粹只是补血而不像当归那样补中带行，并且过于滋腻，所以多不取用。当然，地黄也是味厚滋腻的，所以最后就会考虑用川芎来活血，使血液得以温运宣通。


# 郁金——心血郁结

【性味】味辛而苦，性寒，归于肺、肝、胆、心、心包经。

【功效】行气解郁，活血止痛，凉血清心，利胆退黄。

【药论】既然祖先给此物起名叫郁金，想必是以此大加赞扬其解郁之效能。但也有人认为，郁在这里的本意为芳香，原指其气味，非言其效用。就实际情况看来，其实是气味与效用均包含在这个"郁"字里面。大抵郁金所治，在一郁字，凡郁气、郁血、郁热、郁痰诸证，郁金皆可破其郁，使诸邪消散、气血畅达而百病自除。问题在于中医所说的"郁"的本意是什么？

唐容川说："郁金逐血之力甚大，用盘盛牲血，以郁金末治之，其血即分开走四面，可见其逐血之力矣。观郁金之治郁，即知郁者气聚于血中也。"

"郁者气聚于血中"，所以凡是能够开郁的药物，一定需要同时具备两个条件，一是能够进入血分，二是能引邪透达至气分。郁金味辛而苦，辛则温升，苦则寒下，其性合而为寒，可见苦寒占上峰，其性当以先降为宜。另一方面，郁金以根部入药，其下行而为用之后，必又自上而为用，此根升梢降，一定不易之理。再者，苦寒之物虽亦先下行而为用，但入心久必从火而化，其性此后自相变为温升，合则其性又善于上行而为用。也就是说，郁金之性理应先降而后升，且其气味俱厚，药力持久，无论下降抑或上升，都能很好地发挥它的药理作用。由其先降而后升，此入阴而达阳之性，正是郁金颇具枢转之机而善开解郁证的根本原因。至此，则易知郁金善于入血而转出于气，故谓其属血分气药，为血病要药，一点也不为过。同理，此物入于血即能藏于肝而达于胆，胆虽主渗入而不能渗出，但其能引胆内之邪透达至气分而解于无形，这就是它能够利胆退黄而治湿热黄疸的根本原因。

李时珍认为：郁金归心与心包经，善治血病。《经验方》用治失心癫狂，用郁金七两，明矾三两研末，调糊做丸如梧子大，每次开水送服五十丸。有妇人癫狂十年，至人授此。初服心胸间有物脱去，神气洒然，再服而苏醒如常。

这里李时珍虽说郁金归心与心包经，但并没有说郁金就只是归此二经而不能归其他经。从上面的论述我们可以知道，郁金也颇善归于肝胆等经。我们知道，傅青主最擅长女科，而女科疾病最常见的病因为肝郁，故开解肝郁是女科的治则之一，但傅青主用得最多的却是白芍而不是郁金，这是什么道理呢？因为妇人之肝郁多为虚郁，白芍最为对证，郁金则是由于其辛开苦破比较厉害而善于开解实郁，故而在女科就相对少加应用了。此外，用郁金与明矾制丸而治癫狂，须知此证由于忧思过度以致心气结而不散，痰涎亦随之而凝结。又加以思虑过度则心血尽耗而暗生内热。痰经热炼，而胶黏益甚，以致阻塞心脑相通之窍络，使其神明淆乱而性情颠倒乃至发狂。故用明矾破消其凝滞之顽痰，用郁金开解其郁结之心气，而且郁金又有清心热与益心阴的功效，合则能获取良效。

**发现本草**
——对中药药性的深度解读

# 芥子——皮里膜外

**【性味】** 味辛，性温，归于肺、肝经。

**【功效】** 温肺发汗，利气豁痰，散结止痛。

**【药论】** 朱丹溪说："痰在胁下及皮里膜外，非白芥子莫能达。"

问题是，这里所说的皮里膜外，指的是哪个部位？皮里，当然是指皮肤以内，但膜外呢？脾胃之间有膜相隔，筋骨之外肌肉间都有膜的存在，膜外，指的是什么组织呢？很明显，我们不能用某个组织的名词替代它，只能来个统称，究其深浅，主在于相对偏表部分。

从芥子的性味里面，我们可以很容易地得到这种统称的理解。首先，芥子味辛而能入于肺经之内，肺主皮毛，又其以子入药，故又能入于肝经之内，肝主筋膜，所以，芥子所主的部位就在于肝肺之间，也就是它们所主的皮毛与筋膜之间，亦即皮里膜外。芥子虽能入于肺、肝二经。善治寒痰、湿痰与痰核之证，尤为皮里膜外痰气之专药，这一切都是由它的性味所决定的。其性属温散升浮一类，所以它所主的部位偏于表而不偏于里。

芥子味辛性温而能发汗，虽善治痰，亦可说是治风寒类药物。古语有云："风药多胜湿。"例如，麻黄能利水除痹，防风能散湿止痛，藿香能利水化湿，如此等等。风善胜湿，这个容易理解。而治风之药又是通过什么方式来胜湿的呢？大抵治风之药，以味辛为其通性特点，味辛则入肺，辛散则肺开。肺为水之上源，华盖既开，则水湿自能自上而下从水道出。

在现代药理看来，这是由于辛味药物都能增加组织液回流入血的量，并且这些药物分解排泄时能带走水分，因此味辛的药物都具有化湿或化痰的作用。不同的药物化湿能力不同，容易被肾脏排泄的药物，化湿能力较强，这是因为随着这些药物排泄，血液的渗透压将升高，因而组织液回流入毛细血管静脉端的回流阻抗下降明显。据此我们也可以知道此物亦具胜湿利水之能，其利湿之途径便是发汗。

三子养亲汤（芥子、紫苏子、莱菔子）是治疗老人喘嗽很好的药方，出自《韩氏医通》："三士人求治其亲，高年咳嗽，气逆痰痞，甚切。予不欲以病例，精思一汤，以为甘旨，名三子养亲汤，传梓四方。"芥菜与紫苏是药食两用的物品，莱菔就更加是寻常的食物萝卜（莱菔子是对消化系统极好的物品，其善于消，更善于化），它们的籽组成的药方是平淡而显神奇的典范组合。还有一首药方也很值得深究，那就是阳和汤（熟地黄、麻黄、肉桂、姜炭、生甘草、鹿角胶、芥子）。在麻黄条下我们已经分析过其中熟地黄与麻黄的配伍技术与用量之间的关系。此方只要稍加化裁，就是一首治疗淋巴瘤以及皮下脂肪瘤的主要方剂，皆因芥子善于清除"皮里膜外"的痰！


# 葛根——稍劫胃阴

【性味】味辛而甘，性凉，归于脾、胃、肺经。

【功效】解肌清热，升阳止泻，升津透疹。

【药论】《本经》："葛根，味甘，平。主消渴，身大热，呕吐，诸痹，起阴气，解诸毒。"

据说，泰国的山区部落自古以来，就把野葛根作为民间女性保健美容的传统秘方食品。直到二十世纪二十年代，人们在修缮一座泰国缅北部的古老寺庙时，才偶然发现，这里珍藏着载有野葛根美容养颜秘方的古文献。现代药理证明，葛根能增加未成熟小鼠子宫的重量，有雌激素样作用。此作用之有效成分为大豆黄酮。在中医看来，葛根能够保健美容的原因，是它善于将人体里面的毒素，从胃开始往皮肤的方向排出来。所以治疗水痘的时候也会用到葛根，因为水痘其实就是胎毒。这就是葛根"解诸毒"的要义所在。

唐容川说："葛根其根最深，吸引土中之水气以上达于藤蔓，故能升津液，又能升散太阳、阳明二经，取其升达藤蔓之义。葛根藤极长，而太阳之经脉亦极长。葛根引土下之水气以达藤蔓，太阳引膀胱水中之阳气以达经脉，其理相同，故葛根能治太阳之痉，助太阳经由膀胱水中而达其气于外也。根色纯白，属金又能吸水气上升，是金水相生之物，又能引津气以治阳明之燥。葛根与升麻不同，葛根根实，故升津而不升气。升麻根空，有孔道以行气，故升气而不升津。"

不可否认，葛根味甘而性凉，与甘寒之物自能生津一样，它也有一定的生津能力，但其解消渴之证的主要津液来源，是由升津所得，这一点唐氏已经解说得很清楚了。葛根不但善升膀胱之水气，更善起脾胃之阴液，故自古即有"葛根升津，久服即劫胃阴"之说。此外，叶天士还归纳道："柴胡劫肝阴，葛根竭胃汁。"其实，大凡性善升浮之物，久服皆有劫人阴液之弊，不仅是柴胡与葛根才具有这样的不足之处。既然葛根有此弊端，那么泰国民间将葛根作为女性美容主药的说法是否可以否定了呢？当然不是，首先胃是水谷之海，是多气多血之腑，你葛根要竭尽胃汁，对于胃气虚人的人来说就相对容易，但对于正常人体来说那真是一件很难的事情。并且，葛根自能生津，再配合沙参、石斛之类的养胃阴的药物就可以了。

由于葛根善于升津，并且根据《伤寒论》的桂枝加葛根汤所治症状可知，它能把津液升到项背以上，所以颈椎腰椎病，甚至肩周问题，就经常会用到葛根与桂枝，而它们的用量比例，也应该尽量按照桂枝加葛根汤的葛根四比桂枝二来定，否则如果反过来的话，就不是葛根把桂枝带到头部，而是桂枝把它带到四肢上去。老年人的颈椎腰椎病，甚至肩周问题，多半与肾气虚弱有关，肾与膀胱相表里，导致膀胱经气不足，然后才杂病丛生。现在用这么大量的葛根，是否会透支肾气而治标忘本呢？不会！首先，葛根主要是"吸引土中之水气以上达"，也就是吸引中土的能量来支援项背部位的不足。其次也是仲景的高明之处，就是在善于增强中土脾胃能量的桂枝汤的基础上加葛根。

郝万山老师说："这些对着电脑上网的人坐在那里不动，肌肉紧张，气血活动不流畅，特别容易受风、受寒，尤其是在夏天的时候，那个电脑的房间都是开着冷气，凉风在吹着，所以都有一种风湿的问题，活动活动就舒服了，所以我就常常加一点祛风湿的药。加哪两味药呢？威灵仙加上 10 克，秦艽加上 10 克，气血失和以后，常常有津液不能滋润，血液运行有点不畅的感觉，所以我就又加上鸡血藤 30 克，养血疏络。"

临床用原方多，加味当然也属经常的情况。除了上述提到的鸡血藤、怀牛膝、威灵仙以及秦艽，如头痛头晕加川芎，便秘苔厚加大黄等常规加减，在这里就不再详细说明了。需要提醒的是，此方服后会有一些特殊的反应，相当一部分人会出现诸如牙痛、头面部发热感等。这是头面部供血改善后的反应，只要原来的症状改善，不必改方，减少服用量即可。至于便秘、虚弱感等，是抽调津液能量往上供给的暂时现象，如果不是特别严重，也可以不必理会。至于饥饿感，这主要是生姜、大枣等对胃部的振奋作用，是属正常。


## 款冬花——久咳特效

【**性味**】味辛，性温，归于肺经。

【**功效**】润肺下气，止咳化痰。

【**药论**】《本经》："款冬，味辛，温。主咳逆上气，善喘，喉痹，诸惊痫，寒热，邪气。"

款冬花，禀凛冬之气，至冬季开花，且其味辛而气香，故由此易知此物为纯阳之品。大抵此物性本热，得寒水之气，故其性兼和而显温。又款冬以花入药，且其味纯辛，所以容易得到它主入于肺而专治肺病，"为温肺治嗽之最"。《本草纲目》记载了前人的疗久咳熏法：每旦取款冬花如鸡子许，稍用蜂蜜拌润，纳入一密闭铁铛内，铛上钻一小孔，插入一笔管，铛下着炭火，待烟从笔孔口出，以口含吸咽之，烟尽乃止。如此五日，至第六日，饱吃一餐羊肉，从此病愈。

唐容川说："款冬花生于冬月冰雪之中，而花又在根下，乃坎中含阳之象，故能引肺中阳气下行，而为利痰止咳之药。"

邹润安说："款冬花气得天之温，味具辛甘发散，本为至阳之物，特当隆冬天地闭塞之候，以坚冰为膏壤，吸霜雪以自濡，且其花不丽于茎端，不缘于叶际，偏附近于赤黑相兼之根，则不谓其能在阳吸阴以归于下，而从阴生阳不可。惊痫者，阳不依阴也；寒热邪气者，阴阳不和而相争也。治惊痫、寒热邪气，言凡阴阳不和，阳不附阴，阴不附阳之证，得此在阳吸阴、从阴生阳之物，则阴阳自相依附而和也。"

陈士铎说："款冬花虽清中有补，而多用亦不复宜。盖补少而清多也。夫款冬花入心则安心，入肝则明目，入肺则止咳，是其补也。然入心，则又泻心之火，多用则心火过衰，反不生胃以健食矣；入肝，则又泻肝之气，多用则心火过凋，反不能生心以定神矣；入肺，则又泻肺之气，多用则肾气过寒，反不能生脾以化物矣。是款冬花多用则伤，少用则益，又何必多用哉？"

就现代药物看来，此物因其所含生物成分有兴奋作用，故其用量不宜大，且所含生物碱为肝毒性物质，故肝病者慎用。如此看来，陈氏对款冬花的性情是理解得较为深刻的。民间有"知母贝母款冬花，专治咳嗽一把抓"这样的谚语流传。由于肺属金，而火是克金的，所以肺部咳嗽就以实热证最常见，这种情况就应该加大贝母的药量以为君药。如是燥咳，则以知母为君；如是寒咳，则以款冬花为君。所以原方不设药量比例，也不应该设药量比例，这样才能够完全做到"专治咳嗽"。

在《本经》里面，记载能够处理"咳逆上气"的药物很多，但处理喘症者少，而在款冬花条下，有"善喘"一语，实在难得。纵观《伤寒杂病论》全书，麻黄汤类方常见喘症，桂枝汤类方基本不见喘症，"喘家，作桂枝汤，加厚朴、杏子佳"，这是针对本来就经常患喘症的人而说的。可知喘症乃寒邪收闭而来，用麻黄打开毛孔可愈，若无明显外感，即是寒邪闭肺，便是款冬花的主治。皆因款冬花除了辛温润肺，更是具有花类药物那特有的"开"的功能。"咳而上气，喉中水鸡声，射干麻黄汤主之。"其实，能够应用射干麻黄汤的时机，未必一定出现"喉中水鸡声"，倒是经常可见喘症。而射干麻黄汤里面本来就有款冬花，所以在处理喘症为主的患者，若无明显热象的话，此方会被优先考虑到。

# 淡竹叶——烦暑最宜

【性味】味辛，性微寒，归于心、肺、胃、小肠经。

【功效】清热利尿，除烦止渴。

【药论】《本经》："竹，味苦，平。主咳逆上气，溢筋急，恶疡，杀小虫。根：作汤，益气，止渴，补虚，下气。"

《名医别录》："淡竹叶，味辛平，大寒。主胸中痰热，咳逆上气。"

据《竹谱》载，竹类甚多，入药唯取堇竹、淡竹、苦竹三种。堇竹坚而促节，体圆质劲，皮白如霜；苦竹有白有紫，竹节的间距较长；甘竹似篁，即淡竹也。江河之南甚多，北则鲜有。冬春苞笋土中，闻雷则发，旬日间即落箨而成竹，茎有节，节有枝，枝复有节，节节有叶。枝必两，叶必三。愈近根则节愈促而管益厚。根甚硬而喜向西南行，是气禀东北，而体向西南，自求阴阳平衡的缘故。其耐湿耐寒，然不宜水淹，淹即死也。又其六十年一花，其花结实，其竹则枯。

张隐庵说："凡草木耐岁寒，冬不落叶者，阴中有阳也。"

竹叶一枝上以三叶多见，其性属木。竹类的整体卦象属巽属震，所以闻雷则发。竹叶凌冬不凋，四季常青，是其阴中有阳可知。《名医别录》谓此物大寒，不是很正确，因为竹叶阴中有阳而不是纯阴之品。《本经》与《名医别录》说的不是同一个品种，谓其性平，归为性凉一类，言其"味苦"，大概是苦竹这一类。后世人不知，亦不穷究物理，单凭竹叶之性善清热除烦而妄定其性为大寒，确有不妥之处。

唐容川说："竹虽不生水泽之中，然实禀水泽之气，故竹多节。节有引水上升，引泽下降二用，故节卦下至震，上升之义也；上互艮，下降之义也。"

竹者既善引水上升，故善除烦止渴，又善引泽下降，故大有清热利尿之效能。竹有此能，其叶因禀其性，亦自有此性质功能。又竹叶内有细直之针茎甚多，尝考凡拥此物者，皆善利尿，以其形直通，性属顺达，最是合乎排水之道啊！

用火烤竹，就会有油沥流出，这就是竹沥。竹沥可以说是竹的精华所在，所以它的清热润燥的功能远在竹叶之上，而且豁痰第一。由于竹是一茎直上的植物，所以竹沥能通达周身上下各处，即便痰在颠顶也能够开通它的壅塞，所以就能治疗中风失语之类的疾病。至于虚痰壅于胸膈，阴塞心脑通道而致人癫狂者，用上竹沥就会收到事半功倍的效果。所以称竹沥为"痰家圣药"，一点也不过分。惟竹沥多用才能收功，以每剂 100mL 左右为最佳，亦有根据病情而倍加者。并且，苦竹沥比淡竹沥效果更好。当然，如果不是重大的痰证，而只是小儿肺热咳嗽一类的情况，用竹的根煎服就可以了。我小时候每患此疾，家人都是用这种方法治疗，效果很好，省去了诸多麻烦。


## 淫羊藿——媚药之王

【**性味**】味辛，性温，归于肝、肾经。

【**功效**】温肾壮阳，祛风除湿。

【**药论**】《本经》："淫羊藿，味辛，寒。主阴痿，绝伤，茎中痛，利小便。益气力，强志。"

陶弘景在《本草经集注》中说："西川北部有淫羊，一日百遍合，盖食此藿所致，故名淫羊。"

李时珍描述：此物生长在大山里，一根多茎，茎细像线，高一二尺。一茎上有三个分枝，一分枝上有三片叶子。叶长二三寸像杏树叶和豆叶，表面光滑，背面色淡，很薄，有细齿，有小刺。

邹润安说："淫羊藿为物妙能于盛阳之月开白花，是致凉爽于阳中也。其一茎之所生必三枝九叶，是导水联木以向金也（一水数，三木数，九金数）。导水以接火则火聚，联木以生火则火安，致金以就火则为火劫而停者，皆应火金融液而下流。火聚则阴不痿，火安则茎中不痛，傍火之物下流则小便利，不可谓无是理也。《本经》之所主，皆有理可通。"

《本经》谓淫羊藿性寒，后世医者多数以为此物既善温肾壮阳，其性当属温热才是。天地万物，不外气数二者，得气之阳则数奇，得气之阴则数偶。淫羊藿一茎之所生必三枝九叶是金数，所以确定它在阴阳的分类上，是属于阳的一类。当然，并不是所有属于阳一类的物品就一定属于温热性质，还要看其他的因素才能综合定论。但据此可知，《本经》记载其性寒确实不应该，疑为错简误笔所致。

"主阴痿"是淫羊藿的第一主治，可知它在这方面的作用，实在是不可低估的。现代药理动物实验也表明，淫羊藿能促进精液分泌，刺激感觉神经，间接兴奋性欲而具催情作用。同时证明淫羊藿提取液具有雄性激素样作用，其效力较蛇床子弱，但强于蛤蚧及海马。淫羊藿在《本经》中被列为中品，"主养性以应人"，并且没有记载其"久服"的情况，倒是《名医别录》强调，"丈夫久服，令人无子"。按淫羊藿味辛性温，实在与《黄帝内经》"阴平阳秘""阳密乃固"相违背，短期服用以应急可以，长期久服，阳气暗耗，最终"令人无子"。

精于妇科的傅青主通过陈士铎在《本草新编》一书中说："淫羊藿，一名仙灵脾。味辛，气温，无毒。云寒，误。用不必羊脂炒，亦不必去刺。入命门治男子绝阳不兴，治妇人绝阳不产……女子无阳，则小腹寒而痛，服淫羊藿则不痛矣。"

淫羊藿其实也很适用于妇科，其时如果只是公羊吃了它才有性冲动，母羊没有任何作用的话，如何做到"一日百遍合"？妇人宫寒容易导致性冷淡，容易不孕，即使怀上了也难保胎，子宫部位太寒了的话胎儿无法正常生长。常用四君子汤或四物汤加淫羊藿、覆盆子、鹿尾巴等药物来治疗。鹿尾巴在这里虽然也取其温补的作用，但关键是作为引经药，以是其所处部位在尾巴，能引经至下焦子宫所在部位，用牛膝的话会一下子引到腿部，不像鹿尾巴这么精准。草药白背叶对宫寒不孕有独特作用，有些人仅仅用白背叶根煲汤食疗也能达到效果。

**发现本草**
——对中药药性的深度解读

# 广藿香——正气之香

【性味】味辛，性温，归于肺、脾、胃经。

【功效】解暑化湿，和中止呕。

【药论】藿香二月生苗，茎方有节，中空（这个中空不像葱管，它里面是有一层软软的物质填充的），作丛甚密。叶似桑而小薄，七月开花，房似假苏，子像益母子。李时珍谓豆叶叫藿，因其叶似豆叶而得名。古时"霍"通"藿"，也许与其善治霍乱病有关。最早记载藿香的是《名医别录》，就明言能够"疗霍乱"。后世因其为本草植物，遂加草字头以示区别。

这里说到的霍乱含义是比较广大的，按照《灵枢·五乱》的说法，则阴阳乱于肠胃者是为霍乱。阴阳怎么会乱于肠胃呢？举个例子，如夏天你刚饮酒饱食，随后又即大吃冰冻西瓜以解渴，如是肠胃强健者或许能够逃过一劫，否则易使阴包阳而出现阴阳不调之乱，此时正气内斗，外邪将有机可乘，不久便发生诸如腹中绞痛，吐泻并作的症状来。其治疗法则，诚如《医学心悟》卷三中所说："宜分寒热治之。热者口必渴，黄连香薷饮主之；寒者口不渴，藿香正气散主之。"或者观其舌苔，偏于黄色的用黄连香薷饮，偏于白色的用藿香正气散。现在药店多备藿香正气水，很是方便，我也经常教人使用。

邹润安认为：藿香这种药物，如果拆字分开来解，则"霍"就是万物盛长，垂枝布叶，霍然而大的意思，而"香"在五行里就是土的气味。从这里我们就可以看出，藿香是得夏日火气之发舒畅茂，得长夏土气之敦厚化育的。既然它是得夏日火气而发舒畅茂的，则恶毒阴厉之类的邪气逢之就会物化无踪。由于藿香的生长特性是乘春以生，遇夏即茂，界秋擢穗开花，与天地的时令相一致，所以就说它体天地之正令。而其茎方有节，丛密虚衷，所以我们又不妨说它颇具天地之严整。唯独其气味不内存而外弛，所以它的药用功效最终只是作为宣导良剂，能剿除乱略以扶危定倾，却不能坐镇雅俗以消化顽梗。否则，它的功能又怎么会仅仅在于为风水去毒肿以及为霍乱去恶气心痛这么简单啊！

总之，藿香乃暑湿夏令之要药，其在于人体，则主于中土之疾也。但也有人对藿香的"解暑"功效提出质疑：认为藿香辛温之性与暑热证之治则相悖，虽其经配伍后用治暑季诸证，但非直接解暑，而是化其湿而解其表，故不能认为它有解暑功效。对于这样的说法，我是怎么也不能认同的。因为大凡暑热必夹湿，湿与热结如胶似黏，唯清透之法可解。藿香性温所以善入于暑热之中而没有格拒之忧，其气清香性善升透所以能将湿与热以开解，此为其祛邪治标之能，又其善调动脾胃正气以求治本，乃使正气回复以绝后患，"正气"一名真是深得其药物功能之洞悉啊！现代药理研究证实，藿香所含的挥发油能促进胃液分泌，对胃肠有解痉作用。明证如此，则不得不佩服古人对自然物理的深刻认识啊！


# 香薷——夏日麻黄

【性味】味辛，性温，归于肺、脾经。

【功效】解暑化湿，发汗利尿。

【药论】香薷有两个品种，其中一种茎方而有节，一茎直上，节上对分两枝。其叶尖且有齿痕，两叶对生，很像黄荆叶但稍小，九月开紫色花成穗状。另外一种，有细子、细叶的只有几寸高，叶像落帚叶的是石香薷。此物对枝对叶而生，易知其自有治血的功效，临床上多用以治鼻衄不止、舌上出血等，皆因其气清香而性升发，故常以治在上之血证。又香薷所开之花是紫色的，按常理而论，它多少都应带有一些补益的性质，但其实它并没有明显的补益作用，可谓是紫色药物中的比较特殊的例子了。

由于香薷能够发汗并常用以治疗伤暑之证，而且其茎纤细与麻黄也有几分相似，所以颇有"夏日麻黄"之誉。在外形上，与藿香相比，香薷显得要瘦弱好几倍。在气味上，尽管藿香与香薷都有一个"香"字，但它们的香气是不相同的，藿香的香是幽幽的香，闻起来很舒服，所以比较善于醒脾而回复中土正气，而香薷的香则比较浓郁一些，闻起来就觉得能量聚集得很好，所以其爆发性就相对强烈故善于发汗。

李时珍说认为：凡医生治暑病，以香薷饮为首选药方。然暑病有因乘凉饮冷而致阳气被阴邪阻遏者，证见恶寒发热，头痛烦渴，或吐泻或霍乱，宜用此药以发越阳气，散水和脾。若因饮食不节，劳累过度，悲伤不过而伤暑者，证见高热口渴，汗出如雨，烦躁喘气，或吐或泻，这是劳倦内伤之证，须用李东垣的清暑益气汤、人参白虎汤之类以泻火益元。若用香薷，会使表更虚而热更盛。香薷为夏季解表的药物，犹如冬季用麻黄，气虚者尤其不可多服。但现在的人不知暑邪能伤元气，不管有无疾病，均一概用本品煎汤代茶饮，说能避暑，真是痴人说梦。又因本品性温，不宜热饮，否则反致吐逆，所以宜冷服为妙。此外，香薷治水肿更有奇功。

藿香与香薷都有解暑化湿的功效，均是夏令暑湿要药。若论其区别，则藿香以回复正气善治中焦之证，香薷以发汗祛邪善治在表之疾。据现代药理的研究表明，香薷所含的挥发油有发汗解热作用，并可刺激消化腺分泌。其所含精油成分，经肾排泄时，因其对肾血管的刺激而使肾小球充血，滤过压加大，而有利尿作用。也就是说，香薷之所以"治水肿更有奇功"，那是因为它善于调动肺、脾、肾等一切与水液循环有关的功能来通行水道的，只不过其性最是升发，尽管其功是根于肾，但其用却全在于表，它最后的归属是肺而不是肾，所以我们就说它归于肺经。


# 荆芥——血中气药

【**性味**】味辛而苦，性微温，归于肺、肝经。

【**功效**】解表散风，宣疹透毒，散瘀理血。

【**药论**】《本经》："荆芥，味辛，温。主寒热，鼠瘘，瘰疬，生疮，破结聚气，下瘀血，除湿痹。"

荆芥味辛而苦，入以气血，且其物一茎直上，对枝对叶而生，虽说是解表之药，实则以治血为主。所以《本经》在"主寒热"一语之后，所描述的都是偏于血分证治。荆芥对枝对叶，故善入于血分之内，这个道理相信大家已经很是知晓。然其一茎直上，味辛而气芳香，所以它的实际功效应该是入于血而出于气。如果用它来治疗血病，一般都会加合一些气药来同用，荆芥本来就是血中气药，所以最是相宜。但如果用它来治疗气病，断不得合血药同下，因为这些血药可能会引邪深入。

辛温解表药中，能够宣疹透毒的药物并不多见，唯薄荷与荆芥拥有此能。因疹毒隐陷于肌肉之中，所以如果要宣透它们，则所用到的药物就必须有入于肌肉之内的能力然后才能升发之。薄荷与荆芥，都是芳香之物，当然就善入于脾经肌肉之间而透发疹毒。只是其用终在于表，所以我们就谓其归于肺经。或者说，它们能入于脾却终不归于脾。又疹毒非红即紫，似属血证，而此二物皆味辛而苦，入血以治气，所以都有宣疹透毒的效果。

《本草新编》："荆芥，味辛、苦，气温，浮而升，阳也，无毒。能引血归经，消头目之火，通血脉，逐邪气，化瘀血，除湿痹，破结聚，散疮痍。治产后血晕有神，中风强直，亦能见效。但入之血分之药中，使血各归经，而不至有妄行之虞；若入之于气分药中，反致散气之失。荆芥性升，与柴胡、升麻相同，乃柴胡、升麻入之补气之中，能提气以升阳，而荆芥独不能者，以荆芥虽升而性浮动，补阳之药，尤恶动也。血过凝滞，荆芥之浮动则易流，所以可引之以归经。气易散乱，荆芥之不更助其动乎。气过动必散，此所以不可用之于补气之药耳。"

傅青主比较喜用荆芥，而根据相关考证，陈士铎的《本草新编》其实是傅青主所传，是托名陈士铎而公诸于世。所以，如果要考究傅青主的用药思路，就不得不看看他在《本草新编》里面对荆芥的药性论述。纵观上文，则"引血归经"四字最为关键，毕竟这种功效对于女科来说是至关重要的。现在的问题是，荆芥乃辛散之品，它怎么会有这种功效呢，它是如何引血归经的？荆芥味辛而苦，味辛则入气，味苦则入血，现在苦辛皆现，合则最先既不入气也不入血，而是相互牵制而入营分。而后，苦克辛（火克金），苦先发挥作用，先从营入血，以引那离经之血回归正常脉道。接着，才是辛味发挥作用，以散营分凝滞，或者从卫解表。

李时珍认为：荆芥归足厥阴经气分，擅长祛风邪，消瘀血，破结气，解疮毒。厥阴属风木，主藏血，相火寄于肝，故其为治风病、血病、疮病的要药。荆芥反鱼蟹、河豚，本草医方书中未提及，而民间书中常有记载。据《延寿方》的记载，食用一切无鳞鱼时须忌荆芥，若吃黄鳝鱼后食荆芥，会使人吐血，地浆水可以解救。与蟹同食，可致人动风。《辍耕录》谓，凡食用河豚，不可服荆芥，二物相反。《苇航纪谈》记载，服用荆芥风药时，忌食鱼类。

大抵鱼类之卦象属坎水，血亦水类，故鱼类自入于人体之后，经由营而入于血。而风药恰恰相反，其用在表，多是经由气而出于卫。故鱼类与风药之药性相反，同食如果不发生相互作用则无事，否则就会因相互牵制而发生病变。需要注意的是无鳞鱼与荆芥之反性更是明显，故其同用会使人吐血。而用地浆水可以解救，大概是因为其具有土性之缓和，可以起到缓急的作用，而且地气的阴性能量也能平衡此二种湿热药物。


# 仙茅——冲任可调

【**性味**】味辛，性温，归于肺、肾、肝经。

【**功效**】温肾阳，壮筋骨。

【**药论**】《本草纲目》：五代后唐的筠州刺史王颜著《续传信方》一书记载，因国书中编录了西域婆罗门僧服食仙茅方，当时天下效仿盛行。说可治五劳七伤，明目益筋力有效验，能够宣而复补，还说十斤乳石不及一斤仙茅，等等，大肆宣扬其功效。此方是西域道人所传授。唐开元六年婆罗门僧进献此药，唐明皇服之有效。当时是皇室禁方不外传。后来王室之乱，方书流散民间，上都僧人不空三藏才得到此方。传授司徒李勉、尚书路嗣恭、给事齐杭、仆射张建封等人，他们服后都有效力。路嗣恭久服金石无效，得此药后，受益很大。

陈士铎说："仙茅，味辛，气温，有毒。入肾。治心腹冷气，疗腰膝挛痹，不能行走，男子虚损劳伤，老人失溺，无子，益肌肤，明耳目，助阳道，长精神，久服通神强记。中仙茅毒者，含大黄一片即解，不须多用大黄也。此种药近人最喜用之，以本草载其能助阳也。然全然不能兴阳。盖仙茅气温，而又入肾，且能去阴寒之气，以止老人之失溺，苟非助阳，焉能如此。而子独谓全不兴阳者，以仙茅之性，与附子、肉桂迥异。

仙茅虽温，而无发扬之气，长于闭精，而短于动火。闭精，则精不易泄，止溺，则气不外走，无子者自然有子，非因其兴阳善战，而始能种玉也。子辨明其故，使世之欲闭其精者，用之以固守其精。而元阳衰惫，痿弱而不举者，不可惑于助阳之说，错用仙茅，归咎于药之不灵也。或问仙茅闭精，而不能兴阳，其说甚创，然子论之甚辨，岂亦有试之而云然乎？曰：余论其性耳，何试为然，而余亦曾自试之矣。予平日之阳，亦未甚衰也，服仙茅半年，全然如故。余不得其意，后遇岐天师之指示，而始爽然自失也。仙茅闭精，而不兴阳，实身试而有验，乃阅历之语，非猜度之辞也。"

陈士铎的说法颇有见地，但也有需要修正的地方。这里所谓"岐天师"者，应该暗指傅青主本人。说仙茅闭精，那是因为此物含鞣质，有一定的收敛特性，但如果说仙茅"不兴阳"，则也未必，即便陈氏"身试而有验"也不能说明事实，理由是他"平日之阳，亦未甚衰"，对于未衰之阳，仙茅的表现是不甚明显的。其实，现代药理证实仙茅确有兴阳功能，并常用于治疗阳痿、老年遗尿等。但毕竟仙茅性属辛温，不宜久服。据范成大《桂海虞衡志》的记载，广西英州多生仙茅，那里的羊吃了浑身都化成筋，不再有血肉。从这里你就可以知道，仙茅是很会蒸腾耗散人体津液的。但从另外一个角度来看，肥人多湿而阳虚，不知仙茅是否也善于减肥呢？

**发现本草**
——对中药药性的深度解读

# 蜈蚣——擅治蛇毒

【性味】味辛，性温，归于肝经。

【功效】息风止痉，解毒散结，通络止痛。

【药论】《本经》："蜈蚣，味辛，温。主鬼疰，蛊毒，啖诸蛇，虫鱼毒，杀鬼物，老精，温疟，去三虫。"

很多古书都记载蜈蚣吃蛇脑的事例，就连《本经》也说"啖诸蛇"，于是《本草求真》誉之为："本属毒物，性善啖蛇，故能治蛇毒者无越是物。"所以蜈蚣是治疗蛇咬中毒的要药，是很多蛇药经验方的主药之一，甚至有些蛇伤仅仅用蜈蚣研末敷之就可以。

唐容川说："蛇形长是秉水气，行则曲折是秉木气。在辰属巳，在象居北，在星象苍龙。总观于天，知蛇只是水木二气之所生也。蜈蚣生于南方干燥土中，而味大辛，是秉燥金之气所生。蛇畏蜈蚣者，金能制木也。蜈蚣畏蟾蜍者，以蟾蜍秉水月之精，生于湿地，是秉湿土之气所生，湿能胜燥，故蜈蚣畏蟾蜍也。蟾蜍畏蛇则又是风能胜湿，木能克土之义。趁此以求，则凡相畏相使相反之理皆可类推。"

张锡纯说："蜈蚣之为物，节节有脑，乃物类之最异者，是以性能入脑，善理脑髓神经，使不失其所司，而痫痉之病自愈。诸家本草，多谓用时宜去头足，失去其头，即去其脑矣，更何恃上入脑部以理脑髓神经乎？且其头足黄而且亮，饶有金色，原其光华外观之处，即其所恃以治病有效之处，是以愚凡用蜈蚣治病，而必用全蜈蚣也。有病噎膈者，服药无效，偶思饮酒，饮尽一壶而病愈。后视壶中有大蜈蚣一条，恍悟其病愈之由，不在酒实在酒中有蜈蚣也。盖噎膈之证，多因瘀血上脘，为有形之阻隔（西人名胃癌，谓其处凸如山石之有岩也），蜈蚣善于开瘀，是以能愈。观于此，则治噎膈者，蜈蚣当为急需之品矣。为其事甚奇，故附记于此。"

蜈蚣善治骨结核、肝硬化等，这些都属于"鬼注，蛊毒"的范畴，又善治疗惊痫、中风抽掣、口眼歪斜等，大显"虫药通络"特色，所以《本经》就说它"杀鬼物，老精"。诸家本草多言蜈蚣内服之功效，殊不知蜈蚣外用以治顽癣诸痒，甚是有效。多年顽癣，舍蜈蚣则甚难收效，用之则三月可断病根，皆因蜈蚣善于"去三虫"的缘故。倘若病历甚长，而且屡用激素外药而损及肌肤，则又应随证而加减白及、黄芪等生肌固表之品以佐之，使攻邪补正两相得宜而共奏速效，并使不易复发。如果病家素体湿盛，则应配合蛇床子、地肤子等药物。还有一种观点认为，顽癣多本于湿盛，而湿盛就会使血液黏腻，从而血液周流不通也是主要本证，所以很多治疗顽癣的方药里面会出现红花、川芎之类的药物，其中道理尽在于此。

# 附子——回阳救逆

【性味】味辛，性热，归于肝、心、脾、肺、肾经。

【功效】回阳救逆，补火助阳，散寒止痛。

【药论】《本经》："附子，味辛，温。主风寒，咳逆，邪气，温中，金创，破癥坚积聚，血瘕寒湿，踒躄拘挛，膝痛不能行步。"

据宋代洪迈《夷坚志》一书的记载："有人服附子酒多，头肿如斗，唇裂血流。急求绿豆、黑豆各数合嚼食，并煎汤饮之，乃解也。"其实，用豆类解附子毒，最好就像文中说的那样生嚼熟饮联合应用，如果只是煎汤的话，最好加入甘草，否则效果一般都不是很理想。

唐容川说："附子生于根下，与枝叶皮核不同，故不入中上焦，其色纯黑而味辛烈，秉坎中一阳之气所生，单从下焦扶补阳气。极阳极阴皆有毒，附子之烈正以其纯是坎阳之性，可以大毒。附子与肉桂之性不同，肉桂是补火，秉于地二之火气者也。附子是助热，热生于水中，是得天水之阳，故附子纯入气分以助阳，为肾与膀胱之药，火煅则无毒。水中之阳毒遭火则散，亦阴阳相引之义。今用盐腌以去毒，使附子之性不全，非法也。凡温药皆秉木气，惟附子是秉木中之阳，为温肾达阳之正药，盖秉木火者为得地二之火，秉水中之阳，是得天一之阳。"

附子此物，喜好在天寒地冻的地方生长，有些地方即便是积雪数尺，所有的生物都被冻死得一干二净的时候，附子竟然还是翠绿挺拔，从这里我们就可以得知附子的大热性情。乌头是附子的母根，附子只是乌头的旁生块根。临床上此二种药物使用较多，自古即有"附子逐寒，乌头祛风"之说。当然，这样的说法主在区别，并非就绝对界定了二者的药用功效。实际上，附子又何尝不是一味治疗中风的良药？古人恒用附子以治中风之证，且常君以人参，取其祛邪而不伤正气的道理。而乌头不仅善于祛风，也很善于止痛，临床上就常用它来治疗历节痛风、寒湿痹痛、偏头风痛等，预防其中毒可与蜂蜜或白芍同用，急救用犀牛角（水牛角代）制末冲服可解，这在"十九畏"中是有记载的。

附子虽是有毒之品，但如是运用得当，则往往能获奇效。自仲景以来，灵活驾驭附子者大有人在，明代著名医家张介宾十分推崇附子，《景岳全书》有语指出附子与大黄为药中之良将，人参、熟地黄为药中之良相。现代更是名流屡出，且用量也常令人惊诧。只是此物诸书皆言有毒，实在只可扶阳救危以治病，万不可久服以伤阴。

徐灵胎说："凡有毒之药，性寒者少，性热者多。寒性和缓，热性峻速，入于血气之中，刚暴驳烈，性发不支。脏腑娇柔之物，岂能无害？故须审慎用之。"

附子此物，给我的感觉是一味药力很强、能量甚是充足的药物。当附子入于肾经之后，它紧接着就爆发性地在肾内发挥其药力，瞬间激活肾阳，在短时间内调动人体正气抗击邪气，所以对于一些顽疾特别是寒湿之类沉疴，在大量应用附子之后很是见效。但是，如果不能一次性将邪气完全击溃，或者辨证不当导致用药失误，给病家所遗留下来的问题也是比较麻烦的。毕竟，肾阳在大量被附子透支之后，如果邪气还是占着优势，试问人体正气还凭什么来组织反攻？所以说，附子最有用也最难用。

请不要以为我对附子的论述只是理论推导，其实我已经通过多次亲身试药验证了我的推理。刚开始试用的时候是炮附子，并且和生姜一起服用，量也不大，就20克左右，几天下来脸色红润，面如桃花，给人的感觉就是活力四射，其实这是体内血气走表的体现，并不是一件很好的事情。血乃水类，应该以沉为好，要那种白里稍微透红的才叫好。

接着就是单独地试用生附子，先从5克起步，然后逐渐加大药量，每天一剂，每次加5克，直到25克的时候就开始出现一般书上所记载的中毒反应，但并不强烈，接着用量到达30克的时候就不行了，口水、虚汗直流，脑袋昏沉虚痛。先是全身发麻，这种麻感其实就是大量气血走表所造成的，特别是体内的气，简直就是在体表毫无规律的跑动，并没有在经络里运行。一般说附子通行十二经，确实是这样，到处的乱跑，体内周身如果有什么寒湿的地方，那真是全给清理掉了。但你别以为这很好，其实这个时候我的气机是乱的，肾阳已经虚弱到爬不起来的地步，更不要说有力气去小便了。这个时候我自然想通过意念将这些散乱的气回收到丹田处，但意念集中到丹田的时候发现里面已经是空的了，一点气感都没有，并且我也没有能力将它们收拢起来，大概是自己的力量未够，或者是这段时间以来已经将储存的肾阳用光了，必须要等新的正气回复才可以，所以说生附子只能救急而不能长服，不但不能长服，连多次服用都不行。出现了中毒反应之后，我就赶快拿来已经准备好的干姜甘草水来喝，很快就感觉到运行在体表的真气往肾里面跑，大约两小时后就恢复正常了。所以说，与其说干姜在这里的作用是解毒，还不如说它是在制约附子不让它胡作非为，因为真正解毒的应该是甘草，还有甘缓的作用，它能使附子在整个过程中的药力作用变得温和一些。

很遗憾我没有修炼到可以进行内视返观的境界，如果我能像神农那样能够清楚地看到自己的内脏的话，那么我将能更清楚地知道附子在体内的药理作用是怎么分步进行的，给大家描述起来一定会更加精彩。由于我担心附子的大热之性会影响到自己的健康，所以为了尽可能地保护自己，我这次试药没有选择在炎热的夏天，而是在寒冷的冬季进行。但其实这次我犯了一个很低级的错误，就是祖先早就告诉我们冬天"勿扰于阳"，冬天是万物收藏的季节，而我偏偏在这个时候试用附子来发越它，这给我第二年的健康带来极大的伤害，直到第二年的夏季，当所有人都穿短裤的时候，我还是穿着两件上衣，看上去比那些七八十岁的阿伯的体质还弱，我怕冷其实是因为阳虚。

说到附子的配伍与应用，则有一个经典的药对我们就不能不谈，那就是石膏与附子的配伍，其配伍应用最早见于张仲景的越婢加术附汤。由于石膏与附子一寒一热，看似相反矛盾，所以很多医生对这个配伍都不是很敢去应用，这很明显是不明其理所导致的。我们知道，中药配伍的依据是病证，而不是药物本身的性质如何。例如糖尿病，上实下虚是常见的证候，病家往往有内热而消渴、阳虚而夜尿频多等症状，清之则小便更多，温之则上不能受，这个时候石膏与附子的配伍就显得很有必要了，用之则使其温清各有所得，至于疗效更是不可同日而语。

还有附子与白术的配伍也很经典，它们目前广泛应用于癌症的治疗。或许你会问，癌症多数的表现都是阴虚火旺症状，为什么还会用到如此大热的药物呢？事实上，肿瘤的形成，在中医看来是寒湿痰积所导致的，由于这里面很寒，所以本来应该进入这里面的热能会因为格拒而无法进入，于是这些热能就会四散外跑而表现出阴虚火旺的症状来，如果按一般的观点而去滋阴的话，是走错方向的，这个时候我们应该借助附子的力量来对付寒邪，而湿邪则交由白术来处理。这就是附子"破癥坚积聚，血瘕寒湿"的要义所在。但是在癌症的实际用药的时候，诸如半枝莲、白花蛇舌草这类"解毒"药物还是要配合使用的，因为癌症部位确实会产生大量的毒素。

李时珍认为：凡是应用附子、乌头，都宜冷服，即热药寒用也。阴寒在下，虚阳上浮，用寒性药物治疗，那么阴寒之气更盛而病加重。用热性药物治疗，就会出现格拒而不能被身体接受。热药冷饮，进入胃之后，冷体既消，热性便发，而病气就愈，不违背其性而大有好处，这就是反治的妙用。

关于附子的用量，一般认为小剂量（10～30克）多用于治疗脉沉微、四肢逆冷等，大剂量（50～150克）多用于治疗心腹大痛、风湿关节疼痛等。并且，附子用于止痛时不宜久煎，尽量控制在 15 分钟以内，尝无麻味即可，而用于抗休克时则宜久煎，以平均每 10 克煮 15 分钟以上最好，并且煮附子的水要一次性放足，尽量中途不再加冷水进去以免影响药效。

## 半夏——引阳入阴

【性味】味辛，性温，归于脾、胃、肺经。

【功效】化痰止咳，消痞开郁。

【药论】据《夷坚志》一书的记载，宋朝有位通判杨立之回到楚州（江苏淮安）时得了喉痛，白天吃不下饭，晚上痛得睡不着觉，异常痛苦，请了许多医生，吃了许多中药都没有效果。后来请当时名满朝野的太医杨吉老用一斤生姜片就医好了。于是判官亲自去拜谢杨吉老，并忍不住问：喉咙已经溃烂且疼痛不止，怎么还能吃生姜呢？杨吉老解释说：你在南方做官，就免不了爱吃鹧鸪，鹧鸪爱吃半夏，而生半夏有较小的毒性，你吃鹧鸪吃得多了，久之就容易引起生半夏中毒。生姜能解生半夏的毒性，所以仅用生姜就把你的病根儿除了。

《本经》："半夏，味辛，平。主伤寒，寒热，心下坚，下气，喉咽肿痛，头眩胸胀，咳逆，肠鸣，止汗。"

半夏本来就拥有治疗"喉咽肿痛"的作用，并且是治疗那种吞口水都难受的喉咽肿痛，"不能语言，声不出者"，张仲景苦酒汤可参用。而半夏吃多了，或者间接地吃了很多的半夏，反而也得喉咽肿痛，说明半夏比较善于在咽喉区块发挥作用。半夏之性先收敛而后大为发散，其质甚滑而能肃降，后则发散而极能升浮，故善开泄结滞，畅达气机，开郁消痞。大凡开郁之品，必先降而后升，拥入阴而达阳之性能，方可成功。半夏正得阴阳转枢之时，纳消息升降之初，其用深具奥妙，故其开郁之能远在郁金之上。只是其性专于开通，却无补益之效用，用之只能使郁结开于一时，尤须配合他药以善其后，方可共获良效。

徐灵胎说："半夏色白而味辛，故能为肺经燥湿之药。肺属金，喜敛而不喜

**发现本草**
——对中药药性的深度解读

散，盖敛则肺叶垂而气顺，散则肺叶张而气逆。半夏之辛，与姜、桂之辛迥别，入喉则闭不能言，涂金疮则血不复出，辛中带涩，故能疏而又能敛也。又辛之敛，与酸之敛不同，酸则一主于敛，辛则敛之中有发散之意，尤与肺投合也。"

张锡纯说："为其能降胃安冲，所以能止呕吐，能引肺中、胃中湿痰下行，纳气定喘，能治胃气厥逆，吐血、衄血等证。惟药房因其有毒，皆用白矾水煮之，相制太过，毫无辛味，转多矾味，令人呕吐，即药房之清半夏中亦有矾，以之利湿痰犹可，若以止呕及吐血、衄血，殊为非宜。"

张氏说得很有道理，半夏止呕，当用生品，或者姜制。是于仲景书中，半夏只注一"洗"字，就是洗去泥沙之类的意思，故仲景所用半夏，都是生半夏。后世畏其毒性，先用清水浸泡十数日，后加白矾、石灰、甘草再泡，不唯费时费功，而且久经浸泡，其镇吐之有效成分大量散失，药效已经大减，用于轻病，尚可有效，用于重病，则难以建功。由于仲景用的生半夏是还没有晒干的，所以我们不能参考他的量，一般用 10 克左右就可以了。如果是重大证候，比如消化系统癌症，就常常用到 30～60 克，我们只要煎煮的时间长一点就能解其毒性，或配伍生姜亦可。

基本上半夏之用，首推化痰，其次就是降胃，半夏止呕，"为其能降胃安冲"，也就是《本经》说的"下气"。我们知道，肝肾之气随脾气上升，心肺之气随胃气下降。如果心气不能下交于肾，则人体阴阳不能互抱为根，就会引起失眠的症状。《黄帝内经》里面有半夏秫米汤治疗此证，甚有效验。这里面就是取用半夏的降胃功效，使得心肺之气随胃气息息下降，兼以秫米和胃，以缓和半夏的药性，解除"胃不和则卧不安"的顾虑，合则令人安睡。此外，又凡物皆生于春，长于夏，唯半夏当夏之半而生，夏枯草至夏而枯，最为特殊，徐灵胎谓此以物禀之气候为治，实有至理。据此推理，可知夏枯草性禀纯阴而为寒，半夏六阳含阴而为温。倘若二药同用，则有阴阳配合之妙，用之以治阴阳违和而二气不交之不寐之证最是有效。如果你嫌半夏小有毒性而不敢用，那么你可以采用张锡纯的方法，重用赭石来降胃亦可，而且其色赤质重，能引心阳下交于肾，也不失为使人安睡的一味良药。

《本草纲目》有用半夏和末随左右撬鼻治疗"吹奶肿痛"记载，现代治疗急性乳腺炎效果满意。用药后有蚁走虫爬感，自鼻至唇、至口角、至下颌、至锁骨上窝、至乳房为止，然后会有稠浓黄乳汁流出。从这里我们可以看出，半夏的走向完全沿着胃的经络走向前进的，这也可以为半夏归于胃经提供有力的事实依据。

十八反中曾名言半夏反乌头，这确实是前人宝贵的经验总结。但是，有不少人却认为附子、乌头乃同出一物，既然半夏反乌头，则想必半夏与附子断是相反无疑。其实这真是想当然的结论，毫无根据可言。古往今来，半夏与附子同用者举不胜举。其实，正如上述所论，半夏之性先收敛而后大为发散，与附子不但不是相反，而且可以说是绝配啊！附子所用，含阴包阳，初时确呈辛热发散之象，如单用之则不如与半夏同用而使半夏先收敛之性对其得以控制，至下焦病所二物方显发散热力，则药力尽达而散寒护阳更速。至于半夏反乌头，那是因为乌头乃老阴之生育已尽者，其阴用事已尽而中空以气为用，故主上焦宣通而以治风，不能使下以助阳。倘若使半夏敛之，则必致病家下焦本已阳虚之体速加宣通而更危矣，故前人谓之相反，以警戒后人。


## 葶苈子——泻肺强心

**【性味】**味辛而苦，性寒，归于肺、脾经。

**【功效】**泻肺平喘，利水消肿。

**【药论】**邹润安说："葶苈根白子黄，味辛气寒，恰合从肺至脾之用。其萌芽于寒水，得润下之性，长茂于风木，具通达之能，收成于火令，擅速急之长，从肺及脾，自上抵下，通达远急，又何忧乎癥瘕不消，积聚不散，结气不化，饮食停滞，得为寒热哉？"

唐容川说："葶苈亦有油，自能滑利，又有辛味，是与巴豆之辛而有油相似；其味又苦，是又与大黄之苦而滑润相似，然则葶苈隐寓巴豆、大黄二者之性，故能大泻肺中之痰饮脓血，性极速降，盖有大黄、巴豆之兼性，诚猛药也。恐其太峻，故仲景必以大枣补之。"

徐灵胎说："葶苈滑润而香，味辛性寒，专泻肺气。肺为水源，故能泻肺，即能泻水。凡积聚寒热从水气来者，此药主之。大黄之泻从中焦始，葶苈之泻从上焦始。故《伤寒论》中，承气汤用大黄，而陷胸汤用葶苈也。"

葶苈子味辛之余，其实还有甜苦之分，一般甜葶苈下泄的性缓，虽然泄肺但不伤脾胃，苦葶苈下泄的特性就相对猛烈很多，所以就说苦葶苈有小毒，那是因为它容易伤到脾胃正气。因此，临证用药的时候肺热咳喘多选甜葶苈，而泻水消肿则以苦葶苈为胜。但现在很多中医不喜欢用苦葶苈，就是因为怕它的攻伐太过。但是，有许多毛病是拖不得的，误了时间，就是误了患者的治疗疾病的最佳时期，使疾病慢性化。比如一些痰湿较重的咳嗽，其慢性化的结果可能就是难治的哮喘。

其实只要懂得配伍，我们就不必顾虑葶苈子的药性猛烈。这个我们还得向仲景学习，在《金匮要略》中有一葶苈大枣泻肺汤，就只有葶苈子与大枣两味药。"肺痈，喘不得卧，葶苈大枣泻肺汤主之。""支饮不得息，葶苈大枣泻肺汤主之。"根据仲景的方意，这叫作肺实，也就是肺中有实痰或支饮，所以用"泻肺"这两个字。但是，仲景并不因肺家实而单用攻伐，而加大枣用来制约葶苈子的攻伐太过。因为葶苈子性寒且有致泻作用，容易伤害脾胃的功能，所以就用大枣来保卫脾胃正气。这样的配伍方法，在历代中医名方中都可以见到。如果我们因为葶苈子药性猛烈而害怕去使用它，那实在是很可惜啊！


# 巴豆——热情将军

【性味】味辛，性热，归于肺、胃、大肠经。

【功效】泻寒积，通关窍，逐痰水，杀虫鱼。

【药论】《本草纲目》记载：有一位六十余岁的老妇人，患溏泻病已有五年，凡是进食肉食、油物、生冷等食物即肠胃作痛。如果服用调理脾胃、升提中气或者涩肠止泻的药物药，入腹则溏泻反而更加严重。请为诊病的时候，其脉沉而滑，这是脾胃久伤，冷积凝滞所致。王太仆曾指出，大寒凝内，久利溏泄，愈而复发，经绵多年不愈者，应当应用热下的方法治疗，则寒去利止。于是就用蜡裹巴豆丸药五十丸给患者服用，二日大便不通也不泻，溏泻病就痊愈了。从此常用这种方法治疗各种泄痢积滞病，治愈了近百人。其诀窍在于药物配合得宜，药与病证相对准确。如果使用不当，仍然会产生损伤真阴的后果。

《本经》："巴豆，味辛，温。主伤寒，温疟，寒热，破癥瘕，结聚，坚积，留饮，痰癖，大腹水胀。荡练五脏六腑，开通闭塞，利水谷道。去恶肉。除鬼毒，蛊注，邪物，杀虫鱼。"

唐容川说："大黄苦寒之性自当下降，而巴豆辛热之性宜与大黄相反，何以亦主攻下，而较大黄之性尤为迅速，此又何说？答曰：此又以其油滑而主下降，其能降下，则是油滑所专主，而非辛热所专主也。凡食麻油、当归皆能滑利，皆能下大便。但麻油不热，则其行缓，不辛则气不走窜，故其下大便也缓。蓖麻子味辛气温，是有气以行其油滑之性，故其行速。巴豆之油与麻油、蓖麻同一滑性，而大辛则烈，大热则悍，以悍烈行其滑利，故剽劫不留也。"

巴豆性情火热，比较适合于寒积。哪怕只有八分之一的巴豆进入人体食道，它也像一团火一样在肚子里烧，从胃里开始慢慢往下烧，一直烧到肚子底下，然后就开始产生强烈的腹泻。这个时候便知"荡练五脏六腑，开通闭塞，利水谷道"的真正含义了。西医的药理认为，巴豆里面含有巴豆油，巴豆油可以引起药物性的肠黏膜的急性发炎，这样就会引起剧烈的腹痛以及腹泻。但这样的解说对我们中医来说意义其实并不大。首先我们要问，巴豆这样一味大辛大热的药物，它为什么不升散，反而是往下走的呢？理由就是"以其油滑而主下降"，加上巴豆是果实，它本身是收藏的，它这股大辛大热之气，虽然不能说被完全收藏在一起，但它至少不四散外走，它只在局部扩散，没有影响到全身。如果我们服用的是巴豆的根叶，那么感觉就大有不同了。

《本经》对巴豆的记载还有这样一句话："人吞一枚，便欲死，而鼠食之，三

**发现本草**
——对中药药性的深度解读

年重三十斤（陶弘景增补）。"首先，老鼠为什么那么喜欢吃巴豆？因为老鼠的消化系统往往不怎么好，并且容易得寒积。我们经常说"子鼠丑牛"，在十二地支与动物的对应上，老鼠与子对应。这也就是说，老鼠与子时对应，子时在人体上与胆经对应。我们经常说"胆小如鼠"，老鼠怎么就与胆经同属于子时了呢？子时胆气生发，它的力量很小，就像小老鼠一样。并且老鼠也是夜行动物，在子时特别活跃。由于少阳之火太微小了，所以就比较需要养。对应到老鼠身上来，就是老鼠吃的食物由于经常没有胆汁的帮助消化，使得它的消化系统往往比较差，同时由于子鼠的阳气太微小了，所以往往容易得寒积，而它选择的养生方法就是吃巴豆，这是天性使然。当老鼠的消化系统变好之后，就有可能"重三十斤"，这话说得并不夸张（要注意古代的一斤大约只相当于现在的半斤）。还有就是，如果西医拿小白鼠来试验巴豆的药性，不知会不会得出巴豆就是没有任何毒性的增肥药这样的谬论来呢？

# 第八章　酸涩药物

## 五味子——五味俱全

**【性味】** 味酸而涩味，性温，归于肺、肾、心、肝经。

**【功效】** 敛肺止咳，涩精止泻，生津敛汗，宁心安神。

**【药论】**《本经》："五味子，味酸，温。主益气，咳逆，上气，劳伤，羸瘦，补不足，强阴，益男子精。"

五味子五味俱全，尤以酸味独胜，故常取其收敛之性以敛肺止咳，涩精止泻。但这只是五味子的表象药性，其深意并不在此。五味子既含五种药味，独以酸味取胜，这充分说明了它体内的辛味成分甚少，不能克制酸味所致。又酸味克甘味，如若其甘味成分不多，必为其酸味所掩盖，现本品却又能以微甘示人，想必其甘味并不亚于其酸味之占比。据此可知，五味子虽以酸味为胜，却又富含甘味于内。甘则补益，酸能化阴，合之则补益之力甚强。世人多以为本品为收涩第一品药，不知其正善滋生肾水，补精而且收敛，少少用之即能获取良效，其因全在于此。

在《千金要方》里面，就有用五味子研末温酒送服治疗阳痿的记载，并且还强调如果用药对证，则一剂就能见到勃起有力，连服百日以上，即精力充沛，一年四季不停药，药物的功效就会显露无遗。阳痿一证，主责心肝肾，但与肺胃亦有关。《黄帝内经》有"治痿者，独取阳明"一说，阳痿也是属于"痿"的一种。肺气散乱，也会导致阳痿的出现。所以说，五脏六腑都有可能导致阳痿。男子出现这种情况，已经提示自己的身体已经出现严重亚健康了。"心苦缓，急

**发现本草**
——对中药药性的深度解读

食酸以收之"，"肺欲收，急食酸以收之，用酸补之"，五味子的"补不足，强阴"，主要是针对心肺的情况而说的。五味子治疗"咳逆，上气"的时候可以多用，"补不足"这一类情况应该少用。因为收敛太过就没有生机了。尽管伍以人参亦不能取效，皆因酸能克甘，多用则会转夺人参之权，不能使之生气，更不能使之生精。所以，五味子少用则"益男子精"，多用反而无效。

徐灵胎说："此老（指叶天士）于补剂中用五味子极多，以其能收摄元气归于下焦；或收敛肺气不使上逆。皆历代医书相传之法，其实皆谬也。五味子专于收敛，倘有一毫风寒痰火内外之邪，用之则永远不出而成痼疾。故仲景治虚方宁用牡蛎、龙骨，从无五味者。其咳证之用五味，必与干姜同用，从无独用者，历考自知，乃千余年竟无知者，而杀人无数矣。"

我觉得徐氏有点夸大其词了，虽然五味子确有凝痰敛火之弊端，但并不会像徐氏说的那样"倘有一毫风寒痰火内外之邪，用之则永远不出而成痼疾"。前面说到的《千金要方》用五味子治阳痿，难道这类患者就一定是没有"一毫风寒痰火内外之邪"了吗？或许你会举例说，大凡阴虚燥热的咳嗽，只是稍微用几克五味子就使病情加重了，这个又当作何解说？五味子确有凝痰敛火之弊端，如果内热见重，用此酸温之物敛火而更使火克肺金，病情当然加重，这本来就是误用药物所致，难道还把责任往五味子上面推卸？

张锡纯说："五味入汤剂，药房照例不捣。然其皮味酸，核味辛，若囫囵入煎则其味过酸，服之恒有满闷之弊。故徐灵胎谓，宜与干姜之味辛者同服。若捣碎入煎，正可藉其核之辛以济皮味之酸，无事伍以干姜而亦不发满闷。是以欲重用五味以治嗽者，当注意令其捣碎，或说给病家自检点。"

在这里我们再配合生脉散（麦冬 15 克，人参 10 克，五味子 6 克）来说明一下五味子的药用机理。由于此处麦冬是主药，所以很容易另人误解是清补肺气的方子，但其实不是。生脉散之名已经告诉我们，它主要的功效是"生脉"。问题是这个方子怎么会生心脉呢？妙就妙在五味子的应用这里。五味子是一种什么药呢？五味子是一种味酸的药，而这个酸的药会把你的气收住，它会从心跟肺这两个作用点把你的气抓住，让你吃了生脉散之后，补的气不能够乱跑去干别的，只能做补气跟转化为血的事情。生脉散既善生心脉，则其善生心气可知，其善补心脑可知，其善增强脑功能可知，其善防治老年痴呆可知。或许你会问，这个五味子可以用芍药代替吗？当然不能，白芍与赤芍，虽然也具有酸收的作用，但其作用区块主在心血，对收敛肺气并不专业，所以整个方子虽然仅三味药，但实在是妙啊！


# 远志——不忘强志

【**性味**】味酸苦甘，性温，归于心、肾、肺经。

【**功效**】宁心开窍，益智消痈。

【**药论**】《本经》："远志，味苦，温。主咳逆，伤中，补不足，除邪气，利九窍，益智慧，耳目聪明，不忘，强志，倍力。久服，轻身，不老。"

远志之气味俱厚，能升能降，其味又厚中兼薄，其性浮多而降少。浮，则上至心经而益心；降，则下达于肾而补肾。但其浮多而降少，故补心多于补肾。所以，一般认为此物是心经主药。但如果更进一步地发微此物的药理作用，其实是这样的：远志苗名小草，但它的根竟长尺余，其中道理，很明显是以其根长而深入下焦肝肾之间。虽说也补益之，但更多的是取其膏脂以上滋心肺，由其味苦所以心经得益最多，所以远志一物，其药性实可以"使肾气上交于心"而总括之，所以就有益智聪明、强志倍力等种种功效。

远志的这个药性特点在其药味上也表现得淋漓尽致。它给我的感觉是酸味最为突出，苦味次之，甘味再次之。并且它的酸味不是五味子之类的收敛性酸味，而是具有很强烈的升发性，完全表现为木性的条达。中医认为，肝随脾气左升，胆随胃气右降。当然，肝木是在肾水的滋养下，在得到营养之后才有力量上升。所以说，远志一物，它在人体内的药理过程大概是这样的：酸味优胜，先行肝经，以根入药，亦入肾内，肝随脾气左升，而且其味也甘，所以再往左上便进入脾内，最后才以味苦归于心经且在这里发挥主要作用。

**发现本草**
——对中药药性的深度解读

精、志都是肾经所藏，肾精不足则志气衰减，不能上通于心，故迷惑健忘。远志善益智强志，一方面是因为它能补益肾精，但更重要的，是它又长于使肾气上交于心，心肾交通则志强，志强则神定，内神既定，则何以迷惑而健忘？所以说，倘若肾不甚虚，则只需远志即可立通心肾。但远志补肾之力一般，若肾过于亏虚，非助以补肾之药不能成功。此外，人之健忘也可能由上气不足而下气有余所致，肠胃实而心肺虚，虚则营卫留于下，过久了不按时上行，故健忘。远志善补益心肺，可使上下之气俱足，营卫通畅而善治健忘。可见，无论何种原因的健忘，都在远志的治理能力之内。所以说，此物确为一味治疗健忘的通用之品。

张锡纯说："远志，诸家本草皆谓其味苦性善补肾，而愚曾嚼服之，则其味甚酸，且似含有矾味。后阅西药本草，谓其含有稀盐酸，且可作轻吐药（服其末至二钱即可作吐），是其含有矾味可知。为其味酸，且含有矾味，是以能使肺中多生津液以化凝痰，又可为理肺要药。"

李时珍谓远志能治一切痈疽，并转载《三因方》的远志酒在《本草纲目》中，但陈士铎却认为远志无此功效，那么，远志到底能治一切痈疽吗？大凡痈疽皆因郁而化热所致，远志善宁心开窍，自然也就擅于开郁以治其本。所以说，远志确实具有治疗一切痈疽的功效。问题是，石菖蒲更善开心窍，所谓心窍开则九窍亦通，为什么它没有这个功效呢？因为远志除长于开窍散郁外，其更善于补益。痈疽已成，内脏必虚，只散郁而不扶正，又怎么能够根治得了痈疽这类疾病呢？所以说，李时珍的论说是很有道理的。以酒泡之是为了增强它的这种功效。

# 白芍——是小大黄

【性味】味酸而苦，性凉，归于肝、脾经。

【功效】养血敛阴，柔肝止痛。

【药论】《本经》:"芍药,味苦,平。主邪气,腹痛,除血痹,破坚积,寒热,疝瘕,止痛,利小便,益气。"

古无白芍与赤芍之分,而统称为芍药,那大概就是因为远古时代芍药还未演变成为两个品种。考究《本经》所述芍药之功效,"主邪气,腹痛,除血痹,破坚积,寒热,疝瘕",多是以通泻为用,有点类似于赤芍。因为赤药多作清热凉血与祛瘀止痛之用,皆因其色赤而善入血分,味苦则善攻破而性凉可清热所致。但《本经》里面对芍药的描述还有"止痛,利小便,益气"的说法,止痛是白芍比较明显的功效,说到利小便,那是因为芍药善养肝血,可助疏泄而畅三焦,从而能够利小便。这很像是在描述白芍的功效。至于"益气"一语,则更像是针对白芍而言了。因此《本经》真正所指的芍药很像是一个综合的品种,我们现在对此没有足够的证据确定其从属如何。

白芍给我的感觉是这样的,此物入口先显苦味而后有颇具后劲力的酸味,所以我们不妨作这样的推理,就是此物在人体里面的药理作用先从心血开始,然后停居肝中以收敛之用。所以白芍先是开破后是收敛。白芍经常与桂枝相须为用,那是以桂枝先助白芍之开通心血,一直开通到四肢这个部位,但是开通完之后就要来个收兵,这个时候白芍的酸收之性就显得重要了,因为无论是血痹也好,肝气太盛也好,这些本来就是正气的东西,只是因某种原因而变良民为贼寇而已,白芍这个时候就可以在静脉这里等候着将这些已经被攻破的、游散的、可以收为己用的能量再度回收到肝木这个将军之脏里面,以备急需。白芍所用,大抵不出于此。由于大剂量的白芍也能使人致泻,而小剂量的大黄也具有像白芍这样的养血功效,所以白芍外号也叫作"小大黄"。

谭杰中说:"芍药一进入人体,马上,构成大部分内脏(心脏除外)的平滑肌就会松开,于是原来在绞痛的症状就会立即缓解。肚子绞痛、胆结石剧痛是用芍药甘草汤,月经痛有当归芍药散(预防药也可用小建中汤)……这些大家都晓得了。而在平滑肌松开的同时,其中的大静脉管也会一起松开,于是乎,就会把四肢中静脉里面原本流不回来的血液一起吸回来,原本瘀结不通的静脉血,就这样被扯通了。所以芍药甘草汤治脚痛或是腿部静脉曲张一样是很有效的。

只是病得不重的人不太适合拿它来做保养药，有病则病受之，没病的时候一吃，就会有连续几个小时像是云霄飞车向下俯冲时的肚子突然空掉的感觉，蛮难受的。这样把血拉回来，不但是破瘀血，同时也等于把血拉回内脏中，所以四物汤用芍药来敛血。也因此，芍药本身亦是养肝血、柔肝解怒的主药。它的别名有'解仓''甘积''余容'，等等，一看就晓得是让人肚量变大的药。"

陈士铎说："世人用香附以解郁，而郁益甚。一多用芍药，其郁立解，其何故也？盖郁气虽成于心境之拂抑，亦终因肝气之不足，而郁气乃得而结也。用芍药以利其肝气，肝气利，而郁气亦舒。但肝因郁气之结，则虚者益虚，非大用芍药以利之，则肝气未易复，而郁气亦未易解也。故芍药必须宜多用以平肝，而断不可少用以解郁耳。"

肝郁而性情拖拉的人，是逍遥散的主治。肝郁而又性情急躁的人，就是芍药甘草汤的主治。《伤寒论》里面的芍药甘草汤，药物组成就是白芍与甘草两味，后世把这一药对的配合叫作酸甘化阴，能够养血柔肝，缓急解痉。其实白芍自己本身就有很强的解除一切痉挛的作用，并且止痛效果也不错，《本经》在前面说了可以治疗"腹痛"之后，也再次强调其"止痛"，也是给予很高的认可了。只是加合甘草则效果更好一些。其治腹痛如神，也治小儿夜啼，因为小儿夜啼很多时候就是小儿腹痛而导致的。

## 山茱萸——不敛邪气

【性味】味酸，性温，归于肝、肾经。

【功效】温补肝肾，固精敛气。

【药论】《本经》："山茱萸，味酸，平。主心下邪气，寒热，温中，逐寒湿痹，去三虫。久服轻身。"

张锡纯说："山茱萸敛正气而不敛邪气，与它酸敛之药不同。"按照张锡纯的说法，伤寒邪在少阳胆经，则见寒热往来之证。倘若肝经虚极，同样可见寒热往来之证，且兼多汗之象。山茱萸味纯酸，既能敛汗，又善补肝，故肝虚极而元阳将脱者服之最效。《本经》谓山茱萸主"寒热"，其理尽在于此。

此外，山茱萸能壮元气，固摄精关，但其核有滑精作用而不可服。这又是什么道理呢？事实上，山茱萸之核味涩，其性当亦收敛，又怎么会有滑精的作用呢？其问题就出现在它的核外的壳那里。山茱萸之肉与其核内物质之性既同属收敛，理应体质相连，现有核壳相隔，故知其核壳之性必与之相反。山茱萸肉能固精，则其核壳必反而滑精也。

陈士铎说："五更泄泻，乃肾气之虚，致水不行于膀胱，而尽入于大肠；五更亥子之时，正肾水主事，肾气行于此时，则肾不能司其权而泻作。山茱萸补肾水，而性又兼涩，一物二用而成功也，非单用之以出奇乎？推之而精滑可止也，小便可缩也，三虫可杀也。单用奏效，有乌能尽宣其义哉。"

由此可知，山茱萸主要是通过收敛肾气而收止泻之效的。此外，山茱萸味酸而能化阴以益肾水，所以单用即能获取良效。这里还有一个疑点，就是酸味是如何化阴的呢？我们知道，酸甘之合犹如春夏交替之象，故常言酸甘化阴，即指阳气遇酸之收而化为阴。一般情况下，酸味物质只有在甘味的环境下才显化阴功效。但人体之中，多含蛋白质之类，特别是饭后，更添淀粉等甘味物质，只待酸味一到，即可化阴。所以，单用山茱萸之酸即能化阴，非其自能化阴也。


# 硫黄——千古仙药

**【性味】** 味酸，性温，归于肾、脾、大肠经。

**【功效】** 壮阳，通便，杀虫。

**【药论】** 根据《夷坚志》的记载，有个叫唐与正的人颇知医，达到了"医者意也"的境界。有一次吴巡检得了怪病，只有在躺卧的时候小便才会微通，站立则点滴不见，请了很多医生遍用通利药都没有效果。唐与正于是就问吴巡检平日饮食有什么特点，回答说是自制黑锡丹经常服用。唐与正因而悟道：这一定是结砂时，硫去铅留，铅砂入膀胱，这才出现卧则偏重犹可小便微通，站立的时候则正好阻塞水道所以一点也不通。于是取金液丹（以硫黄为主药，《本经》载硫黄"能化金银铜铁奇物"）三百粒分十次服，用瞿麦汤送下，铅得硫则化，很快怪病就痊愈了。

《本经》："硫黄，味酸，温。主妇人阴蚀，疽痔恶血，坚筋骨，除头秃。能化金银铜铁奇物。"

关于硫黄是否具有毒性，《本经》没有明确说明，而《名医别录》则载其"有毒"。后世有些本草书籍则普遍认为是有毒的，但也有说是没有毒的。比如张锡纯认为："择其纯系硫质者用之，原分毫无毒，亦无须多方制之也。"也就是说，我们应用或者自己服食硫黄，只要是"择其纯系硫质者"并且是用量适当的话，是"分毫无毒"的。有不少古人之所以认为硫黄有毒，那是因为古人所用是天然硫黄，其中含信石（即天然砒石），所以大热有毒，烈性比附子还强。对于含有杂质的硫黄，我们可以用其与豆腐共煮或以猪油制炼即可。

南怀瑾在《我说参同契》中说："加上猪油制炼了以后，硫黄的毒性没有了，吃下去阳气会旺。但如果不能戒除饮食，碰到一点动物的血，那个毒性照样发作。所以他们这些帝王名士们，饮食不肯断去，男女之欲不肯戒掉，这个外丹药吃下去只有短命，哪里能够长生？"

南怀瑾的这番话是很有见地的。硫黄能壮阳，然后会使人有纵欲的倾向，这样是极其危险的事情。自古以来，犯此戒条的帝王名士太多，举不胜举。这都是他们不懂得硫黄壮阳的原理所造成的。须知人体肾中先天真阳，犹如海底火山，地心热核。硫黄从火山中来，自然最善壮此肾中阳气，兼其色黄性温，能温养后天脾胃，这样就先天后天都兼顾了，也难怪道家如此看重它，并尊称为仙药。但是，这只是其药性的一部分，还有更重要的，就是硫黄会通过吸取人体骨头中的精华来滋养肾阳，等待肾阳壮了以后自然将这些精华物质再次返还或者增补回给骨头的，这就是《本经》说硫黄"坚筋骨"的要义所在。但如果肾阳壮了以后你却纵欲泄气，那后果如何大家应该想象得到。并且，《本经》也没有强调硫黄"久服"如何如何。

我为什么说硫黄会通过吸取人体骨头中的精华来滋养肾阳呢？除了有"热则骨消筋缓"的理论论据之外，还是有很多事实证据的。比如根据《洗冤录》的记载，假如在验尸的时候，拿出来的那个骨头用手一捏就变成黄粉的，那就说明这个人是中了硫黄毒的。硫黄吃多了，骨头松成这样还变成黄色的粉，说明硫黄有多厉害。不仅如此，《本经逢原》的作者张璐亲见李尧占服硫黄数年，"临死缩小如七八岁童子状"。本来，人老之后是会出现身体变得矮小的自然现象的，毕竟人老之后肾气虚弱了，人体会自我调节地回调精华物质来养护肾气的，但如果这个时候想用硫黄来调养身体，就必须戒除男女之事，也应该节制饮食，就像南前辈说的不能"碰到一点动物的血"，否则就只会有短命的份。

但作为仙药，硫黄如果应用得当，还真是大有用场的。毕竟其为金石类药物，药性功效倍胜于一般草木，药力持久而不峻烈，不但没有一般热药那样常会使人津干便秘的副作用，而且甚至有温通的奇特作用。所以凡遇沉寒痼冷之证，如小儿久泻、胃寒呕吐、寒饮咳喘、受寒腿痛、宫寒不育、中老年阳痿、前列腺增生等，投草木之品不愈者，优先而用此，常效出神奇。对于某些肿瘤，诸如脑瘤、肝癌之类，也经常能够收到很好的效果。癌症患者经常会表现出虚热的症状，那是因为他体内有一阴寒的肿瘤逼迫阳气外越。硫黄善于壮阳，当阳胜于阴的时候，自然就不是阴气将阳气给往外逼，而是阳气将阴气化掉。这个时候用上没有毒性的硫黄，当然要比用那些有毒的所谓抗癌药物要高明许多。并且，有很多时候癌症患者会出现水肿，用一般药物往往排不掉或排不尽，这个时候只要用上生硫黄，一下子就能排掉了。但我们不能因此就说硫黄有利水的功效，因为这只是它的间接效果，而它在这里的实际作用还是壮阳，让停积的冷水变成温水，让冷却的器官再次启动而已。

# 乌梅——土贡梅煎

【性味】味酸而涩，性温，归于肝、脾、肺、大肠经。

【功效】敛肺止咳，涩肠止泻，生津安蛔。

【药论】据《本草从新》的转载，梁庄肃公患血痢，陈应之用乌梅、胡黄连、灶心土等分为末，茶调服而愈。后来曾鲁公也患血痢百余日，国医不能疗，陈应之用盐梅肉一枚，研烂，合腊茶入醋服，一啜而安。很明显，陈应之在这里应用的都是乌梅那收敛止泻的功能。

我国很早以前就有酸梅汤。古籍中所载"土贡梅煎"，就是一种最古老的酸梅汤。现在我们喝到的酸梅汤是清宫御膳房为皇帝制作的消暑解渴饮料，后来流传到民间。其原料乌梅、桂花（或山楂）、甘草的比例大概就是3∶2∶1，甘草多了味反而会苦。这里的主药乌梅味酸，除了能够生津液之外，酸涩之味还主收，所以乌梅可以收敛浮热，引火归原，就是让那些乱跑的热气哪儿来的回哪儿去，各自归队。所以酸梅汤一方面可以生津，另一方面可以收敛浮热，是夏天的健康饮料。

周岩说："梅花苞于盛冬，梅实成于初夏。得木气之全而味酸，谓为肝药，夫何待言。然非专入肝不兼走他经也。其气平属金，其味酸中有涩，涩为辛酸之变亦属金。实熟则色黄而味带甘，乌梅乃半黄时所熏，则亦入脾胃。濒湖谓舌下有四窍，两窍通胆液，故食梅则津生。不知胆液上潮，口中必苦。观《素问》味过于酸，肝气以津。可知津生是生于肝不生于胆，津生亦不是肝升。"

《伤寒论》厥阴篇里面有一个乌梅丸，是由寒温两组药物构成的。其中温热药为乌梅、细辛、干姜、当归、附子、蜀椒与桂枝共七味；寒凉药黄连、黄柏与人参（仲景所用的人参是偏寒的）共三味。可以这样说，乌梅丸是整个《伤寒论》用温热药最多的一个方子，再没有任何一个方的温热药能够超过它。但是，如何让这些温热当中又包含寒凉药物的看似很是杂乱的"官兵"共同向厥阴这个目标进军呢？刘力红说："张仲景在这里告诉了我们一个很巧妙的方法，就是重用乌梅（300枚），重用酸味药。乌梅丸的立方用药令人拍案叫绝。乌梅就好像是一面旗帜，这面旗帜一树起来，原来杂乱无章的散兵游勇就统统地归拢到这面旗帜下，在这面旗帜的指引下，力往一处使，劲往一处发，都来温这个厥阴。所以，乌梅丸之用乌梅，这个意义实在太深刻了。"

# 后 记

是书至此，终于能松一口气。自执笔至今成书再版，已二十年有余。回想当年情景，犹历历在目。每日挑灯夜读，遇疑问处则沉思难眠，辗转反侧，半夜若有所悟即起记录，唯恐灵感过失。

求道路上，虽略显孤单但并不寂寞。每日以书卷为良师益友，精神无比充实。初稿将成，适遇广州中医药大学教授许学猛老师，得其热心相助，并介绍施旭光教授与我相识。施教授作为医林前辈，百忙之中尚为本书修改作序、指点迷津，并鼓励我著书立说，感激之情无以言表。后又认识劳正高、江其霖中医师，结为同道好友，共同交流，共同进步，共同教学，在广西桂林、南宁等地开班授徒，名为"五脏平衡火种班"，为传承中医播下点点火种。

二十年磨此一剑，世有知心，自能深识，不敢夸也。其中论说，皆苦心反复论证，不求有目共赏，但求无愧本心。至于是非对错，功过与否，自有后人评说。只是自己学识有限，无法保证论述尽善尽美，书中错漏谬误，敬请诸同道批评指正。如果本书能为中医药的发展做出贡献，或者对中药研习者有所帮助，我也就心满意足了。

最后，特别感谢中国中医药出版社张伏震编辑的关照！现在，我们就以两首诗来作为本书的收尾吧。

### 感恩

师承传统扬经典，施展才华安万千。

旭日东升紫气来，光明坦荡医道间。

——此诗特为感恩我的恩师施旭光教授所写。

### 明理

深处钟声尽惊梦，漫路知晓医道中。

本草霖浴洒心汗，但求论药不负众。

——此诗在本书将要完稿之际有感而发。

**发现本草**
——对中药药性的深度解读